1 巻頭《かんとう》カラー

人体の血管

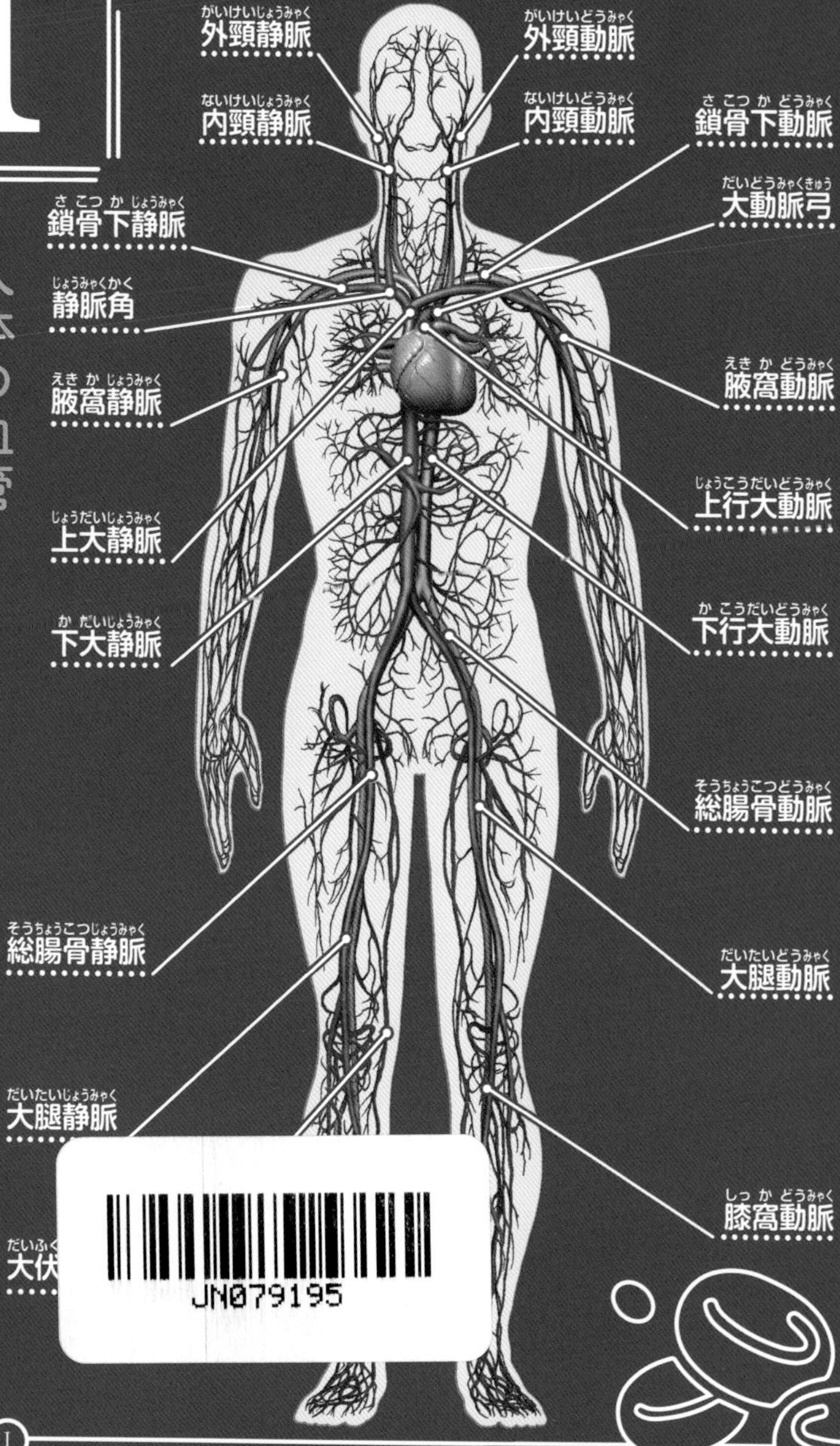

外頸静脈《がいけいじょうみゃく》
外頸動脈《がいけいどうみゃく》
内頸静脈《ないけいじょうみゃく》
内頸動脈《ないけいどうみゃく》
鎖骨下動脈《さこつかどうみゃく》
鎖骨下静脈《さこつかじょうみゃく》
大動脈弓《だいどうみゃくきゅう》
静脈角《じょうみゃくかく》
腋窩静脈《えきかじょうみゃく》
腋窩動脈《えきかどうみゃく》
上行大動脈《じょうこうだいどうみゃく》
上大静脈《じょうだいじょうみゃく》
下大静脈《かだいじょうみゃく》
下行大動脈《かこうだいどうみゃく》
総腸骨動脈《そうちょうこつどうみゃく》
総腸骨静脈《そうちょうこつじょうみゃく》
大腿動脈《だいたいどうみゃく》
大腿静脈《だいたいじょうみゃく》
膝窩動脈《しっかどうみゃく》

胸部・腹部の臓器

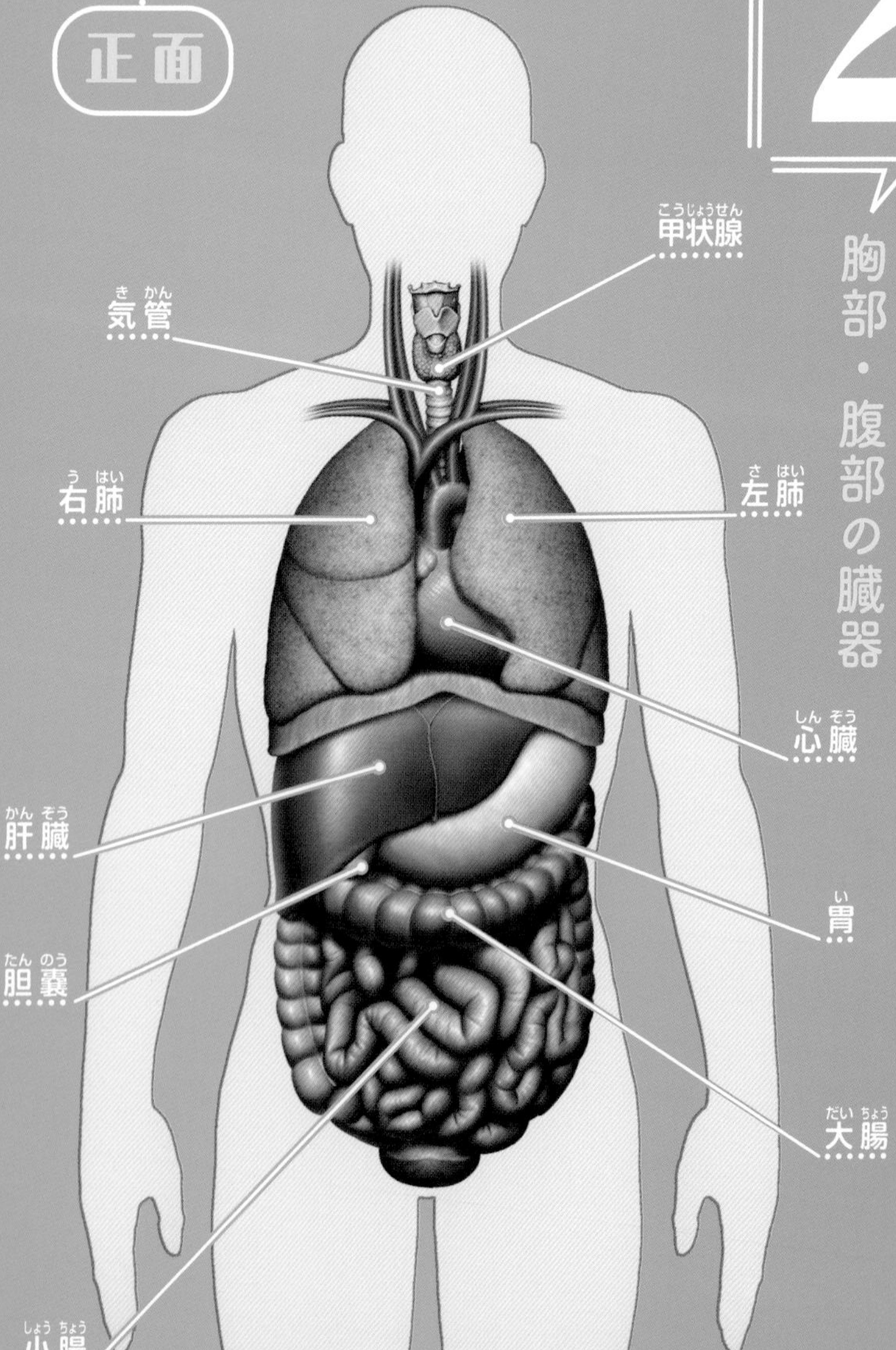
正面
甲状腺《こうじょうせん》
気管《きかん》
右肺《うはい》
左肺《さはい》
心臓《しんぞう》
肝臓《かんぞう》
胃《い》
胆嚢《たんのう》
大腸《だいちょう》
小腸《しょうちょう》

背面

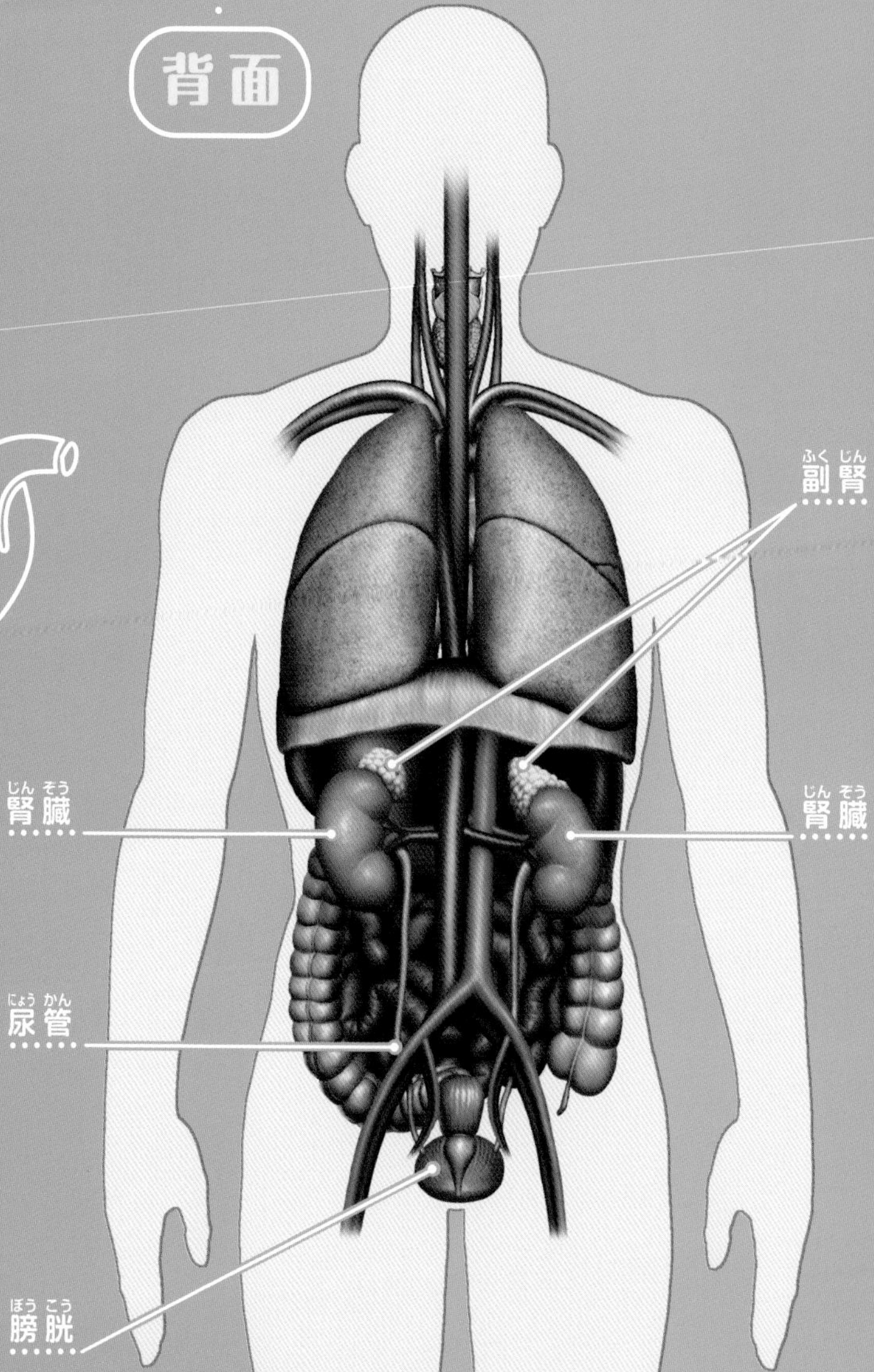

脳と神経系

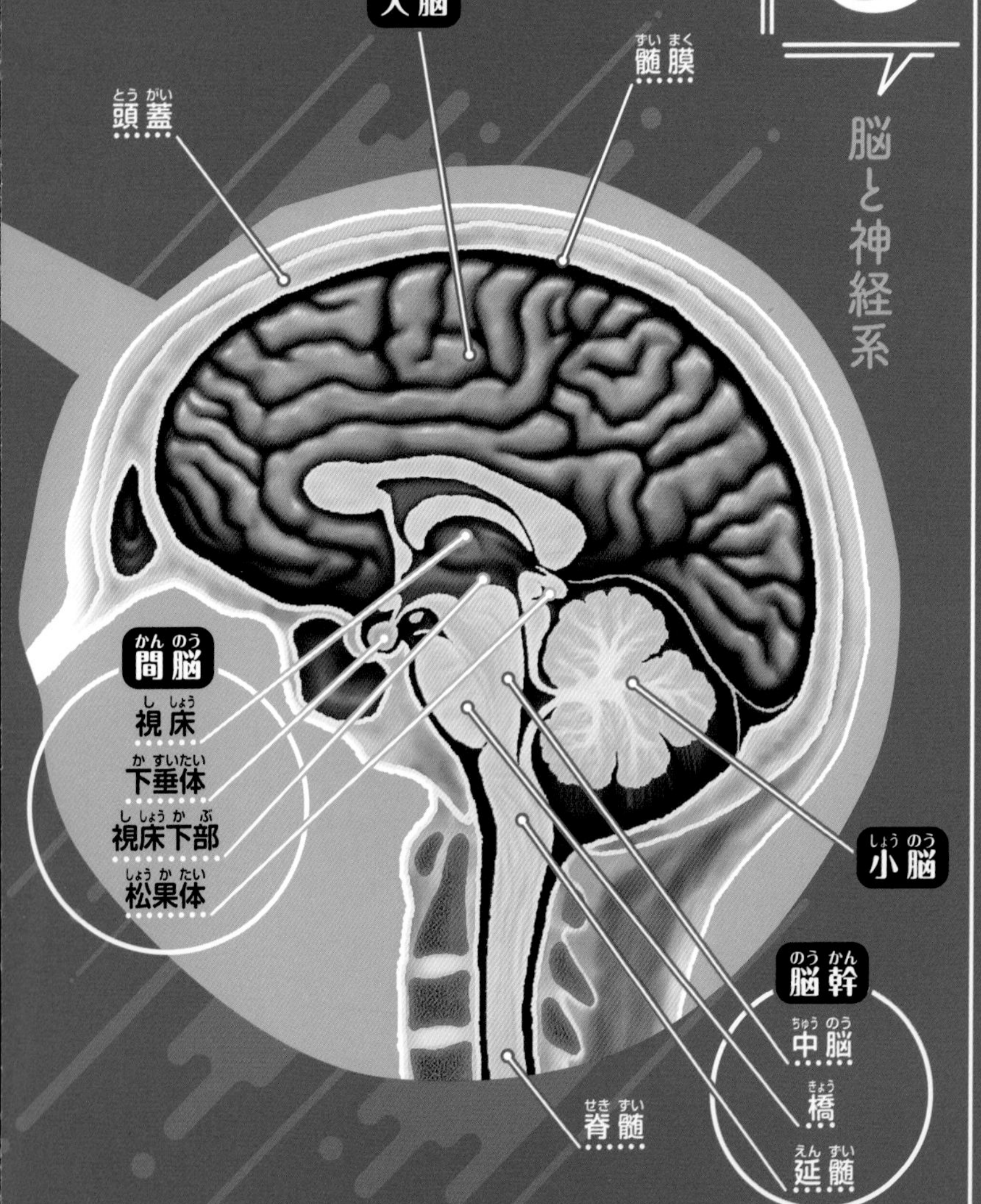
大脳《だいのう》
髄膜《ずいまく》
頭蓋《とうがい》
間脳《かんのう》
視床《ししょう》
下垂体《かすいたい》
視床下部《ししょうかぶ》
松果体《しょうかたい》
小脳《しょうのう》
脳幹《のうかん》
中脳《ちゅうのう》
橋《きょう》
延髄《えんずい》
脊髄《せきずい》

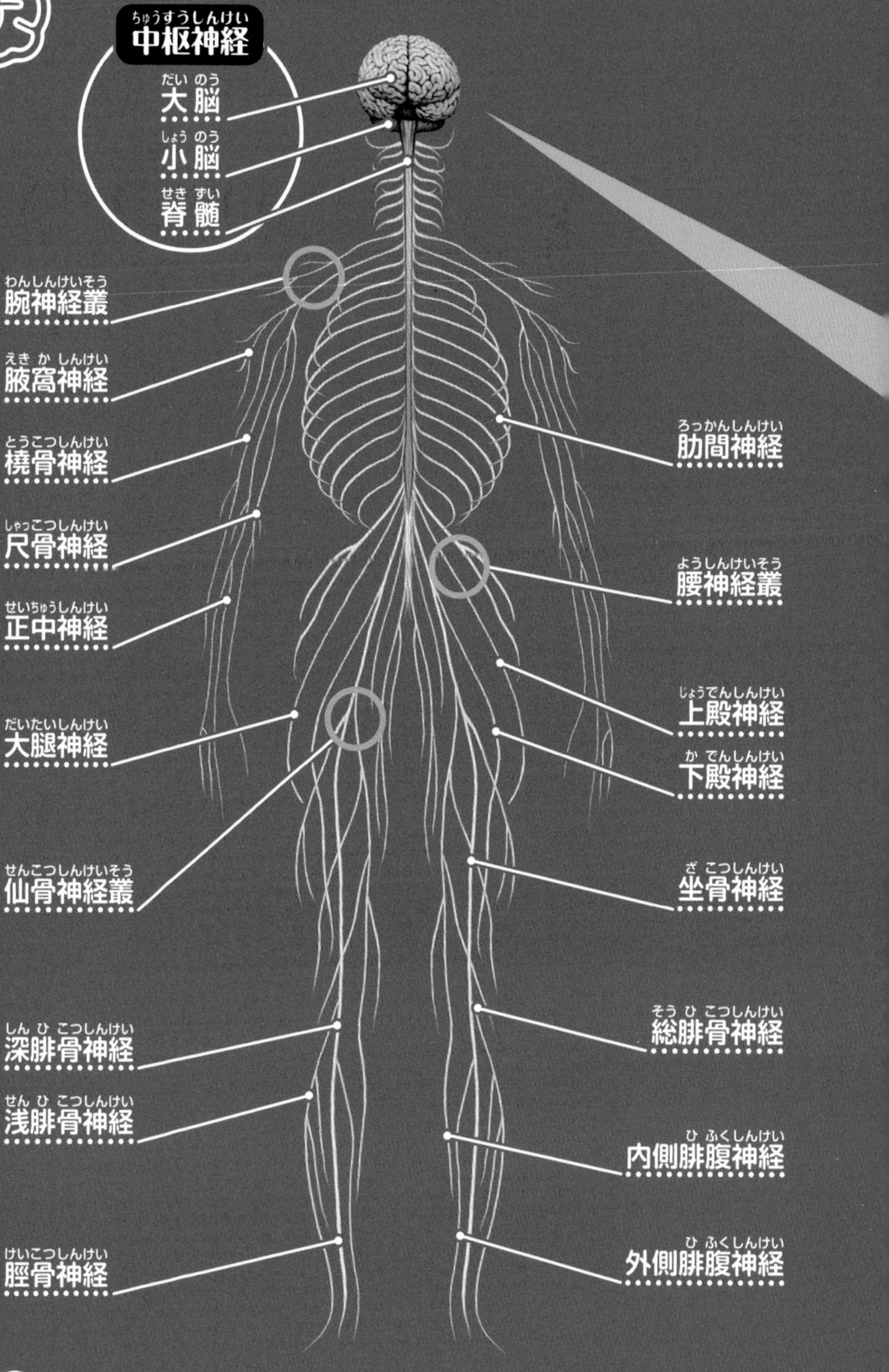
中枢神経《ちゅうすうしんけい》
大《だい》脳《のう》
小《しょう》脳《のう》
脊《せき》髄《ずい》
腕神経叢《わんしんけいそう》
腋窩神経《えきかしんけい》
橈骨神経《とうこつしんけい》
尺骨神経《しゃっこつしんけい》
正中神経《せいちゅうしんけい》
大腿神経《だいたいしんけい》
仙骨神経叢《せんこつしんけいそう》
深腓骨神経《しんひこつしんけい》
浅腓骨神経《せんひこつしんけい》
脛骨神経《けいこつしんけい》
肋間神経《ろっかんしんけい》
腰神経叢《ようしんけいそう》
上殿神経《じょうでんしんけい》
下殿神経《かでんしんけい》
坐骨神経《ざこつしんけい》
総腓骨神経《そうひこつしんけい》
内側腓腹神経《ひふくしんけい》
外側腓腹神経《ひふくしんけい》

巻頭カラー

4 人体を作る細胞

1

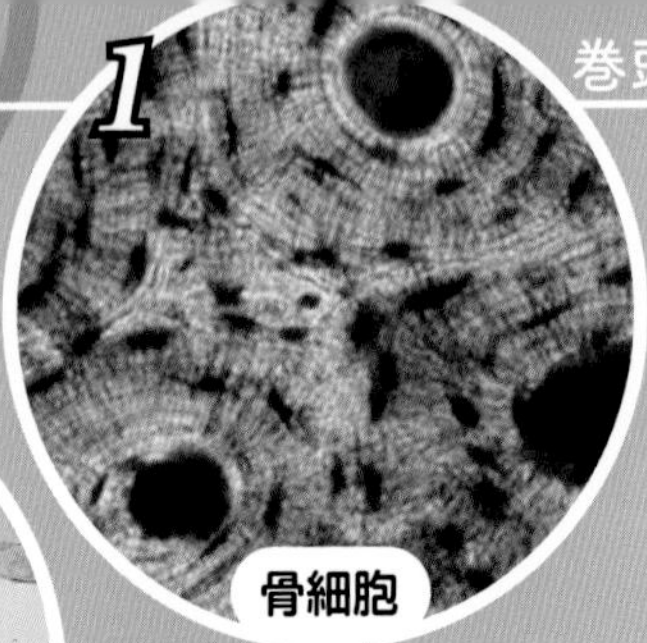

骨細胞

2

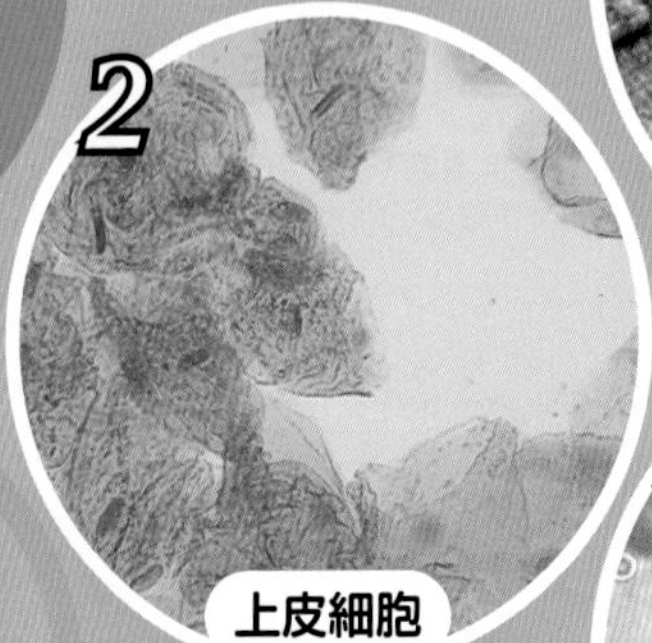

上皮細胞

3

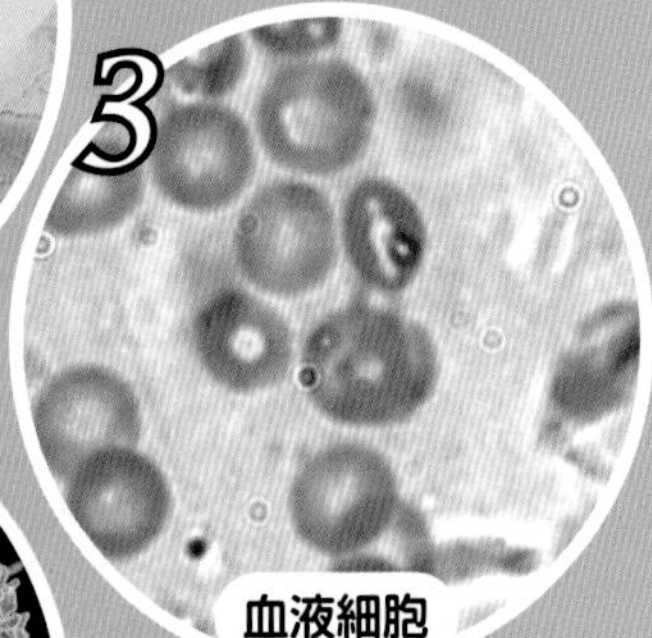

血液細胞

4

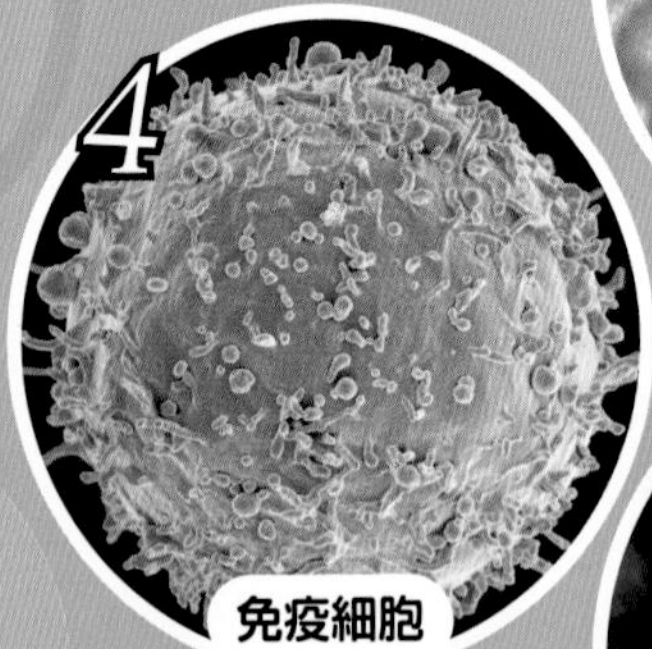

免疫細胞

5

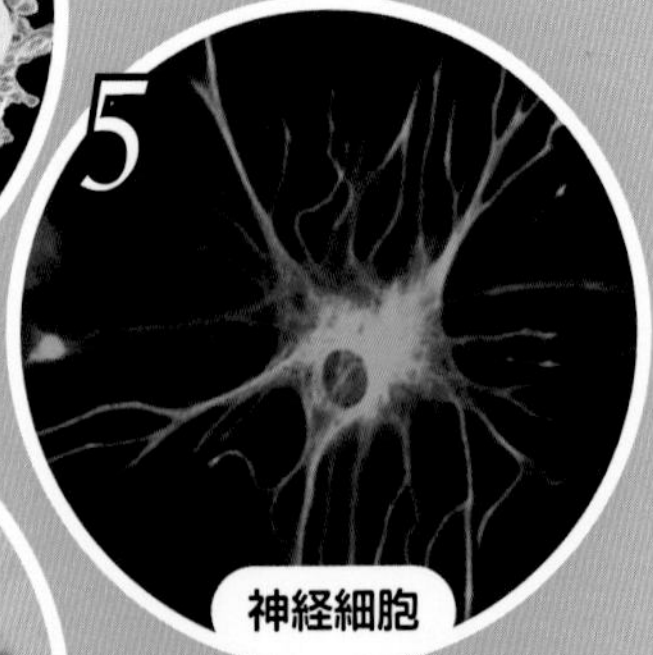

神経細胞

6

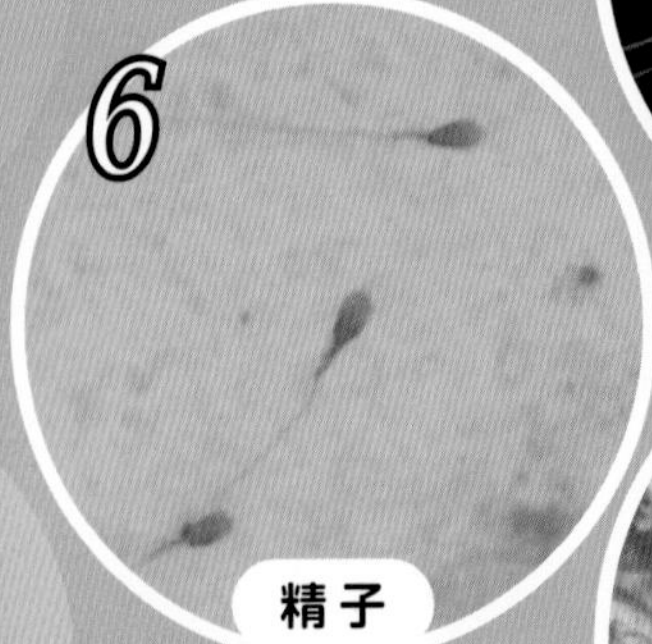

精子

7

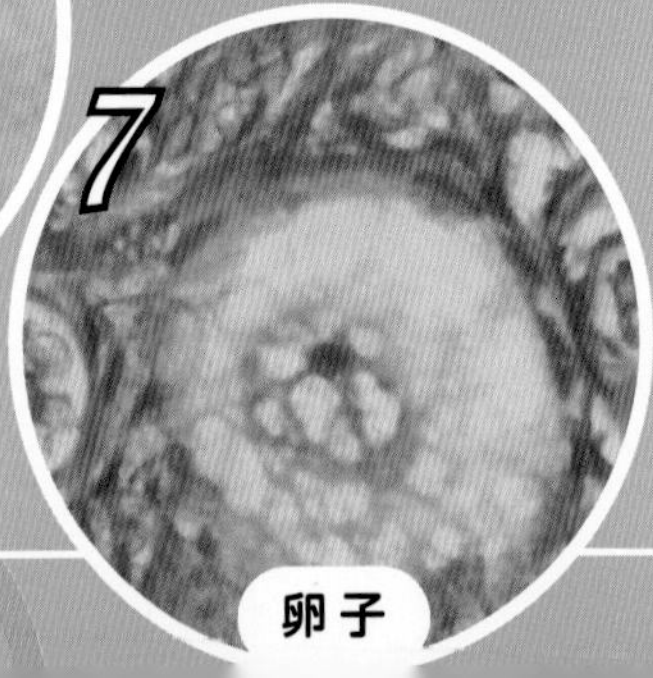

卵子

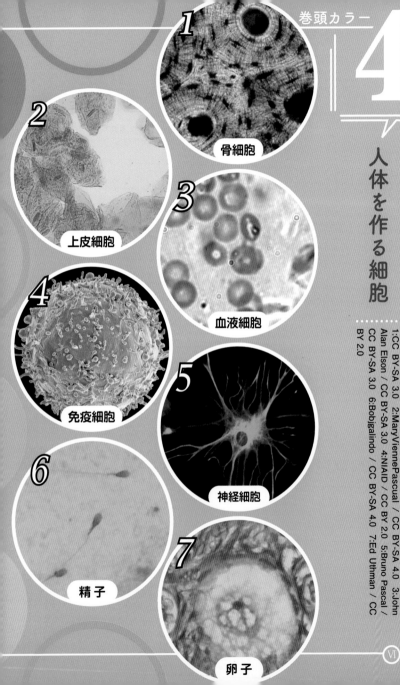

細胞の内部

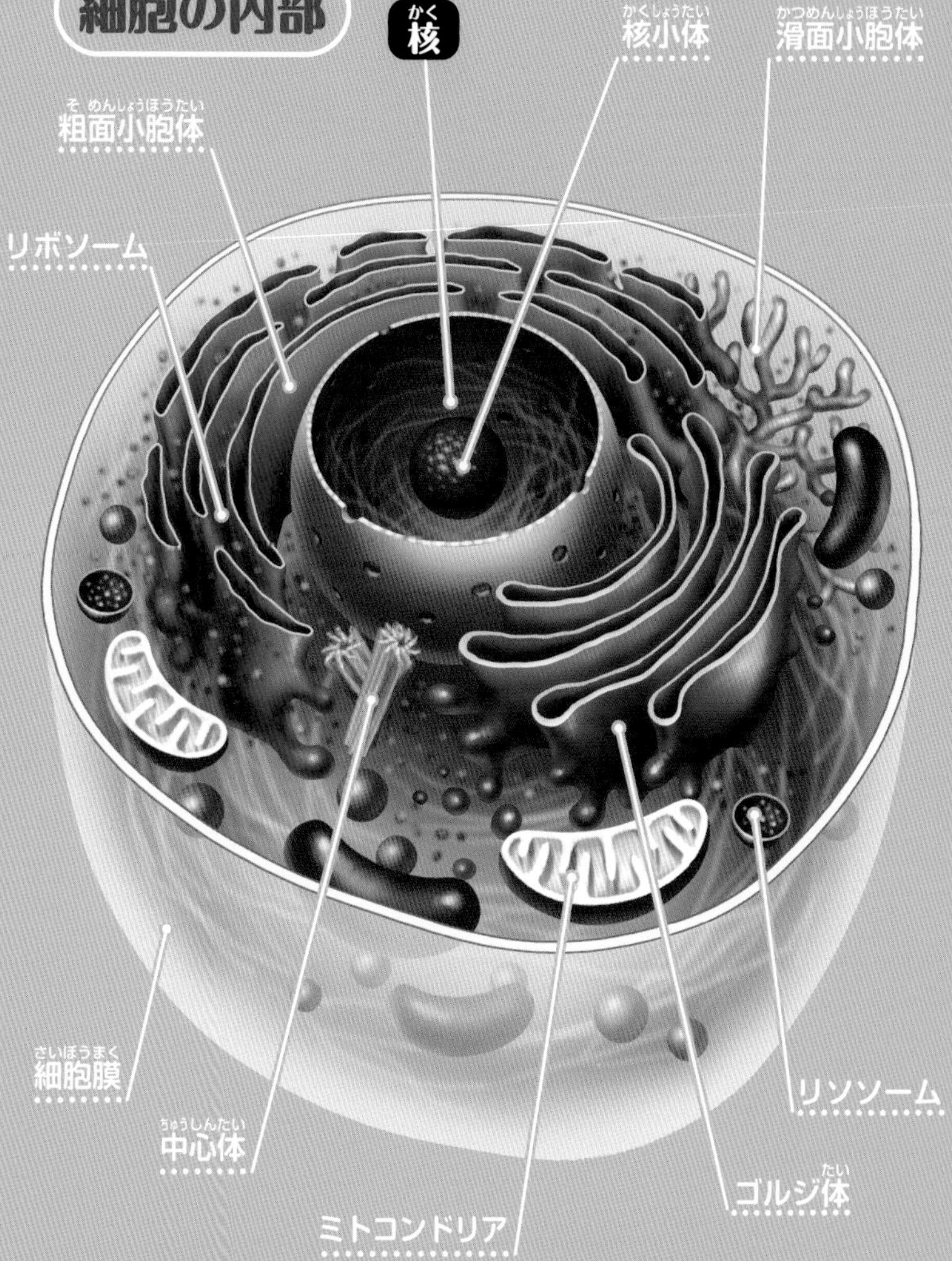

核《かく》
核小体《かくしょうたい》
滑面小胞体《かつめんしょうほうたい》
粗面小胞体《そめんしょうほうたい》
リボソーム
細胞膜《さいぼうまく》
中心体《ちゅうしんたい》
ミトコンドリア
ゴルジ体《たい》
リソソーム

巻頭カラー

5 染色体とDNA

遺伝子は染色体上に
分かれて存在している

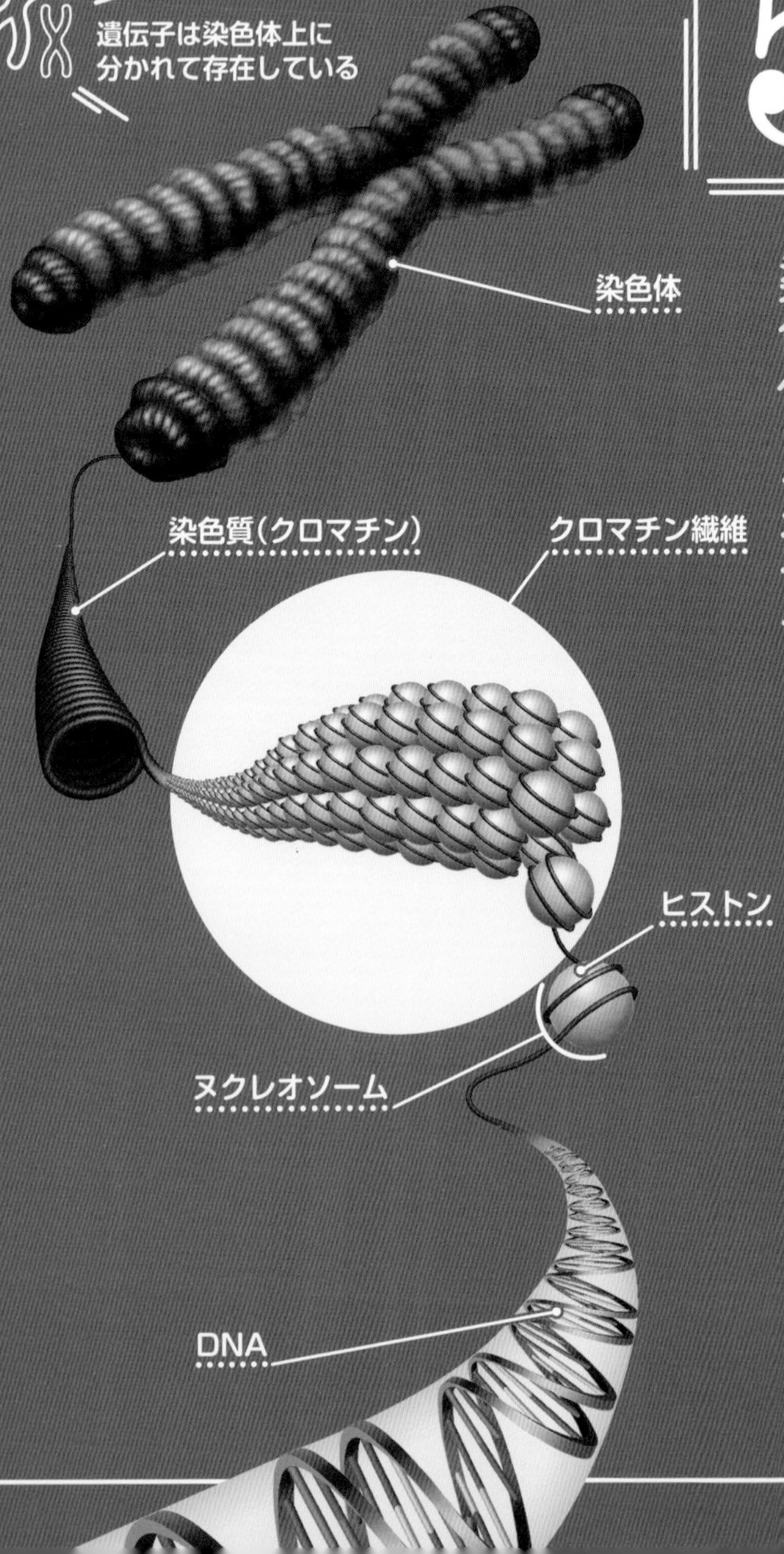

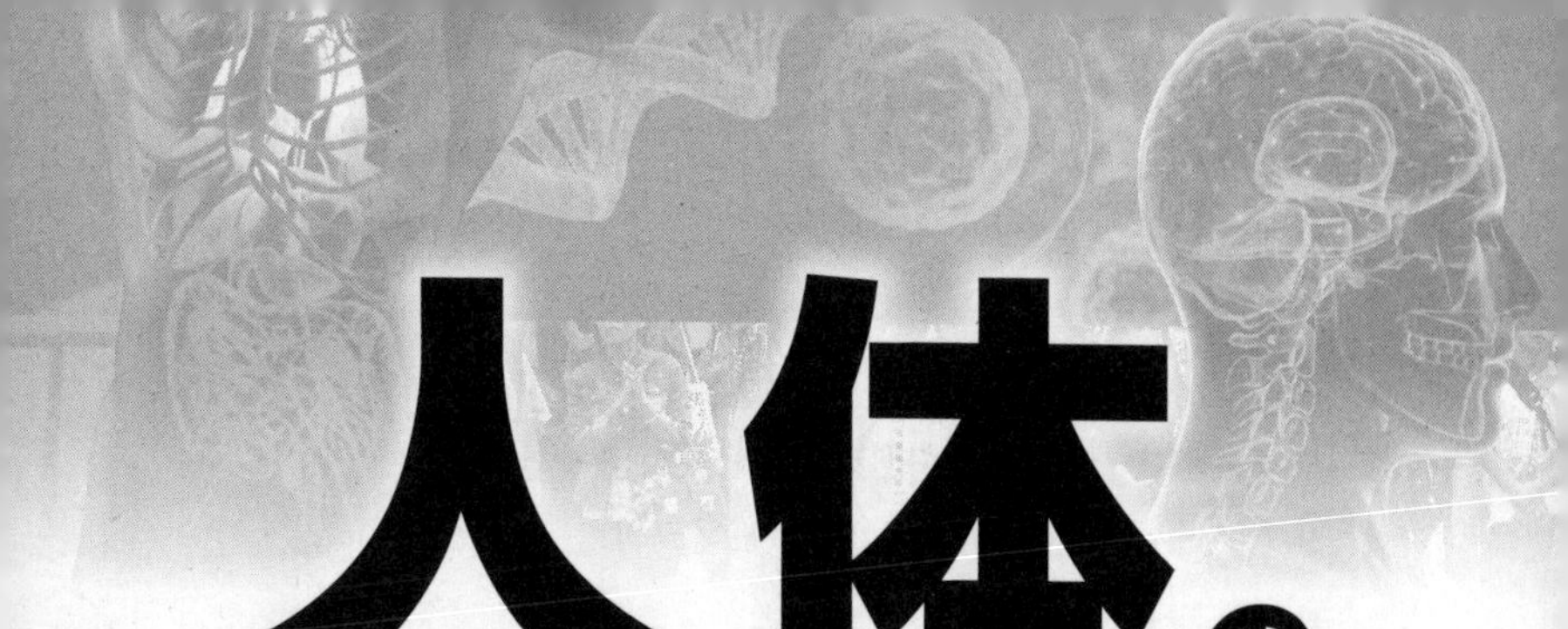

人体のすべてがわかる本

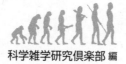

科学雑学研究倶楽部 編

はじめに

「人体、すごすぎる」

本書を作りながら、何度この言葉を口にしたことでしょうか。

私たちの体は、精密《せいみつ》な部品を山ほど組み合わせて作られた、驚異的なハイテクマシンです。

だれかとんでもない天才が設計したとしか思えません。

いや、どんな天才であっても、こんなすごいものを設計することはできないでしょう。

そんなハイテクマシンは、何万年、何十万年、何百万年もの気の遠くなるような進化を経て作られてきました。

私たちの体は、人類のはるかな歴史を背負って、今日もすべてのパーツが見事に連携《れんけい》しながら動きつづけているのです。

そこには、まだ解明されていない謎と不思議もたくさんあります。

普段、私たちは「人体のすごさ」をほとんど意識していません。

本書を通して、あなた自身の体の「すごさ」をあらためて意識してもらいたいというのが、私たち科学雑学研究倶楽部の願いです。

いつもは気づかなかったところに驚きと感動を見いだしたとき、自分の体への敬意と感謝が、自然と生まれてくるのではないかと思います。


人体に関する知識は、私たちの健康と幸せに、直接的にかかわります。

本書に書かれていることは、どれも興味をもって読んでもらえると思いますし、快適に生活するためのヒントも、できるだけ盛り込みました。

最新の研究の成果なども、図解とともに、徹底的に噛《か》みくだいて紹介しています。

本書を楽しみながら、あなた自身の「すごい人体」と対話していただけたら幸いです。

科学雑学研究倶楽部

人体のすべてがわかる本 目次

第4章 生命を維持する驚異のシステム 91

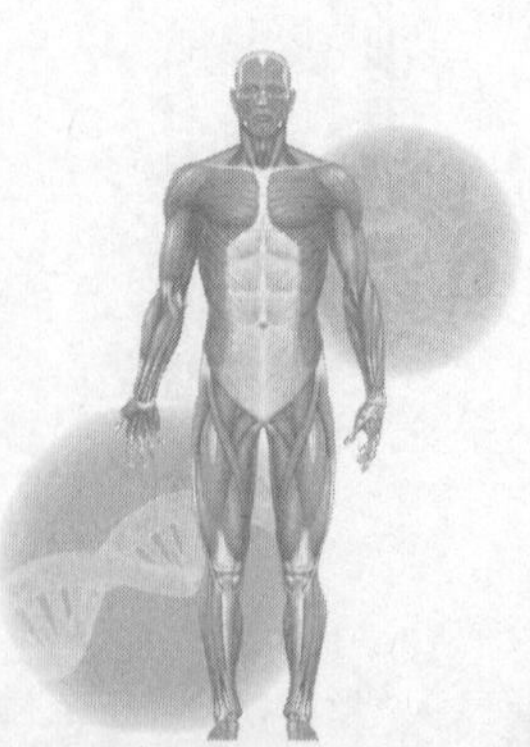

第1章

知っていますか？
自分の体

01

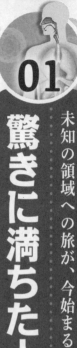

未知の領域への旅が、今始まる

驚きに満ちた人体

Keywords
自分の体
仕組みとはたらき
不思議と驚き

最も身近なものだけど……

私たちにとって「自分の体」は、最も身近なものだといえます。しかし、「自分の体」がどのようにできているのか、その中でどんな仕組みがはたらいているかをくわしく知る人は、案外少ないのではないでしょうか。

長い時間をかけて**進化《しんか》**してきた私たちの体は、多くの**器官《きかん》**が組み合わさってできています。それらの器官が、信じられないほど精密に連携《れんけい》して、**呼吸《こきゅう》**や**血液《けつえき》の流れ**、食べ物の**消《しょう》化《か》・吸収《きゅうしゅう》**などの機能を果たしているのです。

神秘的な世界が広がる！

体を病気から守る**免疫《めんえき》**や、**脳《のう》**と**神経系《しんけいけい》**のはたらきも驚くべきものです。さらに、新しい命が生み出され、成長して歳を重ねるプロセスや、**遺伝《いでん》**の仕組みも、非常に興味深いテーマです。

私たちがいつも当たり前のように一緒にいる「自分の体」は、いわば未知の宇宙です。知れば知るほど神秘的な世界が広がっていきます。そんな不思議と驚きの人体を、本書で楽しみながら旅していきましょう。

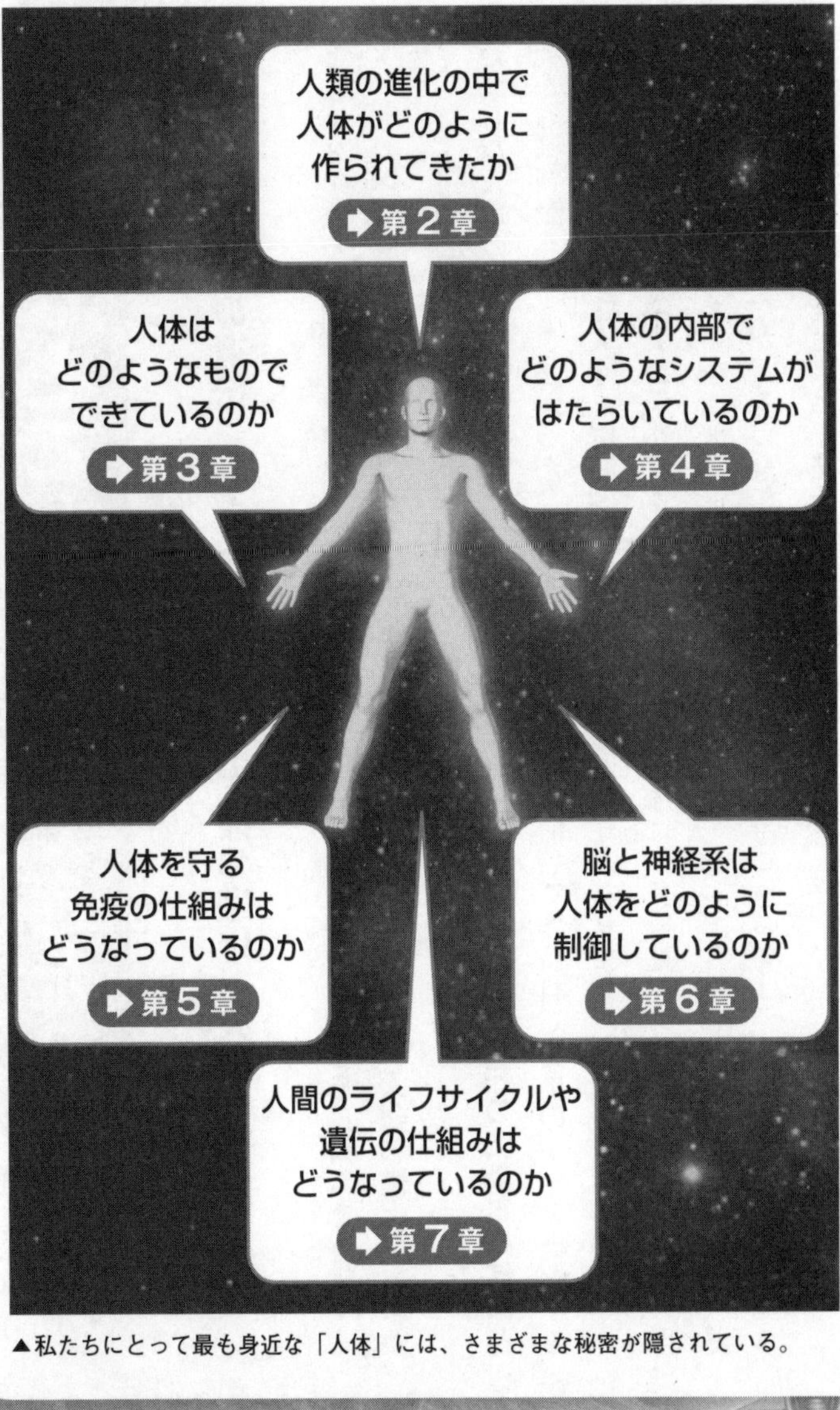

▲私たちにとって最も身近な「人体」には、さまざまな秘密が隠されている。

02

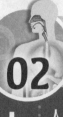

人類進化の最新研究が壮大な謎に迫る!!

人体はどこからやってきた？

Keywords
遺伝子
ネアンデルタール人
人類の進化

絶滅した人類の遺伝子も！

2022年度のノーベル生理学・医学賞は、スウェーデンの遺伝学者**スヴァンテ・ペーボ**（1955年～）が受賞しました。

絶滅した人類の**遺伝子**《いでんし》を解析したペーボの研究からは、驚くべきことがわかっています。5万～6万年前の**現生人類**《げんせいじんるい》（**ホモ・サピエンス**）が、別種の人類**ネアンデルタール人**と交配していたのです。ネアンデルタール人は4万年前に絶滅しましたが、その遺伝子の一部は、私たちにも受け継がれているといいます。

人類の進化と人体の形成

近年、**遺伝**をつかさどるDNAを解析する技術が飛躍的に進歩し、**人類の進化**に関する新発見が次々となされています。

それらの発見は、**「現在の私たちの体はどのようにして作られてきたのか」**を理解する手がかりとなります。

人体は、長い進化の歴史の中で、現在の形や機能を作ってきました。人類の進化と人体との関係については、第2章でくわしく扱います。

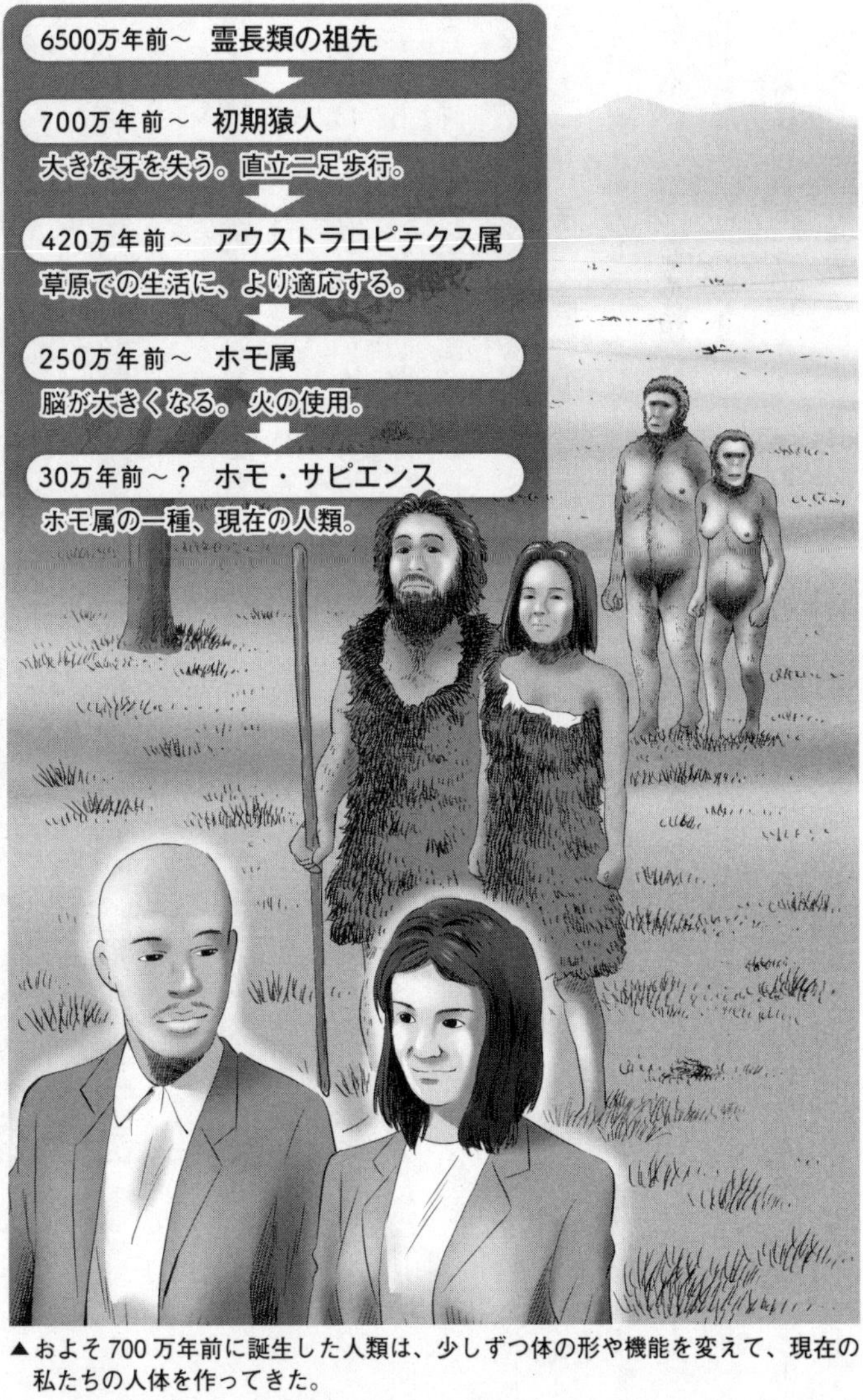
6500万年前～ 霊長類の祖先
700万年前～ 初期猿人
大きな牙を失う。直立二足歩行。
420万年前～ アウストラロピテクス属
草原での生活に、より適応する。
250万年前～ ホモ属
脳が大きくなる。火の使用。
30万年前～？ ホモ・サピエンス
ホモ属の一種、現在の人類。

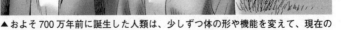

▲およそ700万年前に誕生した人類は、少しずつ体の形や機能を変えて、現在の私たちの人体を作ってきた。

03

細胞が集まって組織に、そして器官に

人体を作る細胞の数は？

Keywords
器官
組織
細胞

人体を構成するさまざまな器官

人体は、どういうものから作られているのでしょうか。このように問いかけられて、あなたは何を思い浮かべますか？

骨《ほね》や**筋肉**《きんにく》、**皮膚**《ひふ》などを思い浮かべる人もいるでしょう。また、**脳**や**心臓**《しんぞう》、**肺**《はい》、**胃**《い》などをイメージする人もいるでしょう。

今挙げたような人体のパーツは、それぞれ決まったはたらきをもって、人間の活動や生命の維持《いじ》に貢献《こうけん》しています。このようなものを総称して、**器官**といいます。

器官・組織・細胞

それぞれの器官は、**組織**《そしき》と呼ばれるものが組み合わさってできています。組織とは、同じ形やはたらきをもつ**細胞**《さいぼう》の集まりです。

細胞は、生物の体を構成する、最も小さな単位です。正確な数はわかっていませんが、**人体には数十兆もの細胞がある**といわれます。

細胞が集まって組織を作り、組織が集まって器官を作り、器官がつながり合って人体ができているのです。器官や組織、細胞などの話は、第3章でくわしく見ていきましょう。

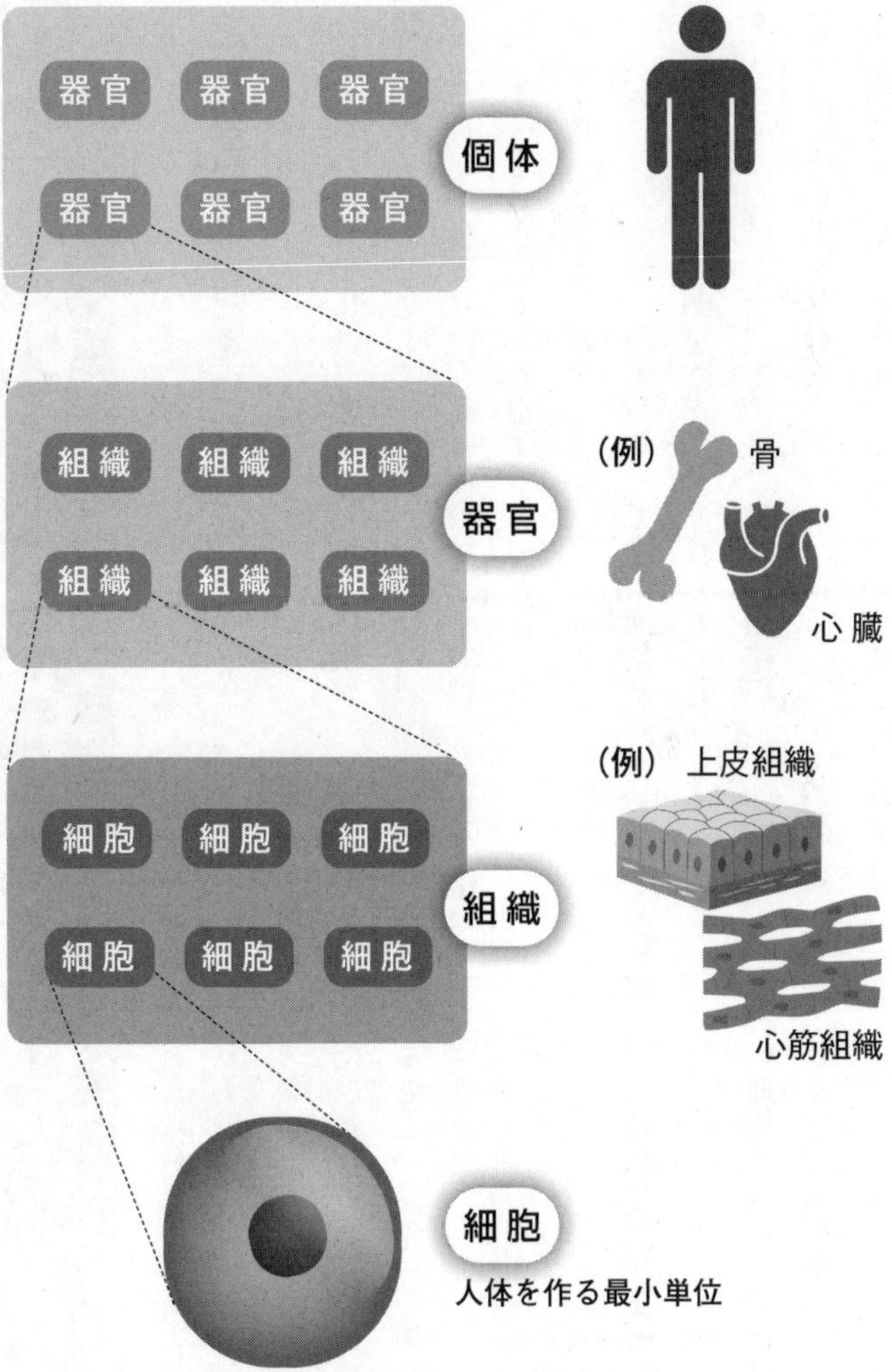

▲人体を形作る階層構造の模式図。「細胞」「組織」「器官」には、それぞれ多様な種類がある。

04

血液を循環させる動脈・静脈・毛細血管

血管の長さはどれくらい？

Keywords
血液
動脈、静脈、毛細血管
血液循環

3種類の血管をつなげると……

私たちの体の中には、**血液**の流れる**血管**《けっかん》が広がっています。ここで、ちょっと考えてみてください。ひとりの人間の体内にある血管を、すべてつなげて長さを測ると、どれくらいになると思いますか？

人体には、**動脈**《どうみゃく》、**静脈**《じょうみゃく》、そして**毛細血管**《もうさいけっかん》という3種類の血管があります。それらの血管をすべてつなげると、その長さは**約10万キロ**にもなるといわれています。

10万キロといわれてもピンとこないかもしれませんが、たとえば地球の赤道の長さは約4万キロです。ですから、血管をつなげた長さは、地球の2・5倍ほどに相当するといえるのです。たったひとりの血管の長さが、地球の2周半にもなるというのは、驚くべきことではないでしょうか。

精密すぎる血液循環システム

では、この長い血管を流れる血液は、私たちの体の中で、どんな役割を果たしているのでしょうか？

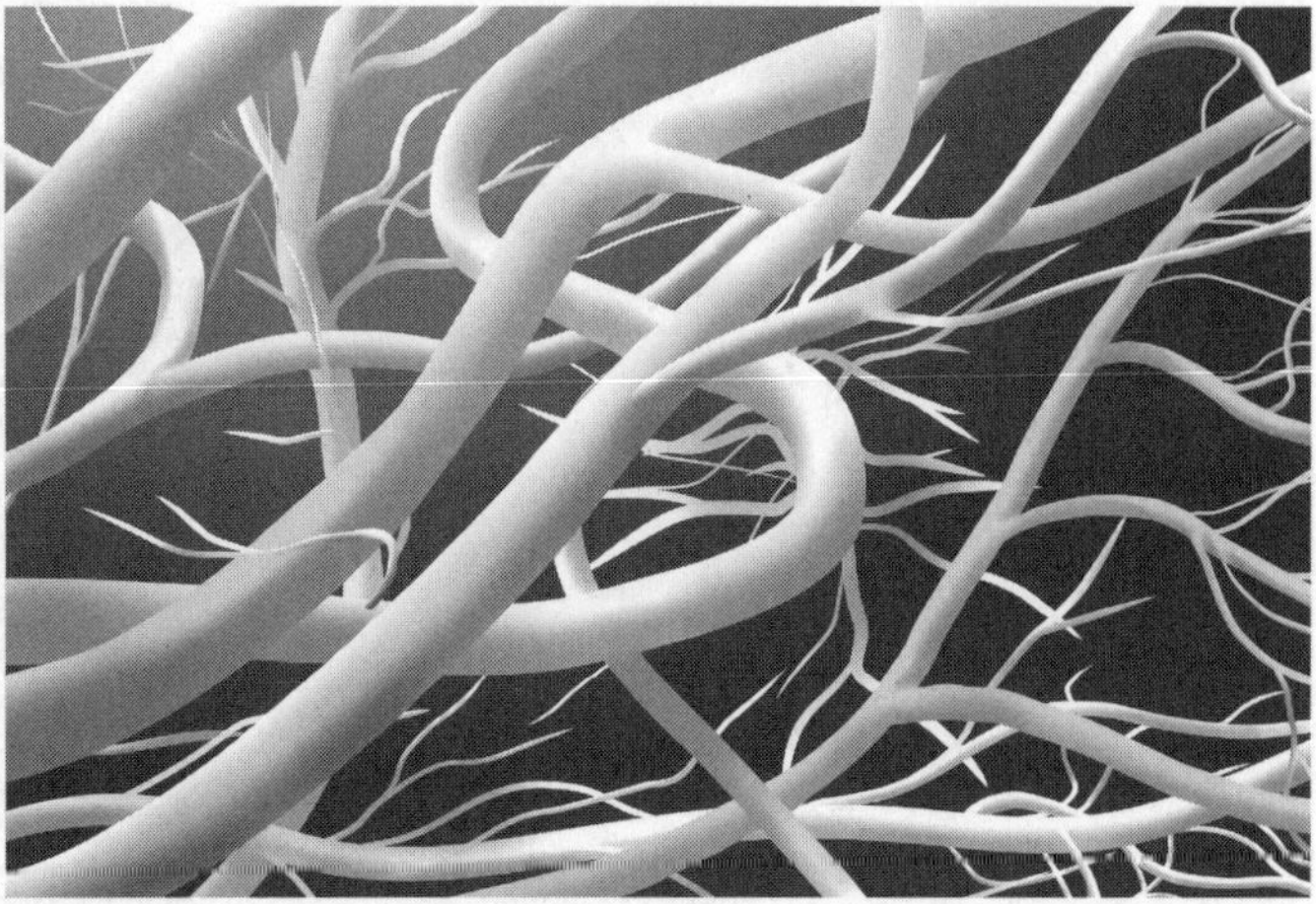

▲血管のイメージ。血管を流れる血液の循環は、体中に酸素や栄養素を届け、二酸化炭素や老廃物を運び出す。

血液は、私たちの体のさまざまな部分に**酸素**《さんそ》や**栄養**《えいよう》を届けたり、**二酸化炭素**《にさんかたんそ》や**老廃物**《ろうはいぶつ》を運び出したりするはたらきをしています。

心臓から送り出される血液は、いわば「上水道」にあたる動脈を通って、体のすみずみまで運ばれます。そして毛細血管で、細胞に酸素や栄養を渡し、代わりに二酸化炭素や老廃物を受け取ります。その後、「下水道」にあたる静脈を通って心臓に戻り、再び酸素を補給してから送り出されるのです。血液がつねに体中をめぐりつづけることで、私たちの生命は維持されています。

この**血液循環**《けつえきじゅんかん》システムをはじめ、人体の中では、神秘的なまでに精密なシステムがいくつも作動しています。その詳細は、第4章で見ていきましょう。

05

人体を守る免疫システムとの深いかかわり

つらい花粉症の正体は？

Keywords
細菌、ウイルス
免疫
アレルギー

免疫とアレルギー

スギやヒノキ、ブタクサなどの花粉《かふん》の季節になると、多くの人が、鼻水やくしゃみ、かゆみなどで大変な思いをします。この**花粉症**《かふんしょう》とは、いったい何なのでしょうか。

私たちの身のまわりには、体内に入ってくると病気の原因となるような、**細菌**《さいきん》や**ウイルス**などが存在します。

しかし、そういった異物が侵入してきたときに撃退《げきたい》してくれる、心強い防御システムが人体には備《そな》わっています。その防御システムを、**免疫**といいます。

細菌やウイルスが体内に入ってくると、免疫システムが作動して、敵を食べる細胞が出動したり、敵を攻撃する物質が作り出されたりします。それらの連係《れんけい》プレーによって、病気のもとが排除されるのです。

しかし、この免疫システムが、何らかの理由によって過剰《かじょう》にはたらいてしまうことがあります。本来は人体に害がないはずのものに対してまで、体の防御システムが反応してしまうのです。

そのような行きすぎた免疫反応を、**アレルギー**といいます。

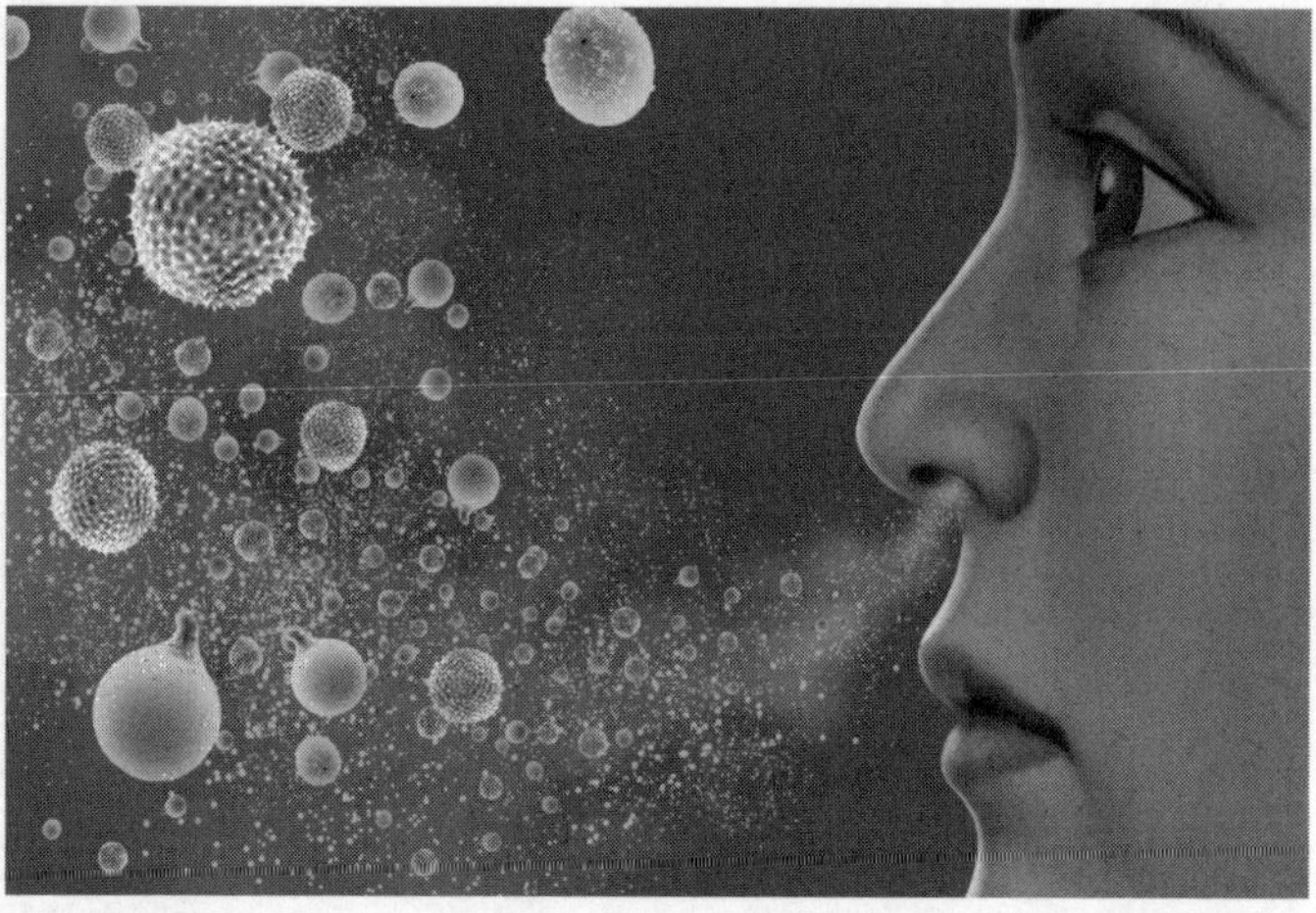

▲「花粉症」のイメージ。花粉症は、「免疫」が過剰に反応する「アレルギー」の一種である。

花粉を敵とみなしてしまう

花粉症の正体は、**体内に侵入した花粉に対して起こるアレルギー反応**です。

花粉などは、普通は体に入っても特に問題ないはずなのですが、花粉アレルギーの人の免疫システムは、それらを敵とみなして攻撃してしまうのです。そのときに放出される物質が、かゆみやくしゃみなどの症状を引き起こします。

花粉症に悩まされるのはつらいことですが、免疫システム自体は、私たちの健康、そして命を守ってくれる、とても重要なものです。免疫のはたらきについては、第5章でくわしく見ていきましょう。

06

人体を駆けめぐる情報網の中枢

右脳と左脳はどう違う？

Keywords

神経
神経系
脳

脳は神経系の中枢

人体のさまざまなシステムは、**神経**《しんけい》を通して情報が伝わることによって動いています。神経とは、体中に張りめぐらされた通信ケーブルのような器官です。そして、体中の神経が織りなす全体的なシステムのことを、**神経系**といいます。

神経系の中枢《ちゅうすう》は**脳**です。脳のはたらきは、非常に興味深いテーマです。

たとえば「右脳《うのう》」と「左脳《さのう》」という言葉は、日常生活でもよく使われます。感覚的にふるまいがちな人が「右脳タイプ」、論理的に話す傾向にある人が「左脳タイプ」などと呼ばれることもありますが、これに科学的な裏づけはあるのでしょうか？

ふたつの大脳半球

私たちの脳は、**右大脳半球**《みぎだいのうはんきゅう》（本人にとって右側）と**左大脳半球**《ひだりだいのうはんきゅう》（本人にとって左側）に分かれています。

右大脳半球と左大脳半球は、それぞれ異なる機能をもっているとされます。たとえば、

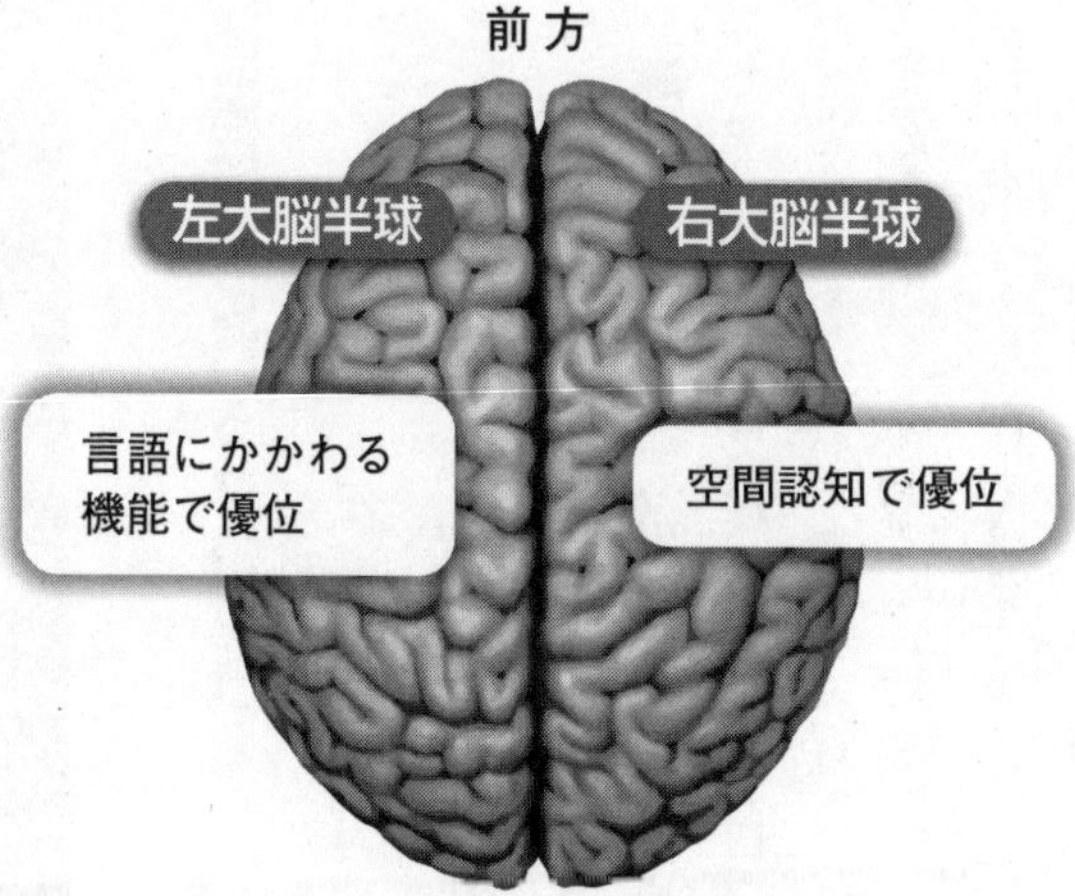

▲「右大脳半球」と「左大脳半球」の違い。脳の構造上の違いはあっても、個人の性格の違いには直結しないというのが、多くの専門家の見方である。

物を空間的にとらえる**空間認知**《くうかんにんち》という能力では、右大脳半球が優位にはたらきます。一方、**言語にかかわる機能**は、左大脳半球が優位にはたらくことが多いのです。この差はある程度、科学的な研究によって確認されています。

こうした違いから、「右脳タイプ」「左脳タイプ」という考え方が広まったのでしょう。しかし科学的にいうと、**右大脳半球と左大脳半球の違いから、人間のタイプ分けや性格診断をすることはできません**。それぞれの脳半球がもつ機能は単純ではなく、複雑に連携しているからです。

脳には、まだ科学的に解明されていないことが多く、現在もさかんに研究されています。この興味深い脳と神経系については、第6章でくわしく見ていくことにしましょう。

07 すべては遺伝子で決まる？

人体が形作られ、受け継がれていく神秘

Keywords
遺伝子
DNA
エピゲノム

遺伝子というプログラム

「遺伝子」や「DNA」という言葉は、日常でもよく使われます。しかし、これらの言葉はどういう意味なのでしょうか？

遺伝子とは、私たちの体の特徴を決める情報です。「**どんな体を作るか」のプログラム**だと思ってください。遺伝子がはたらくと、その「どんな体を作るか」の指示が伝わり、その指示に沿って体が作られます。

遺伝子は細胞の中にあり、**DNA**という物質でできています。DNAは、親から子どもに継承されます。遺伝子が受け継がれることによって、特徴が次の世代に伝わることを、**遺伝**といいます。

では、ある人の体がどのようなものになるかは、受け継がれた遺伝子だけで完全に決まってしまうのでしょうか？

遺伝子とは違う情報がある！

じつは、DNAに含まれた遺伝子だけですべてが決まるわけではありません。遺伝子とは別の情報が、DNAの外側にあるのです。

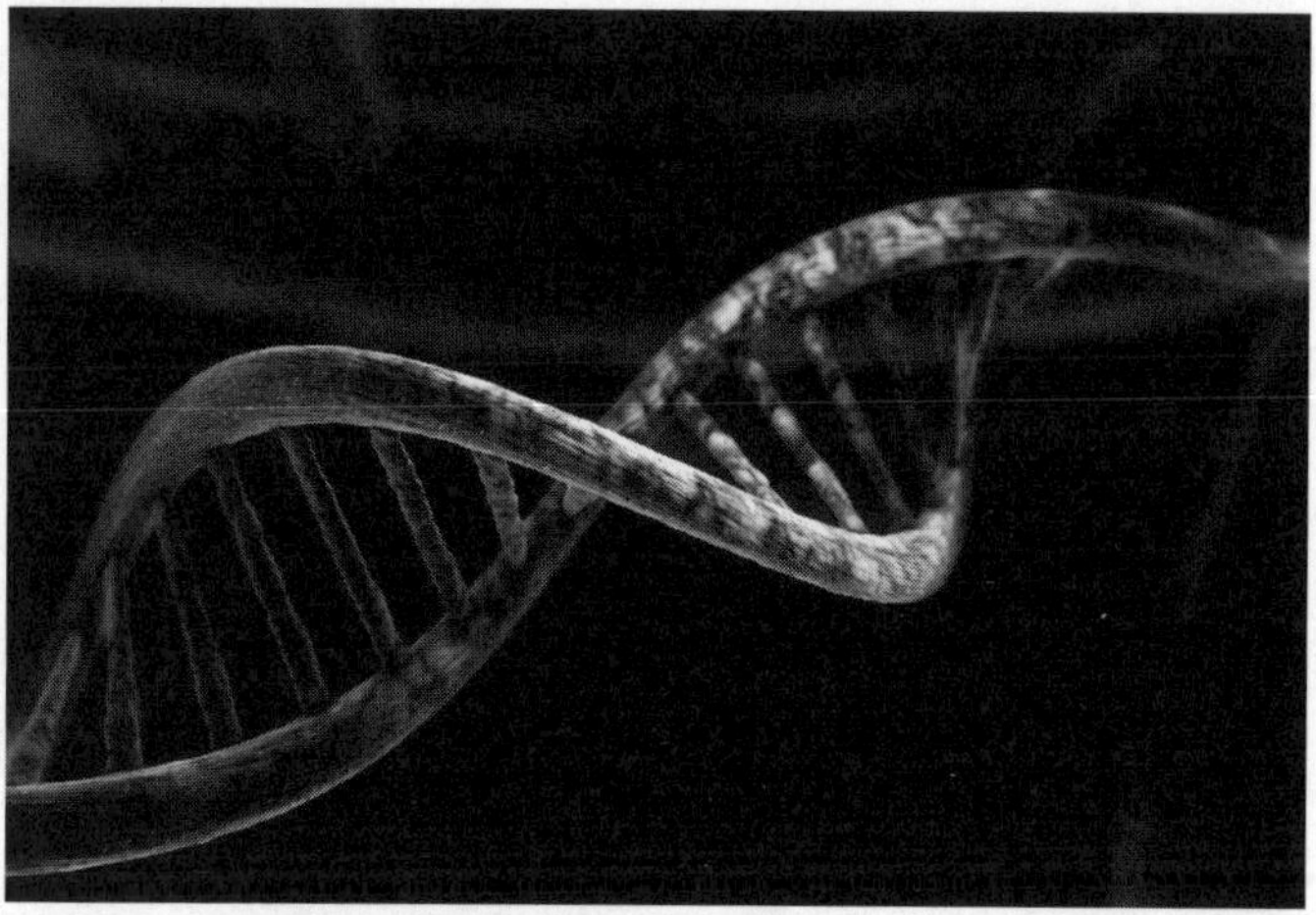

▲「遺伝子」の情報が書き込まれた物質、「DNA」のイメージ。DNA は体中の細胞の中にあり、親から子に受け継がれる。

その情報は、「どの細胞で、どの遺伝子がはたらくか」をコントロールしています。

遺伝子とは別に存在し、遺伝子をコントロールするそのような情報を、**エピゲノム**といいます。そして、エピゲノムが遺伝子にはたらきかけて「遺伝子がどのようにはたらくか」を決める仕組みを、**エピジェネティクス**といいます。

遺伝子だけでなく、エピジェネティクスの仕組みも、私たちの体や特徴に影響を与えます。つまり、遺伝子とエピゲノムが組み合わさって、私たちの体の特徴が決まるのです。そのシステムによって、人体は変化しながら受け継がれていきます。時と世代を超えて人体が受け継がれていくことの神秘は、第7章でくわしく見ていきましょう。

COLUMN 01

進化論のキホン

「生物は、共通の祖先から進化してきた」とする**進化論**《しんかろん》は、イギリスの生物学者**チャールズ・ダーウィン**（1809〜1882年）の功績によって、19世紀半ば以降、科学的理論として整備されました。

ここでは最も基本的で重要なポイントとして、ダーウィンの進化論の中心にある❶**自**《し》**然選択**《ぜんせんたく》（**自然淘汰**《しぜんとうた》）と❷**分岐進化**《ぶんきしんか》の考え方を説明しましょう。

同じ種の生物でも、個体ごとに少しずつ違いをもっています。たとえば、ⓐ毛が長い個体もいれば、ⓑ毛が短い個体もいます。

今、ある環境Ⓐでは、ⓐ毛が長いほうが生き残るのに有利で、別の環境Ⓑでは、ⓑ毛が短いほうが有利だとしましょう。

すると、環境Ⓐではⓐ毛の長い個体たちが多く生き残って、よりたくさんの子を残します。逆に、環境Ⓑではⓑ毛の短い個体たちの子が多くなります。

このように、偶然環境に適応する**形質**《けいしつ》（形や性質）をもっていた個体が、結果的に子を多く残し、そのくり返しによって特徴が顕著《けんちょ》になっていくことを、❶自然選択といいます。

そして、環境ⒶとⒷでそれぞれ自然選択が起こった結果、Ⓐに**適応**《てきおう》したⓐ毛の長いものたちと、Ⓑに適応したⓑ毛の短いものたちは、別々の種になって、違う進化の道をたどりはじめるのです。これが❷分岐進化です。

第2章

人体の進化のはるかな旅路

01

その特徴はどのように作られたのか？

霊長類の目の驚くべき進化

Keywords
霊長類
色覚
視差

人類の進化と人体との関係

私たちは普段、自分たちの体を「当たり前」のものとして、ほとんど意識もせず暮らしています。しかし、**人類の進化の中でいかにして人体が形作られてきたのか**を知ると、その「当たり前」の人体が、じつはとても特別で奇跡的なものだと気づかされます。進化の過程で、私たちの体は無数の試行錯誤をくり返して、現在の形にたどり着いたのです。

この章では、人類の進化と人体との関係を見ていきましょう。

霊長類、大型類人猿、人類

人類は**哺乳類**《ほにゅうるい》の中でも、**霊長類**《れいちょうるい》という大きなグループに属します。霊長類とは大ざっぱにいえばサルの仲間で、その祖先は、約6500万年前（恐竜絶滅の前後）に出現したとされます。

霊長類の中でも人間に近いのは、ゴリラやチンパンジーなどの**大型類人猿**《おおがたるいじんえん》です。大型類人猿の祖先は、1500万年前から枝分かれしていきました。そして700万年前に、チンパンジーの祖先と人類の祖先が分かれ、そ

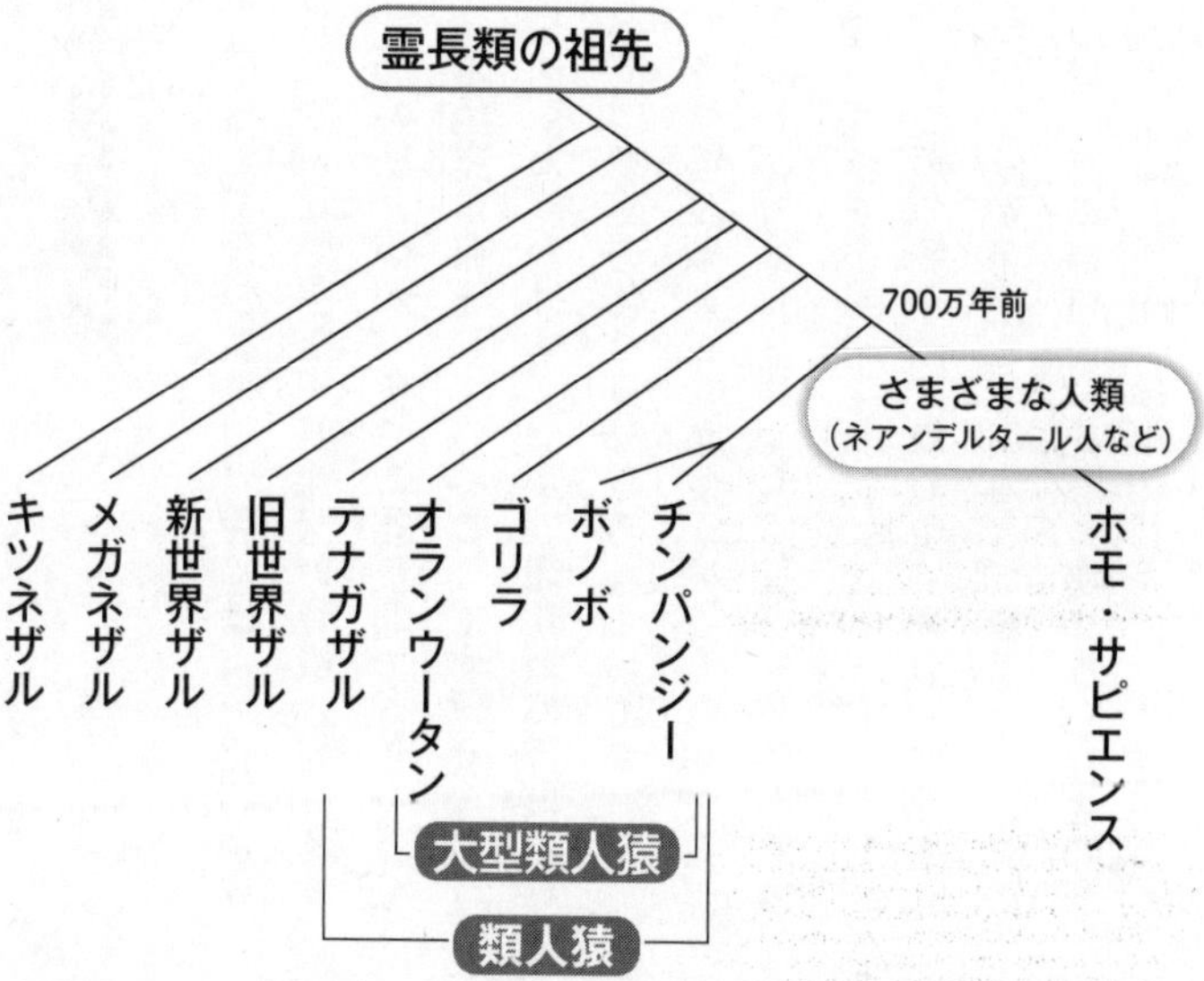

▲「霊長類」の進化の分岐。人類の祖先は、700万年前にチンパンジーの祖先から分かれた。その後、たくさんの種類の「人類」が現れたが、現在まで生き残ったのは私たち「ホモ・サピエンス」だけである。

れぞれの進化の道を進んだとされます。

「人類の進化」というと、1種類の生物がだんだん変化してきて現在の私たちに至るようなイメージをもつ方も多いかもしれません。しかしじつは、チンパンジーの祖先と分かれたあと、地球上には**さまざまな種類の人類**が出現しました。その数は、現在わかっているだけでも20種類以上です。しかし、**そのほとんどは絶滅**しました。

現在生き残っている人類は、**ホモ・サピエンス**という1種類だけ。それが私たちなのです。

色覚の発達

私たちを含む霊長類の**目**には、進化の過程で手に入れてきた、興味深い特徴があります。そのひとつが、多くの霊長類で、色を見分ける**色覚**《しきかく》が発達していることです。サルやゴリラや人間の目は、ほかの哺乳類の目にくらべて、多くの色を見分けられるのです。

なぜ霊長類の目は色覚が発達したのでしょうか。有力視されてきたのは、「食べられる果実などを見分けるため」という説明です。

霊長類の多くは、森の中で暮らしてきました。色覚が発達していると、鬱蒼《うっそう》とした森の中で、葉の緑色と、熟した実の赤色などを見分けられるというわけです。

しかし、面白い新説もあります。霊長類の色覚は、**相手の皮膚の色の変化から、感情や状態を読み取る**ために発達したのではないかと、アメリカの理論神経科学者**マーク・チャンギージー**（1969年～）は論じています。

怒った人の顔が赤くなるように、霊長類の肌のむき出しの部分は、その下を流れる血液の状態の変化をよく映し出します。発情したメスのサルのお尻が赤くなるのも同じです。

この皮膚の色の変化が、「私は怒っているんだぞ」とか「私は子どもを作れます」といったメッセージとして発信され、発達した色覚によって読み取られているのではないか、というのがチャンギージーの説です。色覚の発達は、**社会的なコミュニケーション**と深い関係があるというわけです。

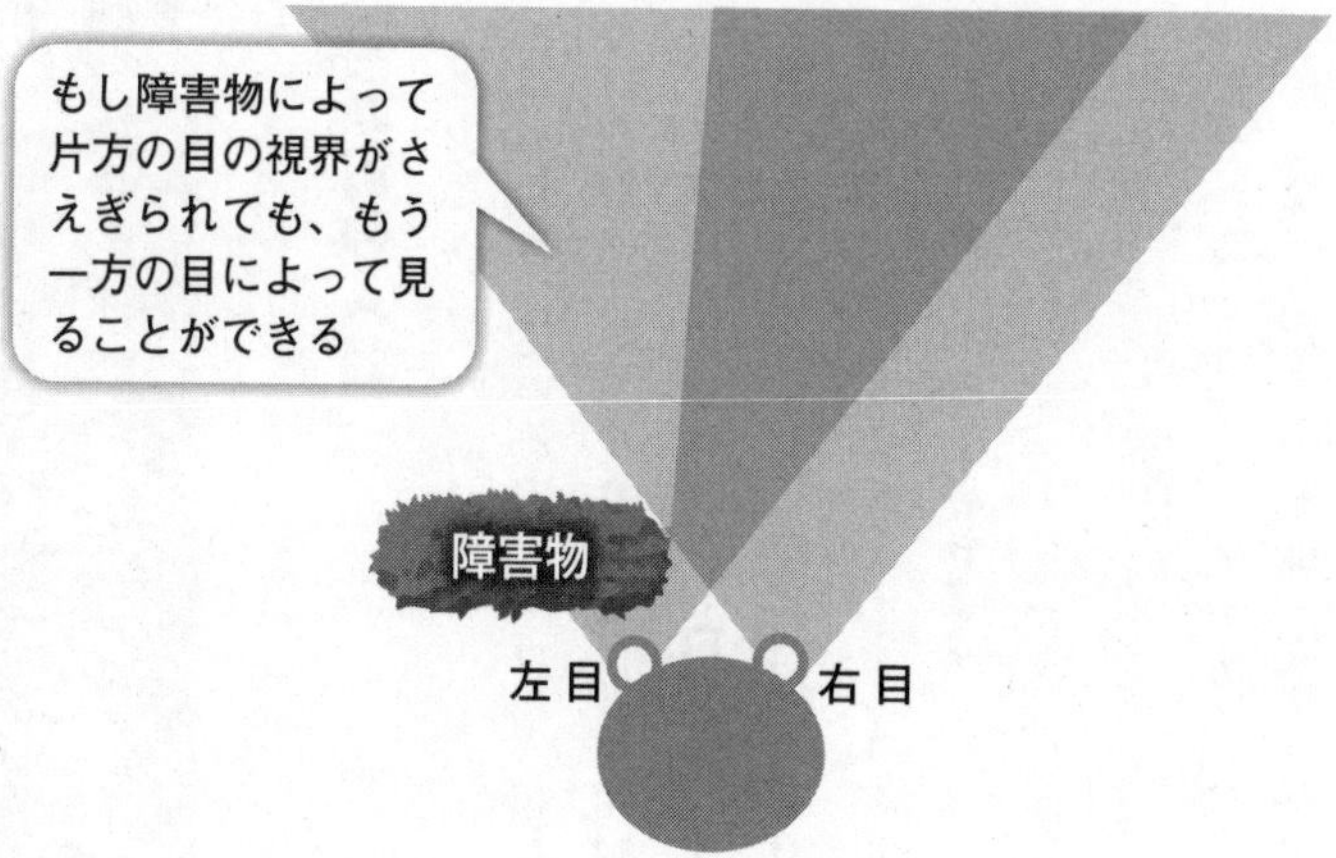
もし障害物によって片方の目の視界がさえぎられても、もう一方の目によって見ることができる
障害物
左目
右目

▲「霊長類」の目はふたつとも前についている。その視線の角度の違いによって、ものを立体的にとらえたり、距離を正確に把握したり、障害物の向こうを見通したりすることができる。

前についた両目の「透視」

霊長類の目のもうひとつの特徴は、**両目が顔の前についている**ことです。目が顔の横についている動物とくらべて視界がせまいかわりに、距離や奥行きを把握《はあく》しやすいという利点があります。

この特徴についても、チャンギージーが面白い説明をしています。霊長類は、視線をさえぎる葉などの多い場所に生息してきました。目がふたつとも前についていれば、片方の視線がさえぎられても、もう片方の視線で障害物の向こうを見通せます。この「透視《とうし》」の能力が生存に役立ったため、目が前についた霊長類が生き残ってきたというのです。

02

チンパンジーと人との大きな違いとは？

大きな牙をなくした人類

Keywords
サヘラントロプス・チャデンシス
犬歯
一夫一妻

最古の人類

現在知られている中で最古の人類といわれているのは、アフリカのチャド共和国で化石が発見された、**サヘラントロプス・チャデンシス**という種です。その化石は約７００万年前、ちょうど人類がチンパンジーの祖先と分かれた頃のものだとされます。

サヘラントロプス・チャデンシスの顔は、現代の私たちとはだいぶ違っていて、ほとんどチンパンジーと変わらなかったようです。

それでは、なぜこの種は「人類」と呼ばれるのでしょうか。

それは、チンパンジーなどの大型類人猿にはない、**「人類」ならではの特徴**をもっているからです。生物学者の**更科功**《さらしないさお》（１９６１年～）によると、人類の最も基本的な特徴は次のふたつです。

❶ 犬歯《けんし》が小さくなっていること
❷ 直立《ちょくりつ》二足《にそく》歩行《ほこう》

これらのうち、❷はまたあとで扱います（36ページ参照）。ここではまず❶から見ていきましょう。

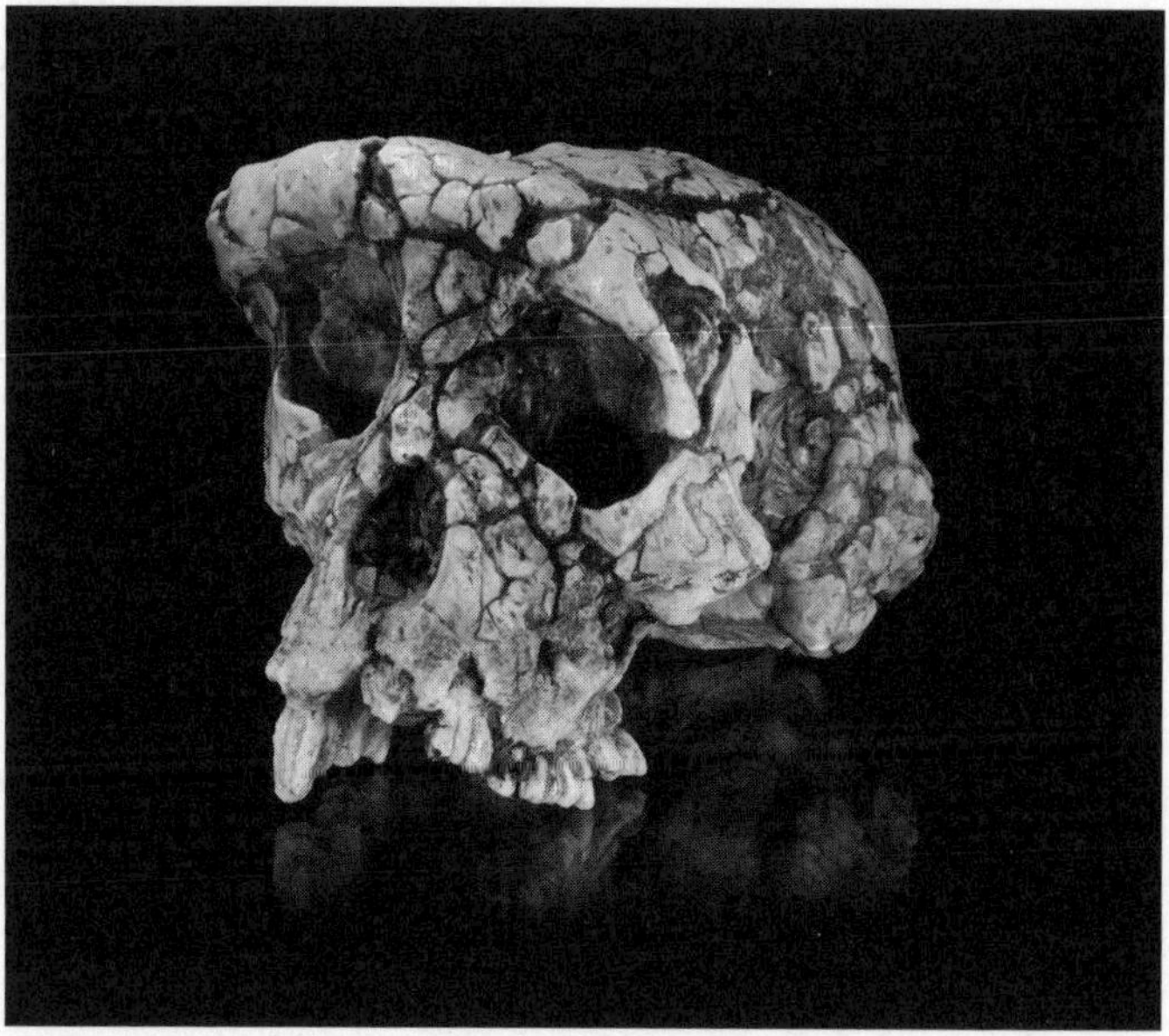

▲「サヘラントロプス・チャデンシス」の化石（Didier Descouens / CC BY-SA 4.0）。

大きな牙が不要に？

犬歯とは、とがった牙《きば》のことです。獲物《えもの》を捕らえたり、敵を攻撃したりするのに用いられます。イヌやライオンの牙がイメージしやすいでしょうが、チンパンジーも大きな犬歯をもっていて、強い殺《さっ》傷能力《しょうのうりょく》があります。

人間にも犬歯はありますが、チンパンジーよりも明らかに小さく、殺傷能力は強くありません。そして、サヘラントロプス・チャデンシスも犬歯が小さいのです。

チンパンジーから分かれた人類

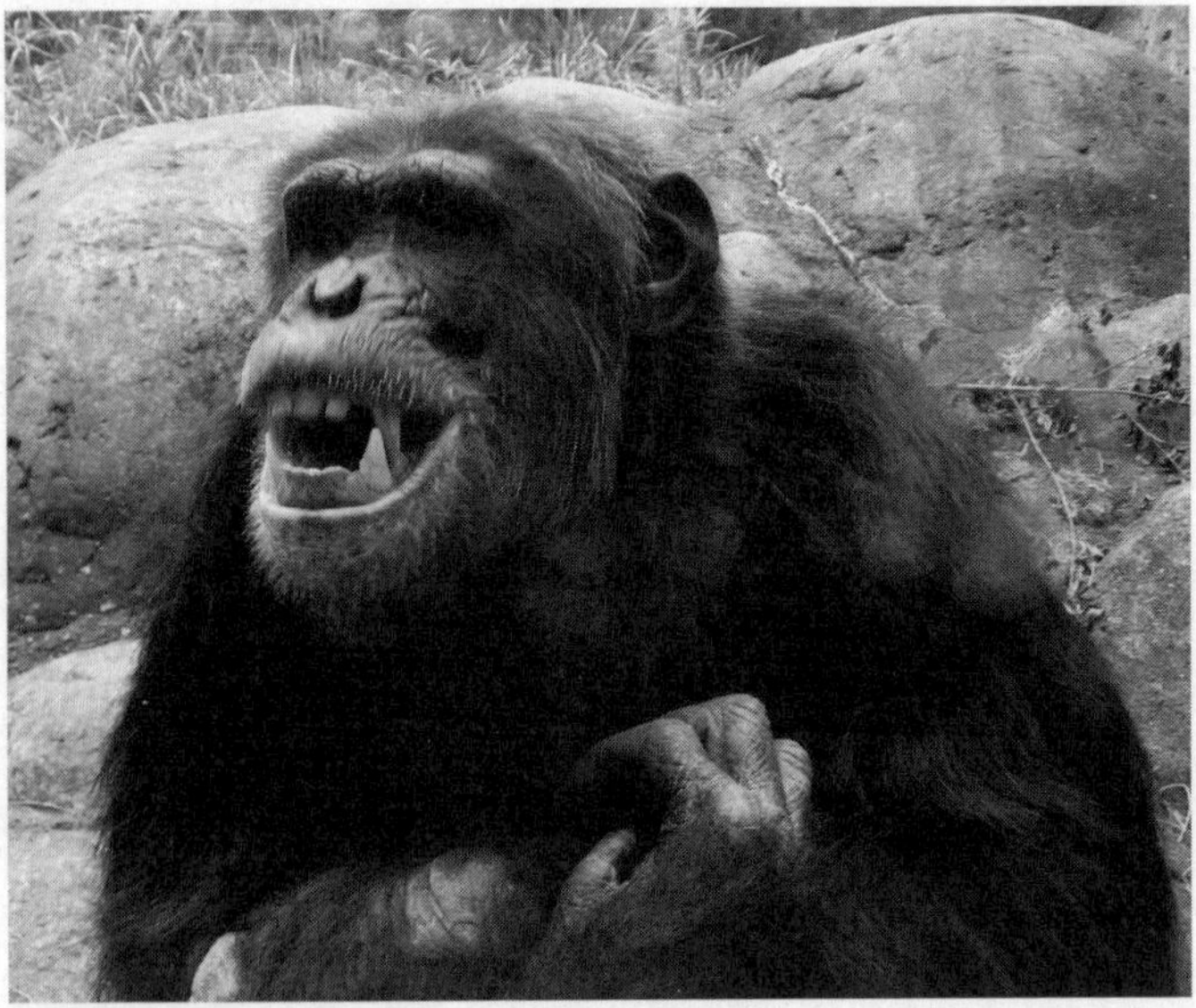

▲チンパンジーとその犬歯（Richard / CC BY 2.0）。

は、なぜ犬歯を小さくしたのでしょうか？

牙をあまり使わなくなったので、大きな犬歯を作るために使っていたエネルギーを節約して、別のことに使うようになったのだろうと考えられます。

では、なぜ人類は、大きな牙が不要になったのでしょうか？　更科は、チンパンジーと比較して、次のような仮説を立てています。

チンパンジーの社会

チンパンジーは、複数のオスと複

数のメスが交雑する、**多夫多妻《たふたさい》的な群れ**を作って生活しています。群れの中では、オスどうしがしばしば、メスをめぐってケンカをします。また、群れと群れの間で、食べ物などをめぐって争いが起こることもあります。そんなとき、大きな犬歯が重要な武器になります。直接噛《か》みつかないまでも、牙をむいて見せることは威嚇《いかく》として有効です。

一夫一妻的で平和な人類

人類にとって大きな牙が不要になったのは、それを使って相手を殺傷したり、威嚇したりするような争いが少なくなったからではないか、と考えられます。

つまり、**人類は比較的平和な動物として登場した**というわけです。

特にメスをめぐるオスどうしのケンカを考えると、多夫多妻の群れでは、どうしても争いが絶えません。一夫多妻《いっぷたさい》の群れでも、メスを独占しているオスに、別のオスが戦いを挑むことがあります。

とすると、人類が平和な種になったのは、**一夫一妻《いっぷいっさい》に近い社会**を作るようになったからではないか、と更科は推測しています。完全な一夫一妻制ではなくても、ほぼ決まったペアで子どもを作るような習性ができていったことが考えられるのです。

そしてこの仮説は、人類のもうひとつの特徴である直立二足歩行とも関連づけられます。次のページから見てみましょう。

03 大きなリスクがあるのになぜ立ち上がったのか？
人類の起源と直立二足歩行

Keywords
初期猿人
直立二足歩行
食糧運搬仮説

謎に包まれた初期猿人たち

700万年前の**サヘラントロプス・チャデンシス**に続く人類としては、600万年前の**オロリン・トゥゲネンシス**、580万～520万年前の**アルディピテクス・カダッバ**、440万年前の**アルディピテクス・ラミダス**が、いずれもアフリカで発見されています。

それぞれの種の間にどのような関係があったのかはまだ謎ですが、これら4種の人類は、**初期猿人**《しょきえんじん》と総称されています。

初期猿人たちはいずれも、犬歯が小さくなっているだけでなく、**直立二足歩行**していました。

人類の起源の風景

人類が直立二足歩行を始めた頃、つまり、人類が人類としての進化の道を歩みはじめた頃、その舞台であるアフリカは、**乾燥化**が進んで**森林が減少**していました。

森林は霊長類にとって、木の実などの食べ物が多く、また、木に登れば肉食動物から身を守れるので、暮らしやすい場所です。チン

700万年前
サヘラントロプス・チャデンシス

600万年前
オロリン・トゥゲネンシス

580万～520万年前
アルディピテクス・カダッバ

440万年前
アルディピテクス・ラミダス

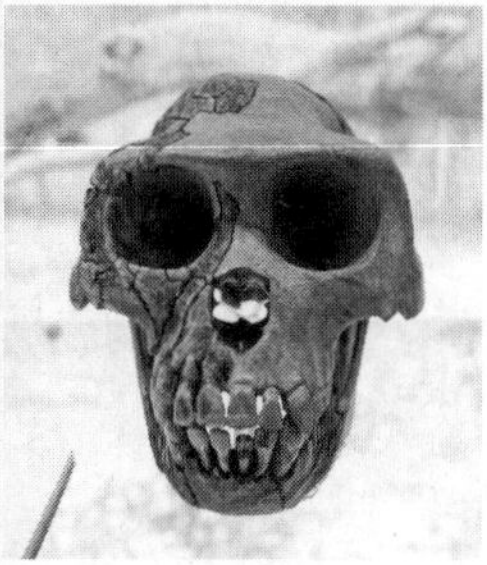

▲アフリカで700万～440万年前に誕生した「初期猿人」たち。それぞれの間の関係は、まだ謎に包まれている。写真は「アルディピテクス・ラミダス」の化石（Tiia Monto / CC BY-SA 3.0）。

パンジーと人類の共通の祖先も、森林に生息していました。

そんな森林が減ると、食べ物も安全な場所も不足しはじめます。チンパンジーと人類の祖先のうち、一部が森林で暮らせなくなり、外へ出ていかざるをえなくなりました。

このとき、森林に残ったものたちが、チンパンジーにつながる系統です。そして、**森にいられず出ていったものの生き残りから、人類が誕生した**のです。

森から出た人類の祖先は、木のまばらな疎《そ》林《りん》に住みついて、食べ物を探しに森林や草原へ出かける生活をしていたようです。肉食動物に狙われたら木に登って難を逃れ、木の上で眠りました。そんな生活の中で、彼らの間に直立二足歩行が広まります。

直立二足歩行は生存に不利!?

直立二足歩行とは、頭が足の真上にくるようにまっすぐ立った状態から、2本の足で歩くことです。

ただの「二足歩行」なら、恐竜の中のティラノサウルスなども行っていましたし、恐竜から進化した鳥類も二足歩行します。しかし、直立二足歩行を長い時間続けられる動物は、地球史上、人類以外には存在しません。

そもそも、直立二足歩行には大きなデメリットがあります。それは**足が遅い**ことです。チーターやライオンなど、体の大きな四足歩行の肉食動物に追いかけられたら、まず逃げられません。また、草原などで**目立ちやすく**、**狙われる危険も高まります**。

それなのに、人類はなぜ直立二足歩行を始めたのでしょうか？

食糧運搬仮説

その説明として現在有力視されているのは、**食糧運搬《しょくりょううんぱん》仮説《かせつ》**です。これは、「直立二足歩行は、見つけた食べ物を運ぶことに役立ったため、人類の間に広がった」という仮説です。

食べ物の少ない疎林に住みついた人類の祖先は、遠くまで食べ物を探しにいかなければならなくなりました。しかも、**一夫一妻に近い社会**だとすると（35ページ参照）、メスが子育てをしているすみかに、オスが食べ物を

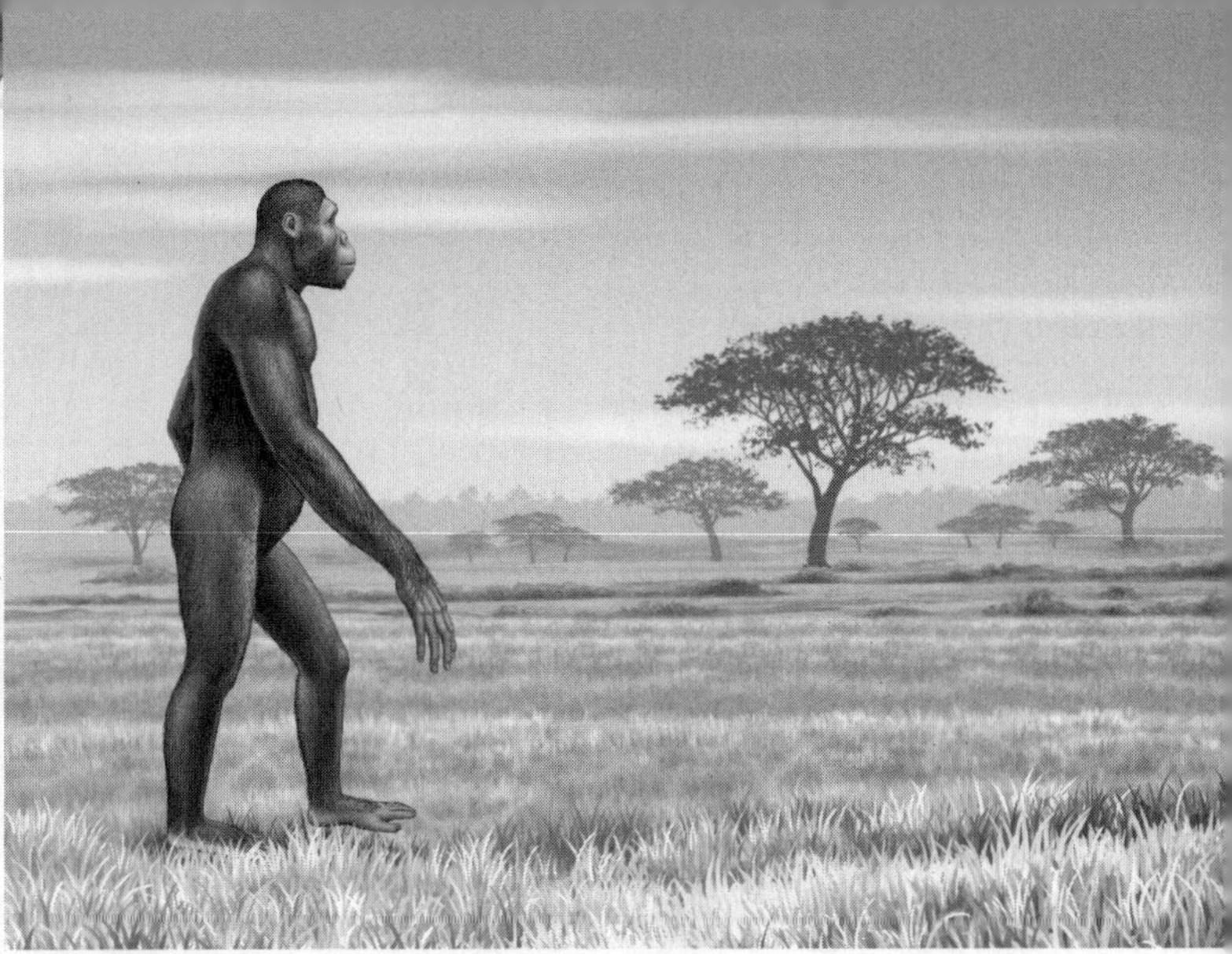

▲豊かで安全な森林から出た人類の祖先は、疎林に住みつき、森林や草原まで食べ物を探しにいく生活の中で、「直立二足歩行」するようになった。

もって帰らなければなりません。

そんなとき、四足歩行だった人類の祖先の中に、**突然変異《とつぜんへんい》**（202ページ参照）で、直立二足歩行する個体が生まれたとします。その個体は、両手で物をもって移動できるので、食べ物の運搬が得意です。そのため、その個体の家族は多くの食べ物をもってきてもらえて、生存確率が上がります。

先ほど見たように、草原などでの直立二足歩行にはリスクがあります。しかし、多くの子どもを養《やしな》えるメリットがリスクを上回れば、その個体の特徴を受け継ぐ子孫が繁栄《はんえい》し、直立二足歩行の能力が広まっていくのです。

ただし、この食糧運搬仮説には決定的な証拠はありません。今後、研究が進む中で、より有力な説明が出てくる可能性もあります。

04

知性の源は、肉を食べて得たエネルギー!?

脳が大きくなったホモ属

Keywords
肉食
石器
脳容量の増大

アウストラロピテクス属

初期猿人（36ページ参照）のあとに登場したのは、**アウストラロピテクス属**《ぞく》（**華奢型猿**《きゃしゃがたえん》**人**《じん》）と呼ばれる人類です。420万〜390万年前の**アウストラロピテクス・アナメンシス**、390万〜290万年前の**アウストラロピテクス・アファレンシス**、270万〜250万年前の**アウストラロピテクス・ガルヒ**などが発見されています。

アウストラロピテクス属は、より草原へと進出していったと考えられています。足に**土**《つち》**踏**《ふ》**まず**があるなど、地上での直立二足歩行に適した体になりました。

このアウストラロピテクス属から、進化の道が大きくふたつに分かれます。ひとつは**パラントロプス属**、もうひとつは私たち**ホモ・サピエンス**につながる**ホモ属**です。

ホモ属の登場

パラントロプス属は顎《あご》が大きく、食べ物をすりつぶす**臼歯**《きゅうし》も発達しており、**頑丈型猿人**《がんじょうがたえんじん》とも呼ばれます。草原で硬い草などを食べる

初期猿人

アルディピテクス属など

アウストラロピテクス属（華奢型猿人）

420万～390万年前	アウストラロピテクス・アナメンシス
390万～290万年前	アウストラロピテクス・アファレンシス
280万～230万年前	アウストラロピテクス・アフリカヌス
270万～250万年前	アウストラロピテクス・ガルヒ

270万年前～ → **パラントロプス属（頑丈型猿人）**
草原で硬い草などを食べる

250万年前～ → **ホモ属**
草原で肉を食べる

▲「アウストラロピテクス属」から「パラントロプス属」と「ホモ属」が分岐する（「パラントロプス属」を「アウストラロピテクス属」に分類する説もある）。「パラントロプス属」と「ホモ属」は同時期に同じ地域に生息していたことがわかっているが、違う食べ物を食べることで、敵対せずに共存していたと考えられる。

ようになったため、この特徴が生じたのだと考えられています。２７０万～２３０万年前の**パラントロプス・エチオピクス**、２３０万～１３０万年前の**パラントロプス・ボイセイ**、２００万～１２０万年前の**パラントロプス・ロブストゥス**などが発見されています。

一方、ホモ属の起源はまだ明らかになっていませんが、２５０万～１８０万年前の**ホモ・ルドルフエンシス**、２４０万～１３０万年前の**ホモ・ハビリス**が初期ホモ属として知られています。

ホモ属は、パラントロプス属とは逆に、顎も臼歯も小さくなりました。それは食べ物の違いと関係します。ホモ属は草原で**動物の肉**を食べるようになったのです。

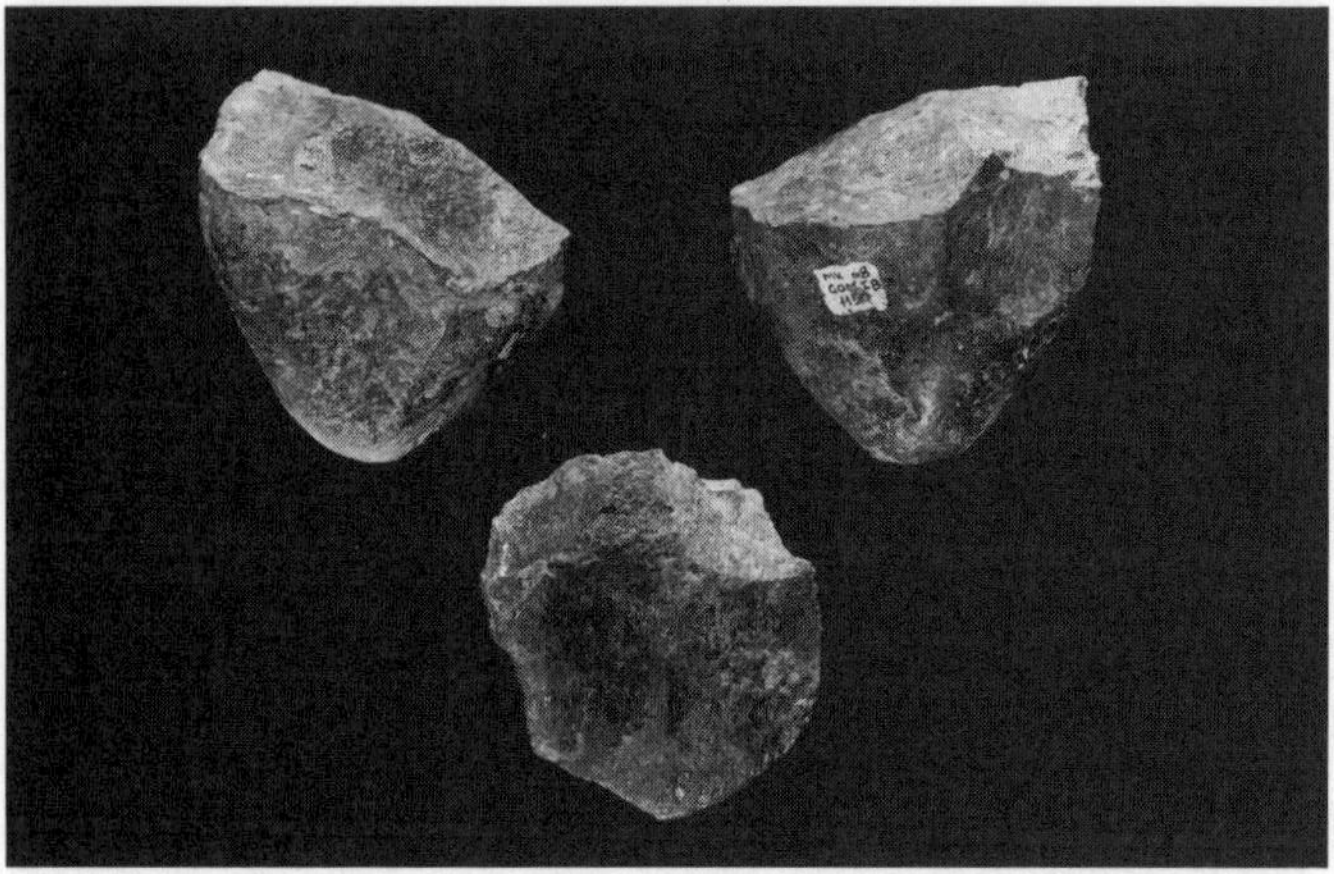

▲石を割って作られた、簡単な「オルドワン石器」（Didier Descouens / CC BY-SA 4.0）。ちなみに、初期「ホモ属」と同時期に生きた「パラントロプス属」は、草を食べるのに必要ないため、石器を使わなかったようである。

石器を使って肉を食べる

ホモ属は、動物の死体から肉を切り取ったり、骨の中の**骨髄**《こつずい》を取り出したりして食べていました。その際、石を割って作った簡単な**石器**《せっき》が使われました。

ちなみに石器は、ホモ属より前に、アウストラロピテクス属が使いはじめた可能性があります。３３０万年前のものと思われる石器などが発見されているからです。石器を使うアウストラロピテクスの種が、ホモ属に進化したのだろうと推測されています。

さて、肉を食べるようになったことで、人類は新しい特徴を手に入れます。**脳が大きくなっていった**のです。

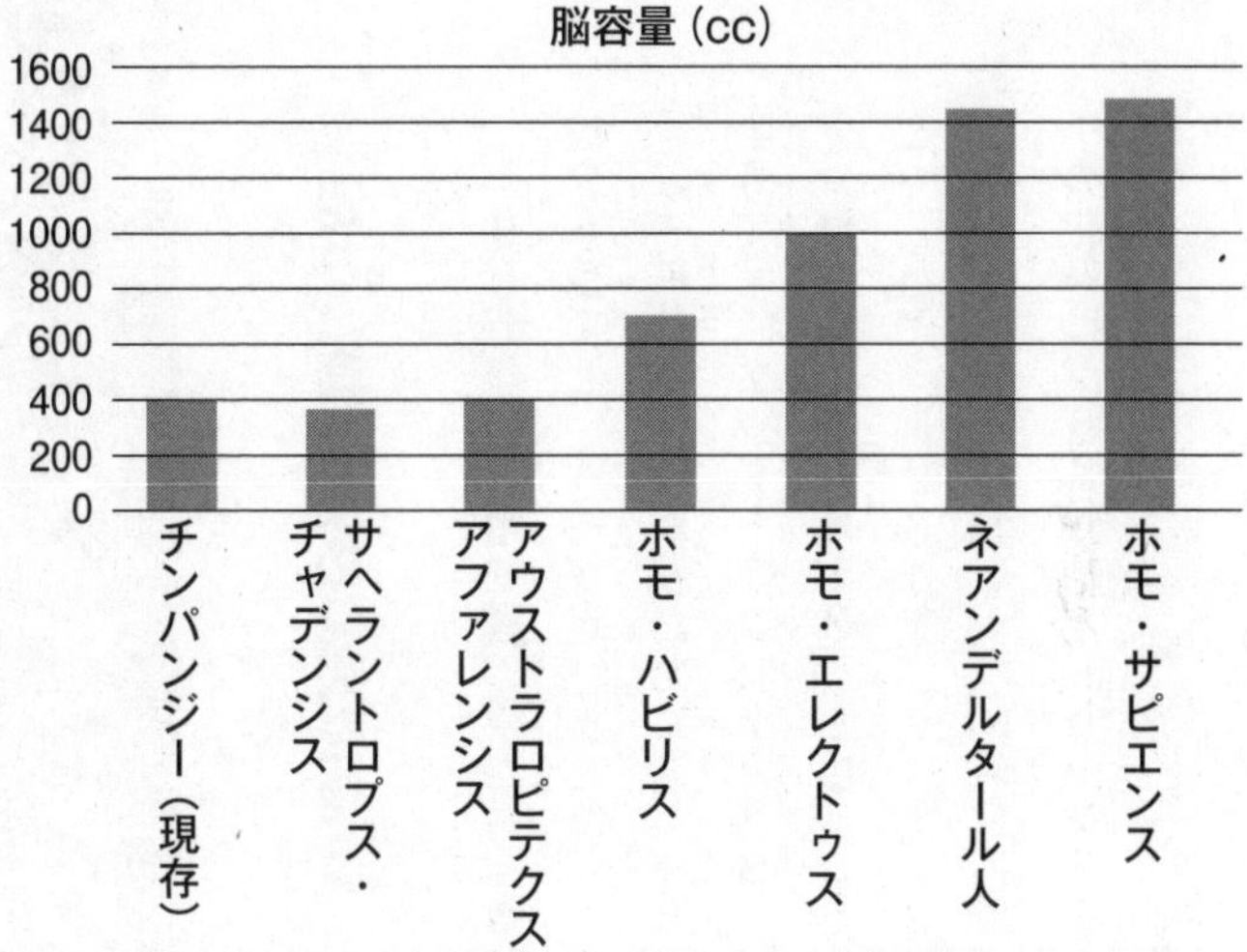

▲脳の容量の比較（『Newton 大図鑑シリーズ　人類学大図鑑』、および篠田謙一『人類の起源』を参考に作成）。

脳を維持するためのエネルギー

じつは、ホモ属以前の人類は、たとえばチンパンジーとくらべて、特に大きな脳をもっていたわけではありません。しかしホモ属では、顕著《けんちょ》に脳容積が大きくなっていきました。スーパーコンピューターを動かすのに膨大な電気が使われるのと同じように、**大きな脳を維持するためには、大きなエネルギーが必要**です。人類は、高カロリーの肉を食べるようになったため、脳を大きくすることができました。そして脳容積が増えたぶん、さらにエネルギーが必要になり、そのエネルギーを得るため、生活の仕方や社会のあり方を変えていくことにもなるのです。

05

私たちに近い体の人類が現れた!!

ホモ・エレクトゥスの飛躍

Keywords
走る
火の使用
アフリカを出る

走り、肉を集め、火を使う

190万年前、**ホモ属**の中から、**ホモ・エレクトゥス**という種が現れました。

この種は、体型が私たちに近くなっていたようです。アウストラロピテクス属やパラントロプス属の身長は130〜140センチほどでしたが、1984年にケニアで発見された160万年前のホモ・エレクトゥスの男の子の化石は、身長が約160センチもあったのです（この化石は、発見された地名から「トゥルカナ・ボーイ」と呼ばれます）。

足の長いホモ・エレクトゥスは、**二足で走ることができた最初の人類**だったようです。その能力は、より多くの**肉**を集めることに有効利用されたと考えられます。

肉は植物にくらべて消化がよいので、**腸**《ちょう》が小さくてすみ、**それまで消化に使っていたエネルギーを頭脳活動に回す**ことができます。

さらに、百数十万年前、ホモ・エレクトゥスは**火**を使いはじめたようです。

火によって肉を調理すると、さらに消化がよくなり、より多くのエネルギーを**脳**に回せます。こうして、ホモ・エレクトゥスの脳はより大きくなっていったのです。

アフリカを出て世界へ

この種は、**アフリカ大陸を出た最初の人類**だとされます。登場してすぐ、およそ180万年前から、アフリカの外に広がったのです。インドネシアに160万~25万年前にいた**ジャワ原人《げんじん》**も、中国に70万~40万年前にいた**北《ペ》京《キン》原人**も、その地にやってきて住みついたホモ・エレクトゥスとされます（絶滅したので、現在の住人の直接の祖先ではありません）。ただし、各地に広がったすべてを同一種とみなすことを疑問視する声もあります。今後、より正確に系統を調べる研究が進むでしょう。

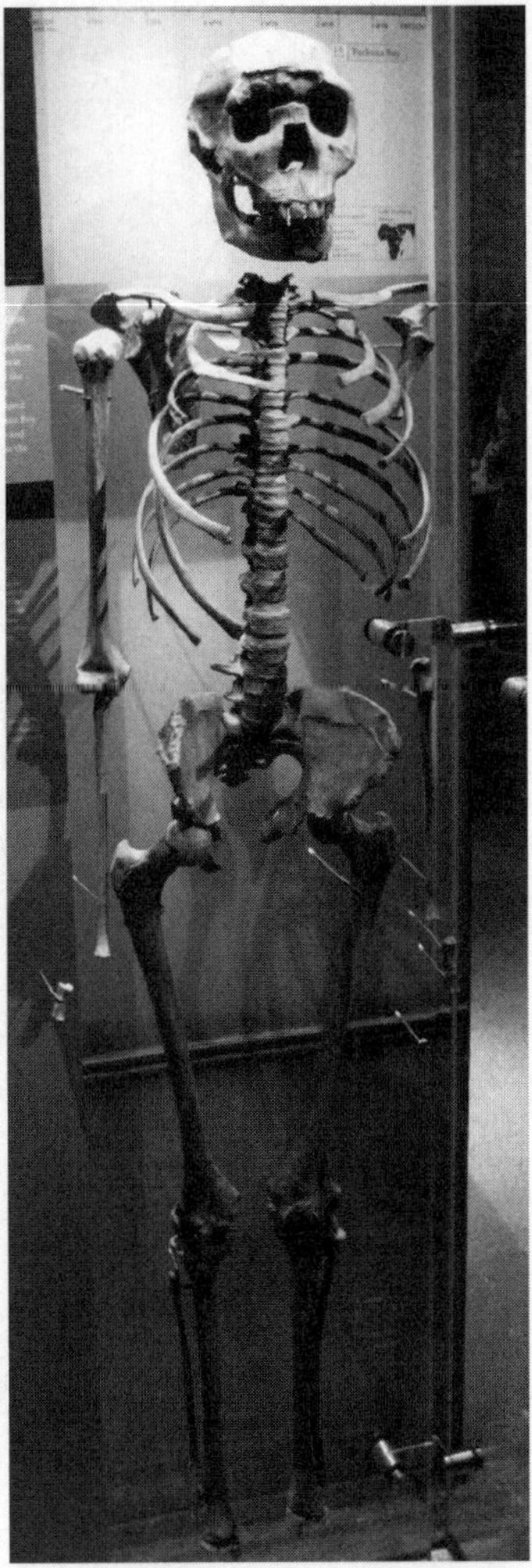

▲アメリカ自然史博物館に展示された「トゥルカナ・ボーイ」の化石の複製(Claire Houck / CC BY-SA 2.0)。

06

ともに生きて遺伝子を交換した別種の人類

ネアンデルタール人と私たち

Keywords

ホモ・ハイデルベルゲンシス
ネアンデルタール人
ホモ・サピエンス

ふたつの種の登場

ホモ・エレクトゥスの中には、アフリカに残った集団もありました。そこから、60万年ほど前に**ホモ・ハイデルベルゲンシス**という種が生まれます。ホモ・ハイデルベルゲンシスも、一部がアフリカを出て、ユーラシア大陸に分布を広げました。この種が**ネアンデルタール人**（**ホモ・ネアンデルターレンシス**）と私たち**ホモ・サピエンス**との共通の祖先ではないかと、最近まで考えられてきました。

その説によると、ヨーロッパへ移動したホモ・ハイデルベルゲンシスの中から、30万年前にネアンデルタール人が生まれました。一方、アフリカに残った集団の中から、20万年前にホモ・サピエンスが登場。ホモ・サピエンスは6万年前からアフリカの外へ進出して、世界に広がっていきました。

くつがえされる定説

しかし近年、DNA解析の技術が急速に進歩し、定説がくつがえされてきています。ホモ・サピエンスは、ネアンデ

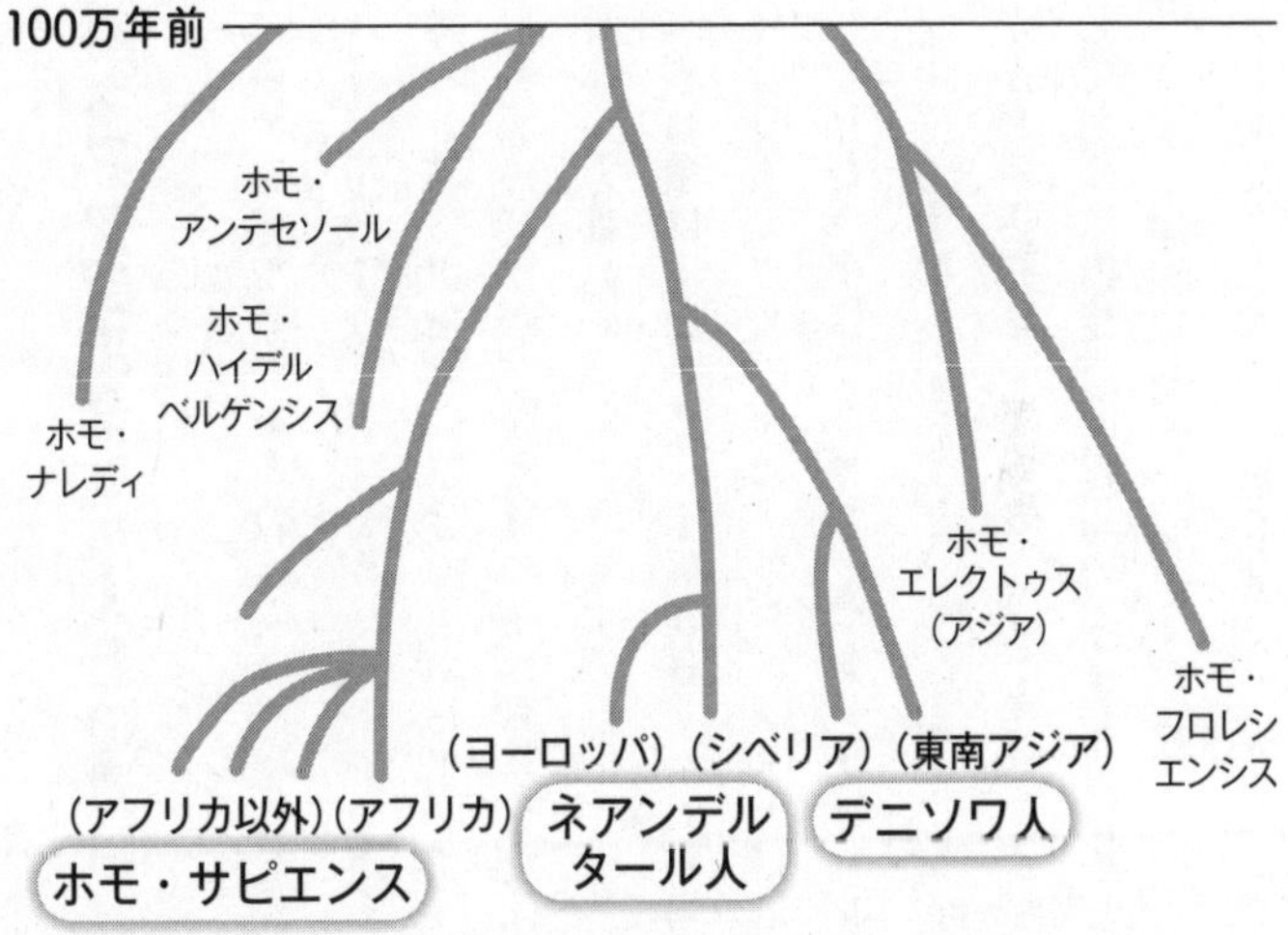

▲100万年前以降の「ホモ属」の系統（篠田謙一『人類の起源』の図をもとに作成）。

ルタール人とホモ・サピエンスの共通祖先とはいえないことがわかってきたのです。

また、分子人類学者の**篠田謙一**《しのだけんいち》（1955年〜）によると、ネアンデルタール人の系統とホモ・サピエンスの系統は、64万年前に共通の祖先から分岐しています。ちなみに43万年前になると、ネアンデルタール人の系統から、**デニソワ人**という別種の系統が分岐しました。

14ページでも紹介した**ペーボ**の研究をはじめ、近年の古代DNA研究により、**ネアンデルタール人とデニソワ人とホモ・サピエンスは、各地で交配していた**ことが判明しています。ホモ・サピエンスは、同時代を生きた別種の人類と遺伝子を交換しながら、現在の人体を作りあげてきたのです。

ネアンデルタール人との違い

ネアンデルタール人の成人は、身長150〜175センチ、体重は64〜82キロとされます。ホモ・サピエンスよりも背は低めで、手足も短めですが、筋肉質のがっちりした体で、身体能力は高かったようです。

脳容積は1200〜1750cc（平均1450cc）で、ホモ・サピエンスとほぼ同じでした。個体によってはホモ・サピエンスを上回るものもいたでしょう。おもに視覚にかかわる後頭葉《こうとうよう》（168ページ参照）が発達しており、前後方向に長い頭をしていました。

一方、ホモ・サピエンスは、ネアンデルタール人とくらべると手足がすらっと長く、華奢《きゃしゃ》な体型です。

脳容積はネアンデルタール人とほぼ同じですが、抽象的な思考や創造性をつかさどるとされる前頭葉《ぜんとうよう》が発達していて、頭は縦方向に大きくなっています。

脳の発達している部分が違うため、ネアンデルタール人とホモ・サピエンスの知性は、性質の異なるものだったと考えられます。それでも、石器や火を使い、衣服を作って着るなど、共通する点も多かったようです。

ネアンデルタール人を滅ぼした？

近年、研究が急速に進む中で、ホモ・サピエンスが数十万年前からアフリカの外に進出

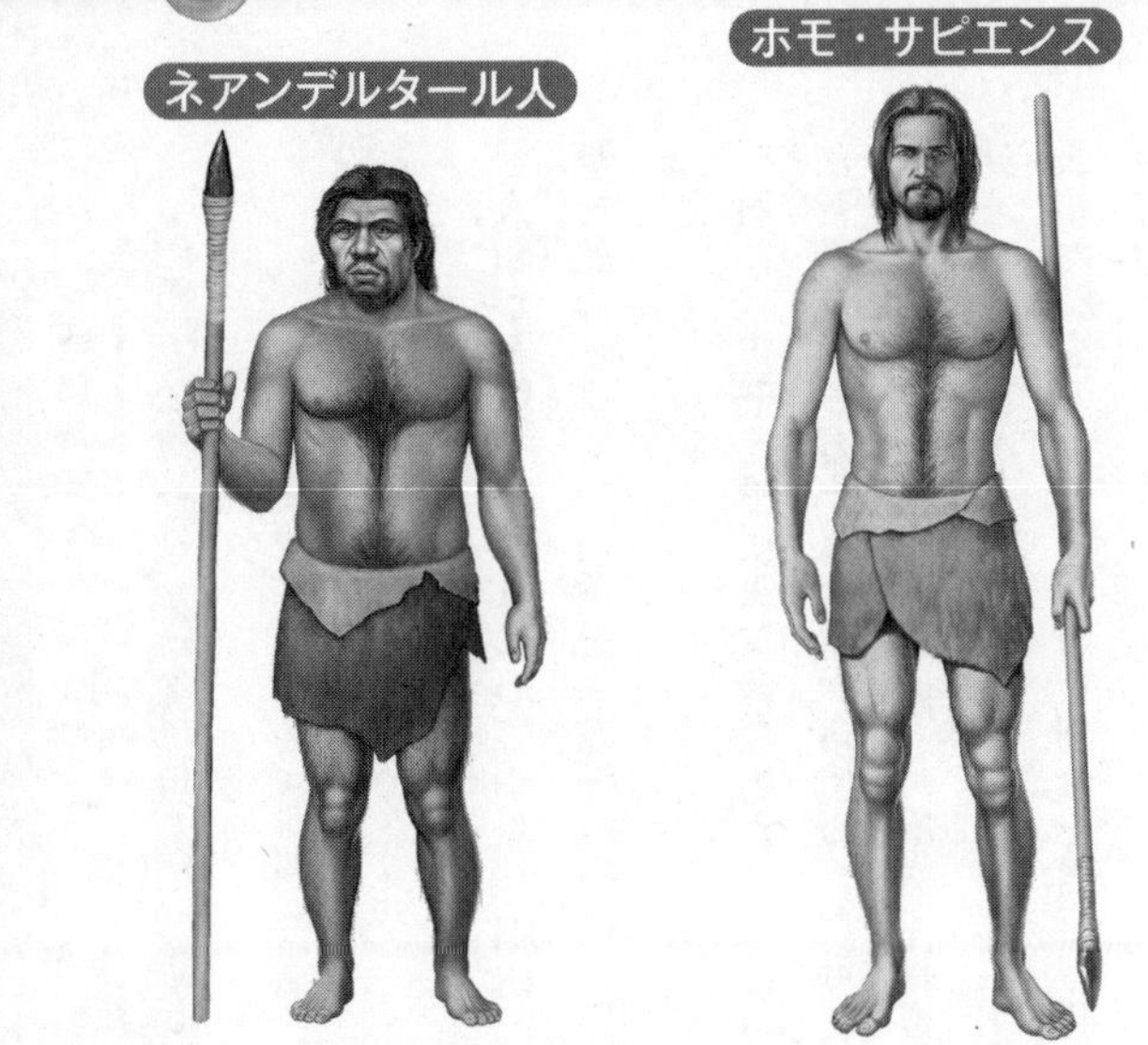

▲「ネアンデルタール人」と「ホモ・サピエンス」のイメージ。

していた可能性や、最初の祖先がヨーロッパにいた可能性も検討されています。しかし、ホモ・サピエンスが**アフリカで現代人と同じような人体を完成させ、6万年前から世界に広まった**のは、かなり確かであるようです。

　そして4万3000年前、ホモ・サピエンスが大規模なヨーロッパ進出を行います。すると、もともとヨーロッパにいたネアンデルタール人は圧迫されていき、4万年前に絶滅してしまいました。

　生き残りをかけて直接戦ったというわけではありません。限られた資源を、ホモ・サピエンスがうまく手に入れて繁栄し、そのぶん、ネアンデルタール人が窮乏《きゅうぼう》したのでしょう。その差は、ほんのちょっとした知性の性質の違いから生じたのかもしれません。

07

私たちの体に狩猟・採集生活の痕跡が!?

旧石器時代の食生活

Keywords
旧石器時代
狩猟・採集
脂肪

長すぎた旧石器時代

人類が**石器**を使いはじめてから、**農耕《のうこう》・牧《ぼく》畜《ちく》**を始めるまでの期間を、**旧石器時代《きゅうせっきじだい》**といいます。

石器は**ホモ・サピエンス**登場よりもはるかに昔、300万年以上前から使われた可能性があります（42ページ参照）。農耕・牧畜が始まったのは1万年ほど前です。ですから、人類の歴史の中で、相当な割合を旧石器時代が占めています。

私たちの人体も、この長い旧石器時代に合わせて作られました。そして、旧石器時代が終わって1万年たった現在も、大きな特徴が残っています。

肥りやすい体になった

旧石器時代の人類は、野生の動物を狩ったり、自生している果物などを集めてきたりする**狩猟《しゅりょう》・採集《さいしゅう》**の生活を送っていました。

狩猟・採集の生活では、いつも食べ物が手に入るとは限りません。狩りを成功させるのは大変なことですし、川へ行っても魚がいな

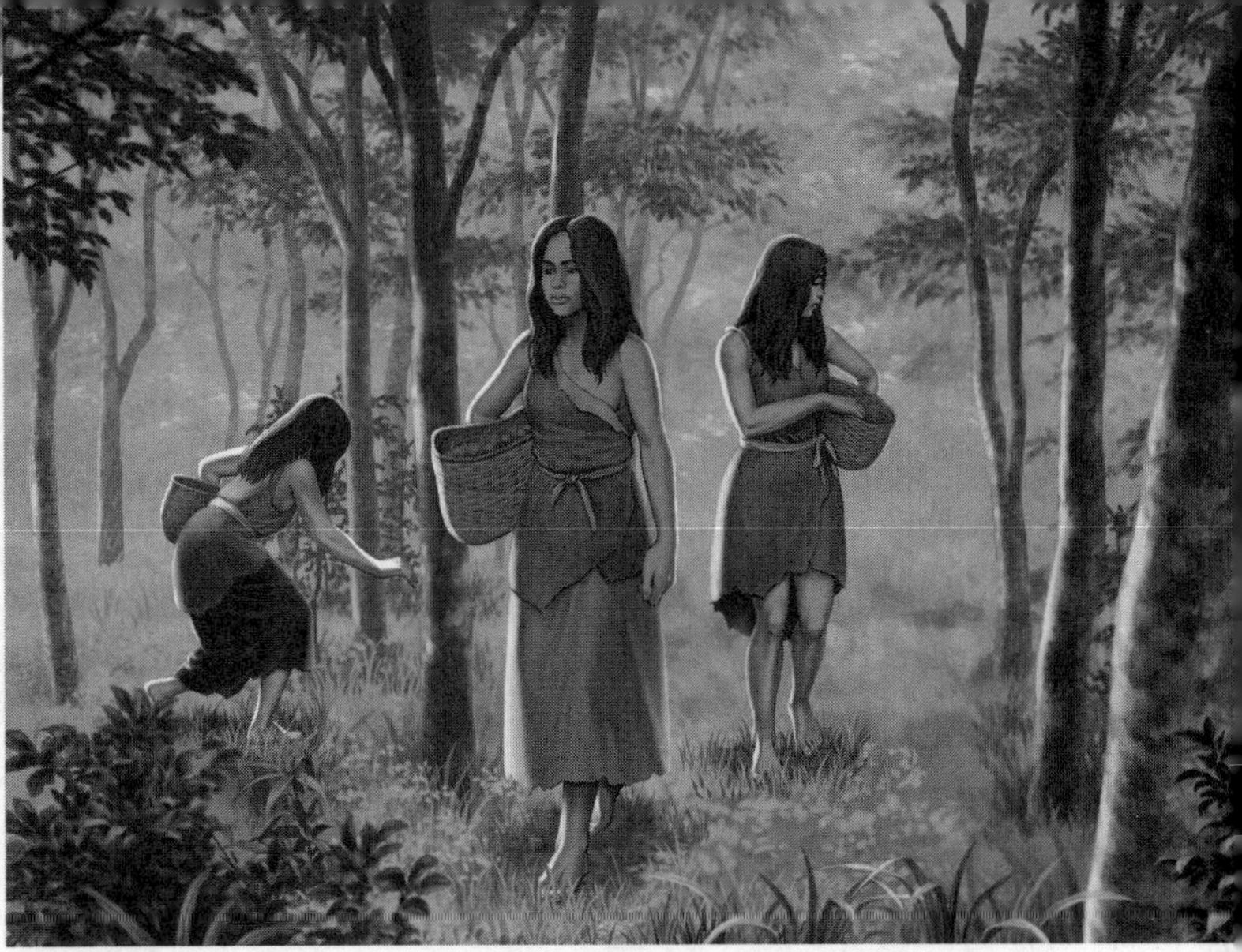

▲「旧石器時代」の採集のイメージ。穀物などを組織的に栽培して収穫する社会になっていなかったので、食べ物が得られるかどうかは、運に大きく左右された。

いこともあります。木の実はほかの動物に取られるかもしれませんし、気候などのせいで実がなっていないかもしれません。旧石器時代の人類は、つねに飢えと隣り合わせで生きていたのです。

　ですから旧石器時代の人類は、カロリーの高い食べ物を見つけたときは、できるだけ多く食べ、**脂肪**《しぼう》という形でエネルギーを蓄《たくわ》えるようになりました。なにしろ、たくさんエネルギーを蓄えなければ**大きな脳**をまかなえませんし（43ページ参照）、狩りや採集に行く元気も出てこないのです。

　私たちが**脂質**《ししつ》や**糖質**《とうしつ》（105〜107ページ参照）を好み、そういうものを食べると肥《ふと》りがちであることには、旧石器時代の食生活が関係していると考えられています。

08

豊かさと引き換えに受け入れた災いとは!?

農耕がもたらしたもの

Keywords
農耕革命
虫歯
感染症

農耕革命

およそ1万年前の西アジアで、穀物《こくもつ》などが栽培されて収穫されるようになり、ヤギやヒツジ、ブタなどの飼育も始まりました。

不安定な狩猟・採集生活から、比較的安定した**農耕・牧畜《ぼくちく》**生活へと移ったこの変化を、**農耕革命《のうこうかくめい》**または**食料生産革命《しょくりょうせいさんかくめい》**といいます。この変化にともなって、砂や砥石《といし》で研いだ高度な**磨製石器《ませいせっき》**や**土器《どき》**が用いられるようになり、旧石器時代から**新石器時代《しんせっきじだい》**へ移行したので、**新石器革命《しんせっきかくめい》**と呼ばれることもあります。

人体によからぬ変化が……

穀物などを安定して手に入れられるため、人々は多くの家族を養えるようになり、**人口が増えました**。やがて分業も成立し、高度な**文明**が築かれていきます。それだけでなく、人体にも大きな変化がもたらされました。

狩猟・採集生活では、人類は手に入ったものは何でも食べたので、量は少なくても多様な栄養を摂《と》っていました。しかし農耕が始まると、何種類かだけの作物を大量に確保することになります。そのため、農耕民は**栄養の**

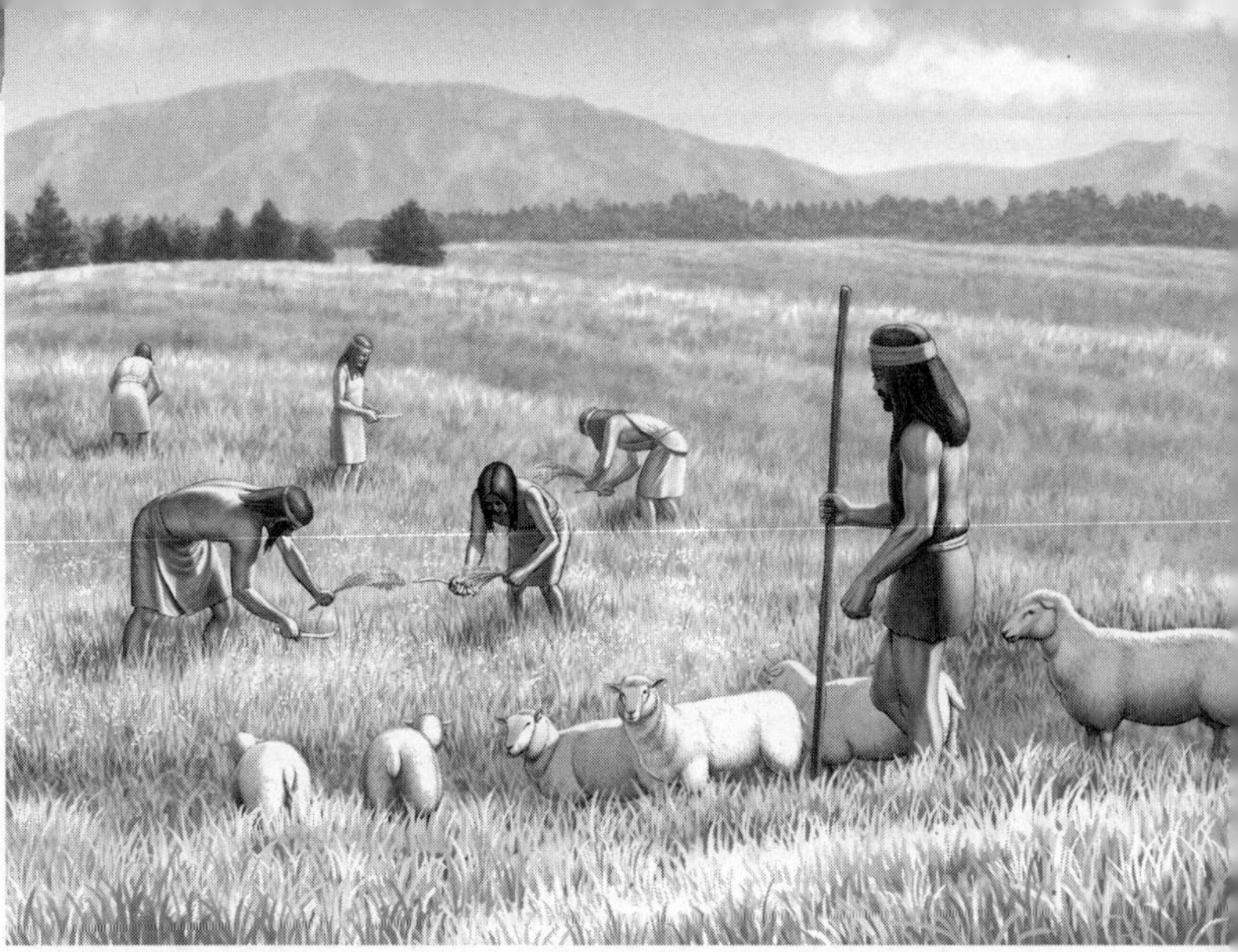

▲農耕・牧畜を始めた人々のイメージ。「農耕革命」は文明の発展を促進したが、一方で、人体に新たなリスクをもたらした。

偏《かたよ》りに悩まされるのです。

また、農耕民は穀物から**デンプン**を多く取るようになりました。デンプンは口の中で、**唾液《だえき》**の作用で**糖《とう》**に分解されます（98ページ参照）。すると、口内にいる**虫歯菌《むしばきん》**がこの糖をエネルギー源として増殖し、糖を分解していきます。その過程で**酸《さん》**が生成され、歯の**エナメル質**を溶かしてしまいます。農耕革命によって、人類の間に**虫歯**が広まったのです。

また、農耕のために人々が集まって暮らし、人口密度が高まったことで、病気が流行しやすくなりました。集落や農地のまわりでは害虫や小動物が繁殖しますし、家畜から病気をうつされることもあります。農耕革命以降、**感染症《かんせんしょう》**（128ページ参照）の危険は、人体にとってより深刻なものとなったのです。

COLUMN 02

生活習慣病とは？

私たちは、**旧石器時代**の環境に適応した体のまま、現代社会を生きています。

体が**脂質**や**糖質**を求めるので、それらを多く含む食べ物をつい摂りすぎて、栄養が偏ってしまう傾向があります。また、デスクワーク中心の人は**運動不足**になりがちですし、多くの人の中で時間に追われて暮らす**ストレス**もあります。このような社会はごく最近できたものであり、急激に変化した環境に、人体はまだ適応できていません。

そのズレに体が耐えられず、病気になってしまうのが、**生活習慣病**《せいかつしゅうかんびょう》だといえます。代表的な例としては、血液中の糖分が高くなって体中にトラブルを起こす**糖尿病**《とうにょうびょう》、脳の血管が詰まったり破れたりして起こる**脳卒中**《のうそっちゅう》、異常な細胞が増殖する**がん**などがあります。

生活習慣病に悩まされず元気に暮らすためには、まず、**多様なものを食べる**ことです。穀物と肉に偏らないように、野菜、果物、豆類、魚などをバランスよく食べましょう。

次に、**適度な運動**です。**ウォーキング**などの**有酸素運動**《ゆうさんそうんどう》（呼吸しながら行う、筋肉への負荷が小さい運動）が効果的です。無理なく続けられるものを選び、**ストレス解消**も兼ねるのがよいでしょう。

良質な睡眠時間を十分に確保することも重要です。アルコールは睡眠の質を下げてしまうので、**就寝**《しゅうしん》**の3時間前までには飲酒をやめる**のがよいとされています。

第3章

人体は何からできているのか

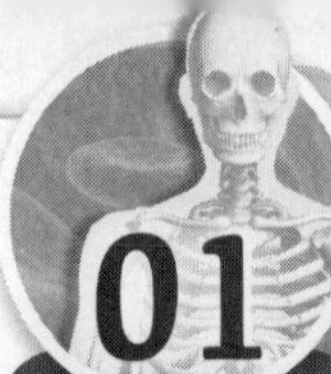

01 人体を支える骨

多くの機能をもち、つねに生まれ変わっている

Keywords
カルシウム
骨髄
新陳代謝

206個もの骨がある！

この章では、人体がどのような要素から成り立っているかを見ていきます。まずは、体を支えている**骨**から始めましょう。

人間の体には206個もの骨があります。細かい骨がたくさん組み合わさって、体の各部分を支えているのです。

たとえば頭の**頭蓋骨**《とうがいこつ》は、ひとつの骨のように見えますが、じつは15種類23個もの骨がつながってできています。下顎《したあご》や舌の可動部以外は、がっちり密着しています。

骨は硬いだけじゃない

骨は**カルシウム**などの成分でできていて、人間の体の中でも硬いパーツになっています。骨の表面近く、**骨膜**《こつまく》という膜の下に、**緻密骨**《ちみつこつ》と呼ばれる硬い部分があるためです。

緻密骨の内側には、**海綿質**《かいめんしつ》という層があります。穴がたくさんあいて軽くなっていますが、頑丈な構造です。そのさらに内側は空洞になっています。一部の骨では、血液を作るもととなる**骨髄**《こつずい》という柔らかい組織が、その空洞を満たしています。

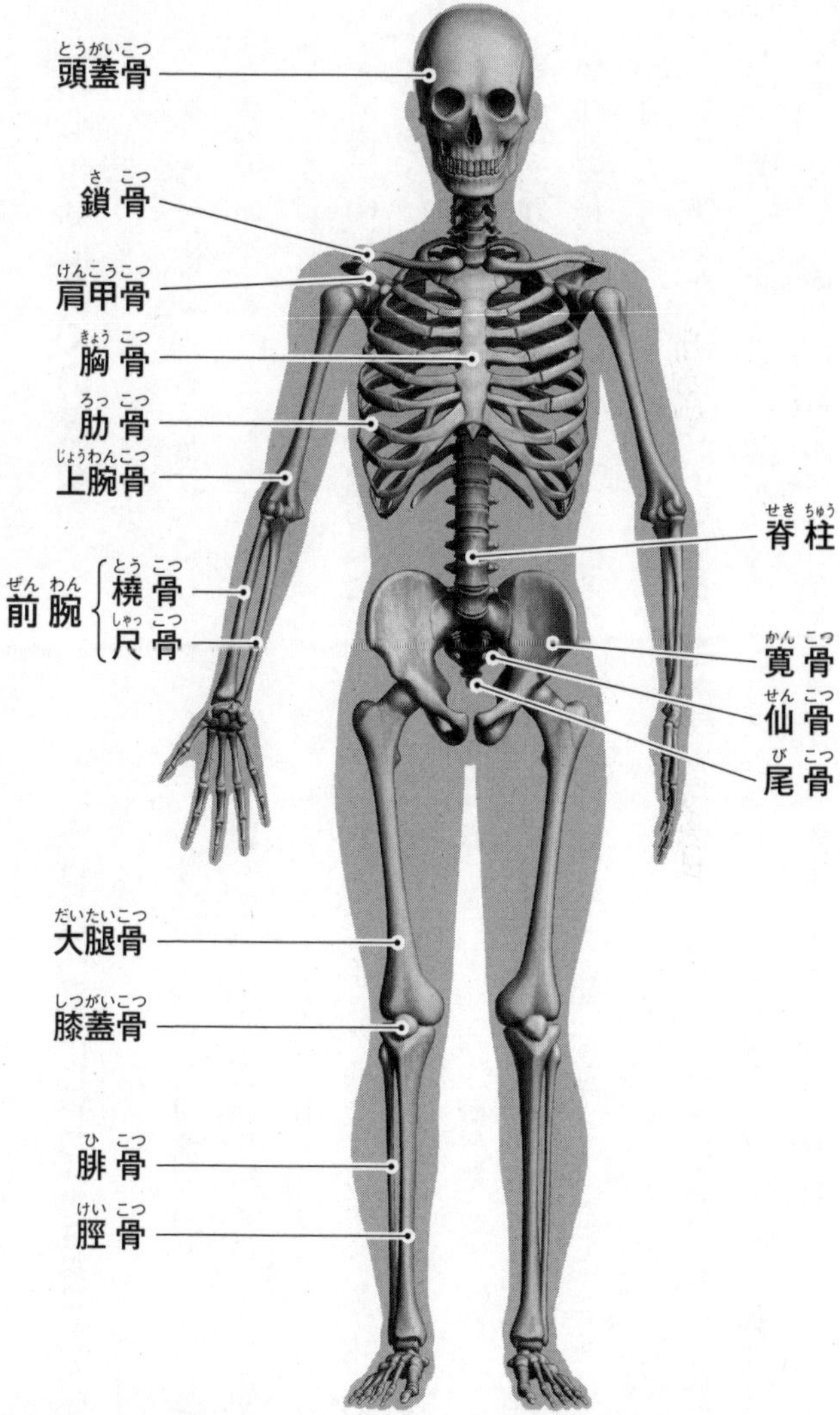

▲前面から見た人間の全身の骨。ここにはおもな骨の名前を挙げているが、実際は、さらに多くの種類に分かれている。

こんなに多くの機能が！

骨には、体を支えること以外にもさまざまな機能があります。

たとえば、私たちが体を動かせるのも、骨と**筋肉**（60ページ参照）が**関節**（64ページ参照）でつながっているからです。

脳や心臓などの**柔らかい器官をおおって衝撃や圧力から守る**はたらきもあります。**骨髄で血液を作る**機能も重要です（56ページ参照）。

また、骨はカルシウムやリンなどの**ミネラル**（炭素・水素・窒素・酸素以外の元素）を蓄えており、**体のミネラルバランスを調節す**る役割も果たしています。

骨はつねに作り変えられている

骨は生きている組織であり、つねに**新陳代謝**《しんちんたいしゃ》しています。新陳代謝とは、古い細胞を壊し、新しい細胞を作り出すことです（より一般的に、生きて機能するために体内で起こる化学反応を**代謝**《たいしゃ》といいます）。骨の新陳代謝は、古い骨を壊す**破骨細胞**《はこつさいぼう》と、新しい骨を作る**骨芽細胞**《こつがさいぼう》という2種類の細胞によって担《にな》われ、骨の密度や強度を調節しています。

強い骨を保つにはカルシウムの摂取が必要ですが、カルシウムは吸収されにくい栄養素です。**ビタミンD**や**マグネシウム**などの栄養素が、カルシウムの吸収を助けてくれます。また、**適度な運動**も骨の健康に役立ちます。

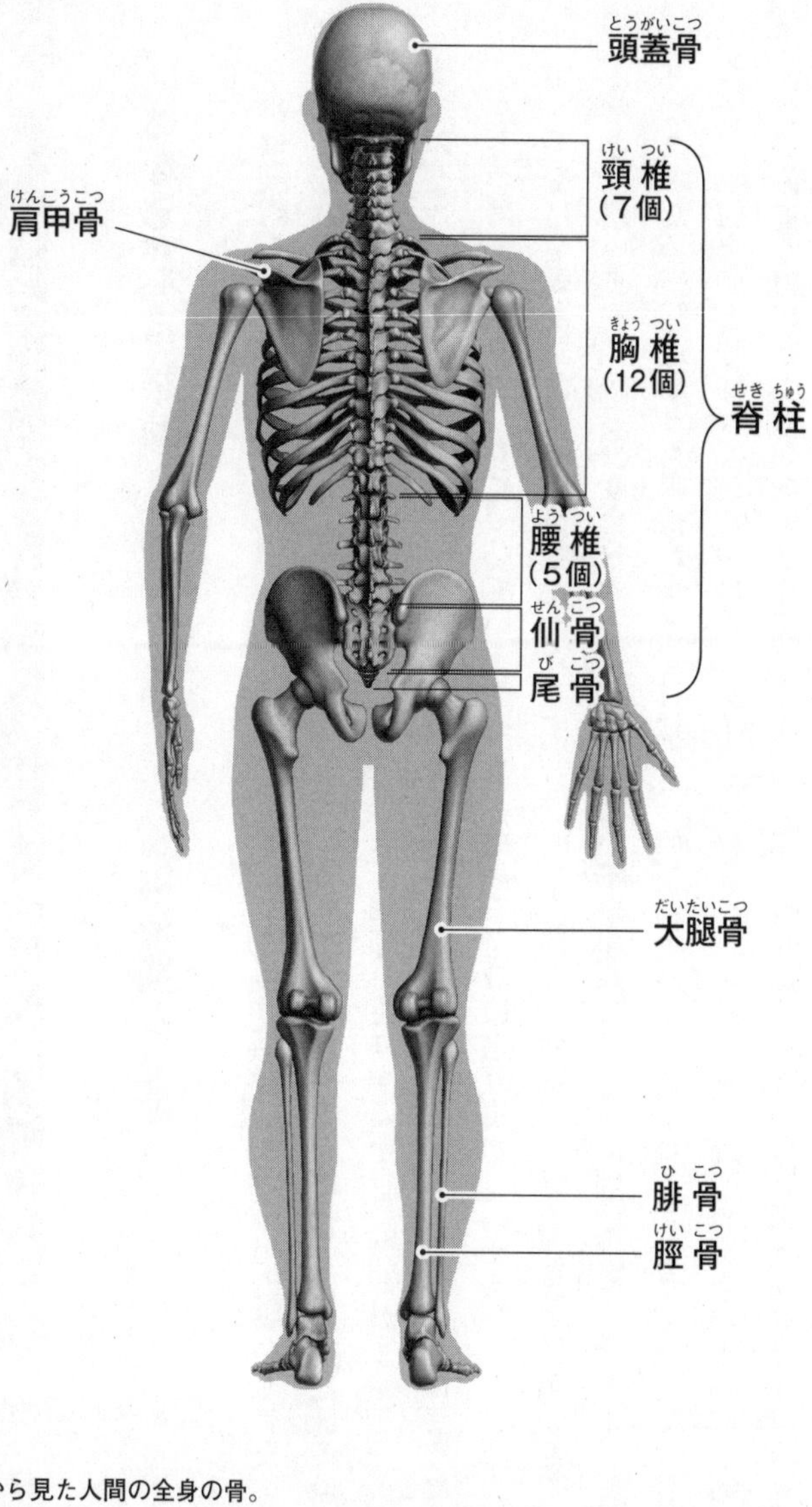

▲背面から見た人間の全身の骨。

02 人体を動かす筋肉

運動することでさらなる機能を発揮!!

Keywords
骨格筋、平滑筋、心筋
基礎代謝
運動

体を動かす骨格筋

次は**筋肉**を見てみましょう。

私たちの体には約600もの筋肉があり、さまざまな動きをします。筋肉は、大きく3つのタイプに分けられます。

ひとつは**骨格筋**《こっかくきん》です。骨についている筋肉で、手や足を動かしたり、表情を変えたりするときに使います。ある程度自分の思いどおりになるため、**随意筋**《ずいいきん》とも呼ばれます。日常会話で「筋肉」と呼ばれているのはこのタイプで、体重の約40パーセントをしめています。

平滑筋と心筋

ふたつめは**平滑筋**《へいかつきん》といい、内臓や血管などにあります。食べ物を消化したり、血液の流れを調節したりするときに使われます。

3つめは心臓の**心筋**《しんきん》です。ポンプのように血液を全身に送り出しています。

平滑筋と心筋は、自分の意思では動かせない**不随意筋**《ふずいいきん》であり、**自律神経**《じりつしんけい》（79ページ参照）によってコントロールされています。骨格筋にくらべて動きはゆっくりですが、そのぶん疲れにくいという特徴があります。

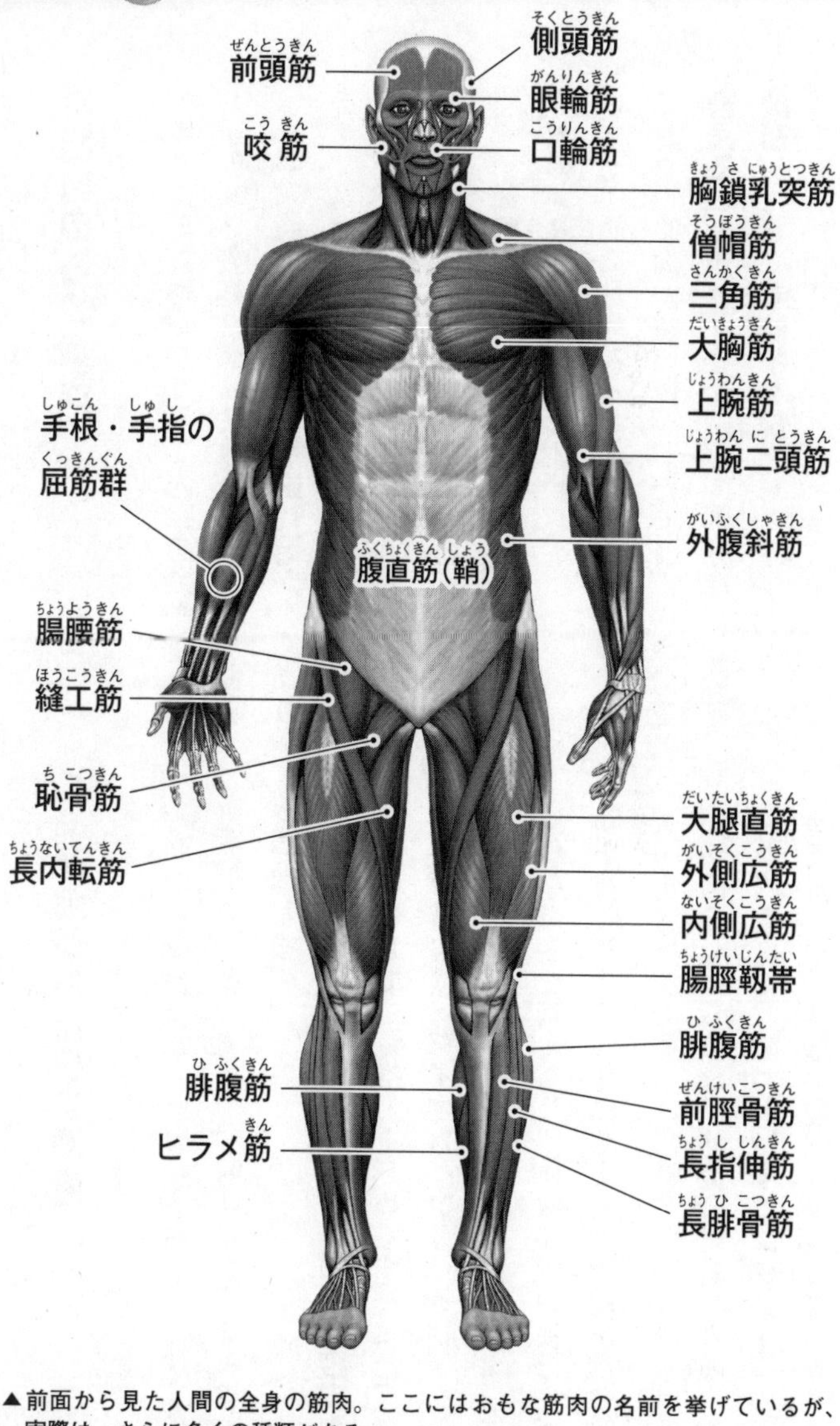

▲前面から見た人間の全身の筋肉。ここにはおもな筋肉の名前を挙げているが、実際は、さらに多くの種類がある。

筋肉のもつ機能

体を支えて動かしたり、内臓を動かしたりする筋肉ですが、それ以外の機能もあります。

まず、筋肉が多いほど**基礎代謝**《きそたいしゃ》が高くなります。基礎代謝とは、特別な活動をしなくても、生きているだけで消費するエネルギーのことです。基礎代謝が高いと、肥満になりにくく、**新陳代謝**が活発になり血行もよくなるなどのメリットがあります。

また、筋肉は約70パーセントが水分でできており、筋肉が多いほど、たくさんの**水分を蓄える**ことができます。その水分は、**体温を調節**したり、**老廃物**《ろうはいぶつ》**を排出**したりすることに利用されます。

運動がもたらす恩恵

筋肉と**運動**は切っても切り離せませんが、運動することによって、筋肉はさらなる機能を発揮します。

適度な運動は、体を病気から守る**免疫細胞**を活性化して、免疫力を高めます。また、運動した筋肉は、**マイオカイン**という物質を分《ぶん》泌《ぴつ》します。マイオカインは体内をめぐって、過剰な炎症《えんしょう》を抑《おさ》えたり、血液の中の糖分や脂肪を減らしたり、体にたまった脂肪を燃やしたりします。

筋肉をつけるには、筋肉の材料になる**タンパク質**を摂り、**筋力トレーニング**をするのが効果的です。**休息**や**睡眠**も重要です。

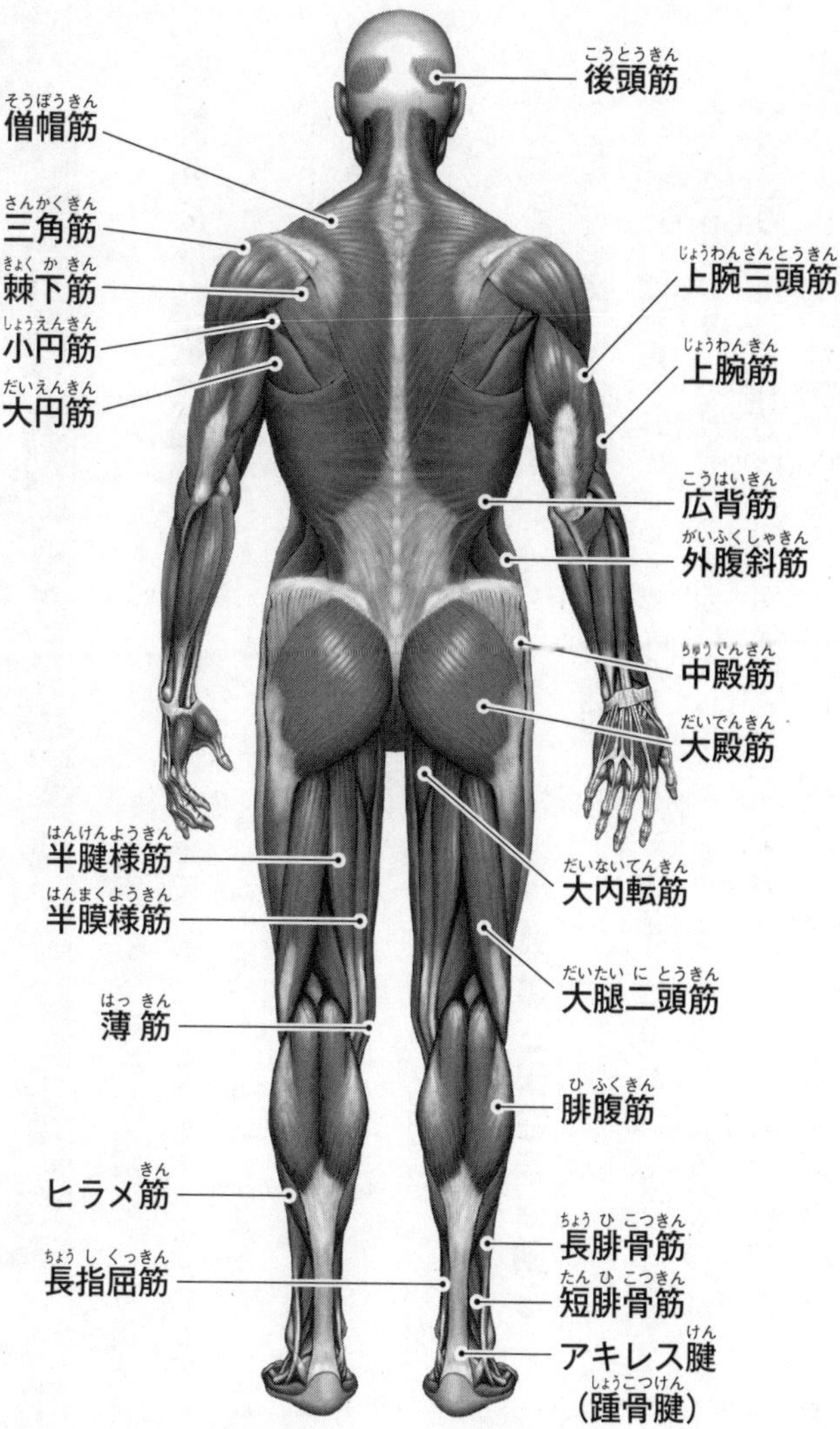
後頭筋《こうとうきん》
僧帽筋《そうぼうきん》
三角筋《さんかくきん》
棘下筋《きょくかきん》
小円筋《しょうえんきん》
大円筋《だいえんきん》
上腕三頭筋《じょうわんさんとうきん》
上腕筋《じょうわんきん》
広背筋《こうはいきん》
外腹斜筋《がいふくしゃきん》
中殿筋《ちゅうでんきん》
大殿筋《だいでんきん》
半腱様筋《はんけんようきん》
半膜様筋《はんまくようきん》
大内転筋《だいないてんきん》
大腿二頭筋《だいたいにとうきん》
薄 筋《はっきん》
腓腹筋《ひふくきん》
ヒラメ筋《きん》
長腓骨筋《ちょうひこつきん》
長指屈筋《ちょうしくっきん》
短腓骨筋《たんひこつきん》
アキレス腱《けん》
（踵骨腱《しょうこつけん》）

▲背面から見た人間の全身の筋肉。

03

普段の動きには驚きの設計が隠されていた!!

骨と骨とがつながる関節

Keywords

不動関節

可動関節

関節の動き

関節には精密な構造があった

骨と骨とが連結されている部分を、**関節**《かんせつ》といいます。関節には、動かせない**不動関節**《ふどうかんせつ》と、動かせる**可動関節**《かどうかんせつ》があります。可動関節は、くっついている筋肉が収縮《しゅうしゅく》したり弛緩《しかん》したりすることで動きます。

多くの可動関節では、**関節頭**《かんせつとう》と呼ばれる膨らんだ骨と、**関節窩**《かんせつか》と呼ばれるくぼんだ骨が向かい合っており、それぞれの表面は柔らかい**関節軟骨**《かんせつなんこつ》で保護されています。関節頭と関節窩のすき間は**関節腔**《かんせつくう》と呼ばれ、ここにある**滑膜**《かつまく》という組織から**滑液**《かつえき》という液体が分泌されて、関節の動きをスムーズにしています。

この構造を、外から**線維包**《せんいほう》という膜が包んで安定させています。滑膜と線維包は、合わせて**関節包**《かんせつほう》と呼ばれます。

関節のさまざまな動き

関節の動きはさまざまです。たとえば肩の関節は、球状の関節頭が浅い関節窩にはまる形なので、動きの自由度はかなり高いといえます。この構造は**球関節**《きゅうかんせつ》と呼ばれます。

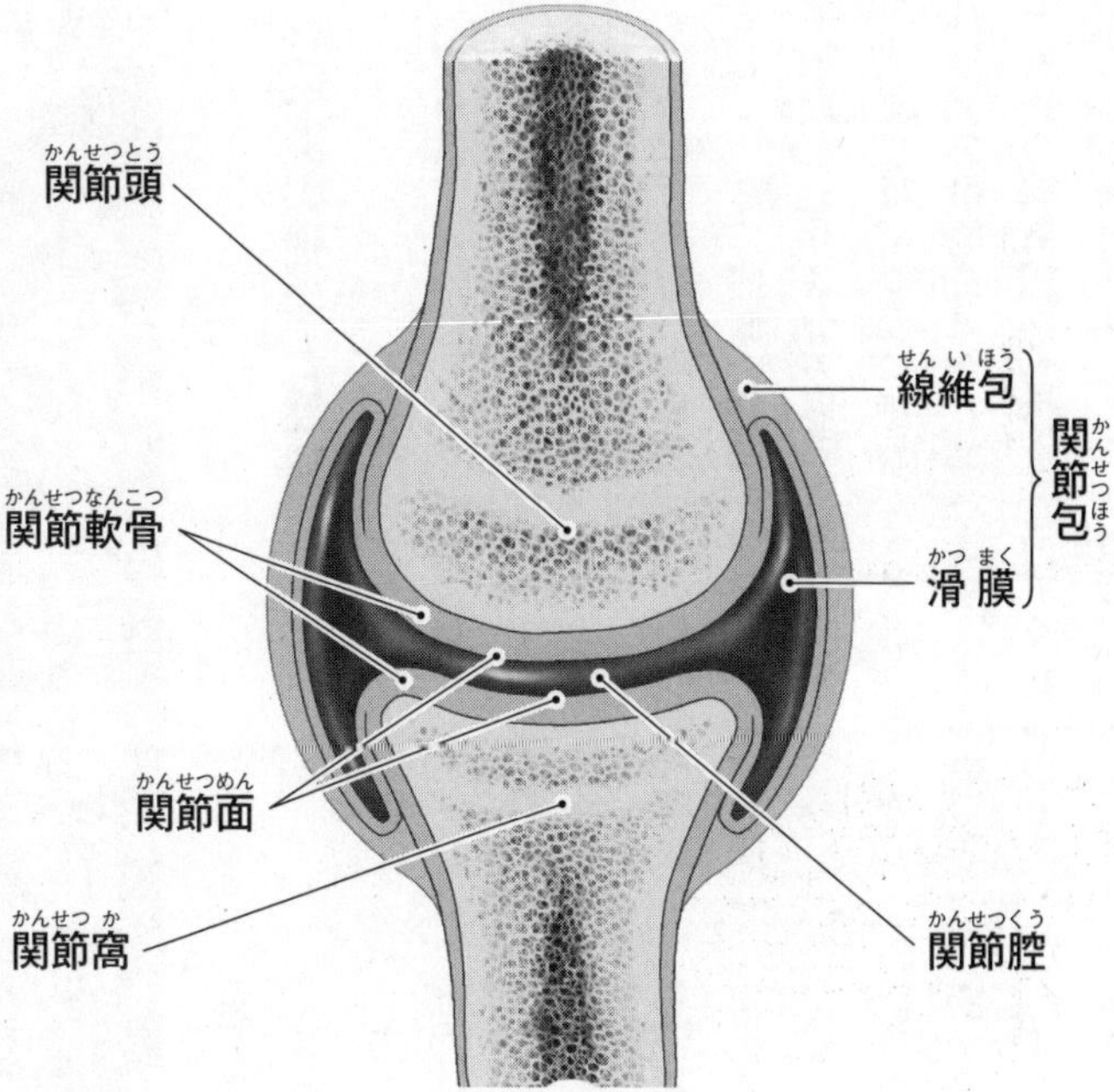

▲「可動関節」の代表的な構造。関節を作るふたつの骨が向かい合っているところは「関節面」と呼ばれる。

一方、肘《ひじ》や膝《ひざ》の関節などは、多方向には動きません。ドアの蝶番《ちょうつがい》のように決まった方向に動くので、**蝶番関節《ちょうばんかんせつ》**と呼ばれます。

ほかにも、手足の親指のつけ根のような**鞍関節《あんかんせつ》**、手首のような**楕円関節《だえんかんせつ》**など、部位によって関節の形は違い、その箇所に必要な動きを可能にしています。

関節への負担が蓄積すると、痛みなどの症状が出ます。適度な運動により筋肉をつけておくと、関節の負担を減らすことができます。

04

私たちを守ってくれる人体最大の器官

人体を包む皮膚

Keywords
表皮
真皮
皮下組織

皮膚の構造と機能

皮膚は、人体において最大の器官です。もしひとりの人の皮膚を広げたとすると、畳1枚分もの面積になります。

皮膚は、一番外側の**表皮**《ひょうひ》、その内側の**真皮**《しんぴ》、そしてさらに内側で筋肉とつながっている**皮**《ひ》**下組織**《かそしき》という3つの層からなります。

表皮では、つねに細胞が入れ替わりながら**バリアの役割**を果たしています。多く浴びると有害な**紫外線**《しがいせん》から体を守ってくれるのも表皮です。紫外線を吸収する**メラニン**という物質を作ることで、紫外線を表面でくいとめてくれるのです。このメラニンは黒い色をしており、「日焼け」の正体です。また、紫外線を受けた表皮では、**ビタミンD**が作られます。

真皮には、さまざまな刺激を感じ取る**感覚**《かんかく》**受容器**《じゅようき》や、**皮脂**《ひし》を分泌する**脂腺**《しせん》、汗を分泌する**汗腺**《かんせん》などがあります。皮脂は、皮膚を乾燥や細菌などから守る脂《あぶら》です。汗は表皮で蒸発《じょうはつ》することで、**体温調節**に役立ちます。

皮下組織には、エネルギー源となる**皮下脂**《ひかし》**肪**《ぼう》が蓄えられています。

また、3つの層がそれぞれのやり方で、外敵から身を守る免疫機能も果たしています。

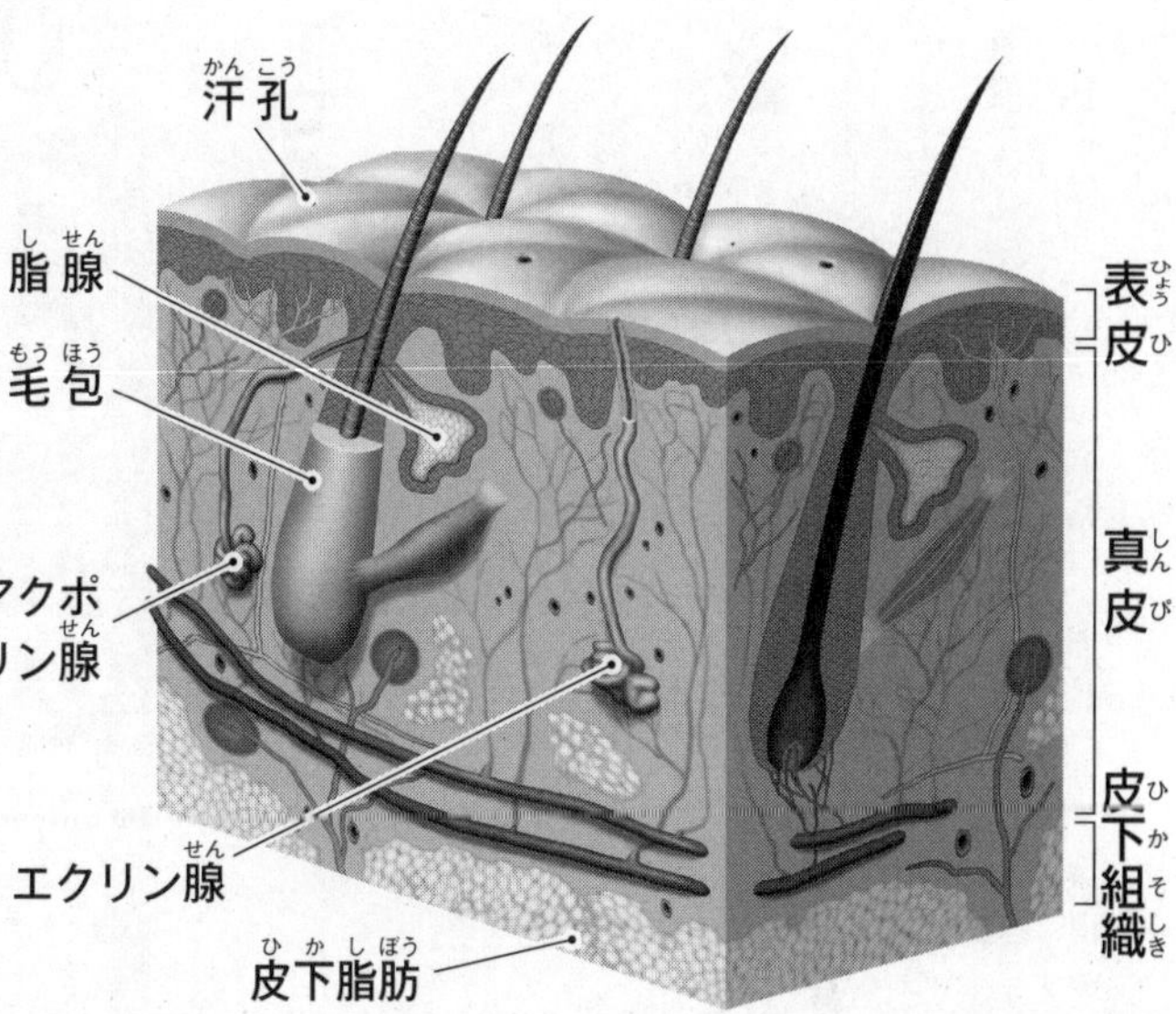

▲皮膚の模式図。「アクポリン腺」と「エクリン腺」は「汗腺」である。わきの下など特定の場所にある「アクポリン腺」で分泌された汗は、独特の臭いがあり、毛穴から出る。全身に分布する「エクリン腺」で分泌された汗は、99パーセントが水であり、「汗孔」という穴から出る。

皮膚と毛と爪

ところで、**髪の毛**や**体毛**《たいもう》、**爪**《つめ》も、皮膚の延長だといえます。どれも、タンパク質の一種である**ケラチン**という同じ物質で作られているからです。

ケラチンには弾力性と強度があります。このケラチンの量や形が異なることで、皮膚、毛、爪はそれぞれ異なる特徴をもちます。つまり、皮膚はケラチンが少ないため柔らかく、一方、毛や爪はケラチンが多いため硬いのです。

05

口の中の構造

食べて息してしゃべって大いそがし!!

Keywords
口腔
口蓋、口腔底
歯

口の中はなぜ赤いのか

人間の口は、食べ物を食べて飲み込む機能や、呼吸する機能、発声する機能を果たすため、複雑な構造になっています。

口の中の空間は**口腔**《こうくう》といい、口腔の上側は**口蓋**《こうがい》、下側は**口腔底**《こうくうてい》と呼ばれます。

上下の**口唇**《こうしん》と口腔内の表面は**粘膜**《ねんまく》になっています。粘膜とは、**粘液**《ねんえき》というねばりけのある液を分泌する膜状の構造です。唇や口の中の粘膜は薄いので、通常は、血管の色が透けて赤く見えています。

▼「口蓋」の手前側は硬く、「硬口蓋」と呼ばれる。奥側は柔らかく、「軟口蓋」と呼ばれる。

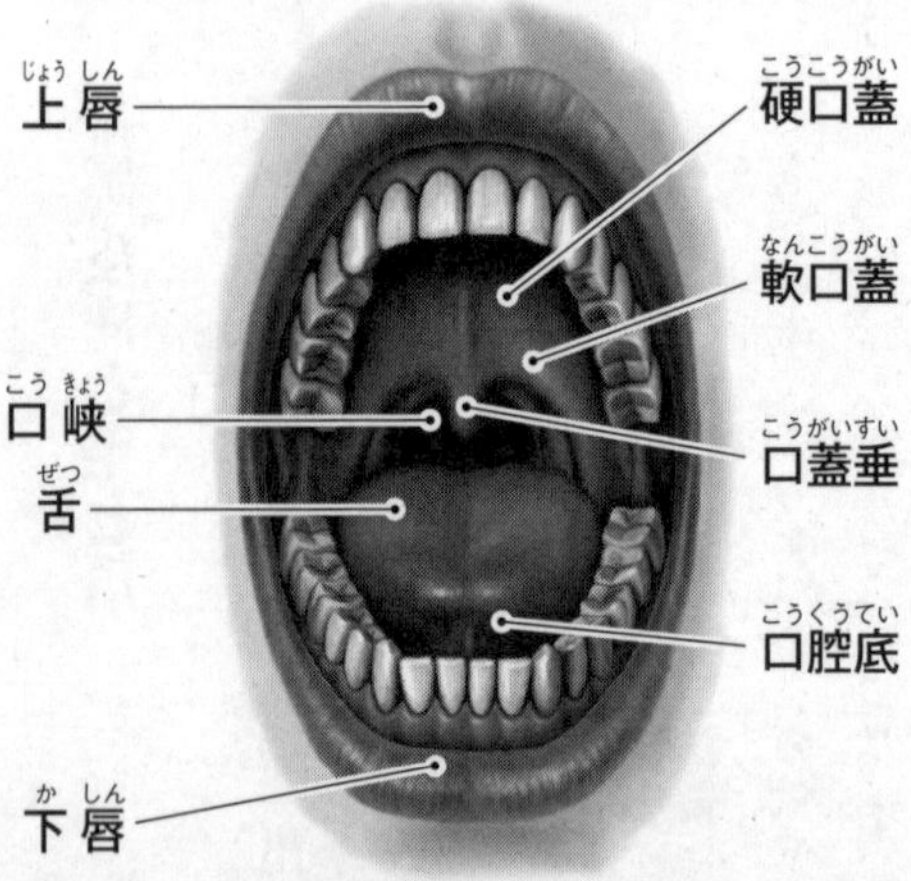

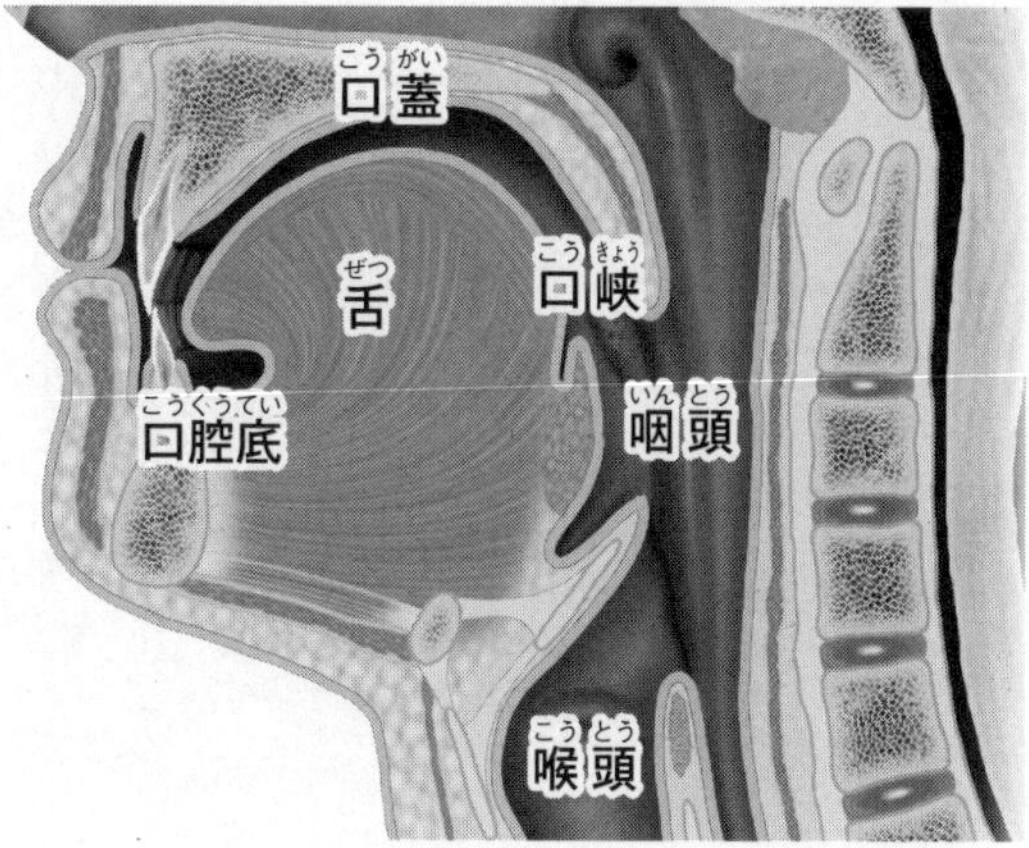

▲「咽頭」は、鼻や口から「食道」へとつながる管状の構造である。「咽頭」と「気管《きかん》」(肺につながる空気の通り道)との間は「喉頭」と呼ばれ、発声の際に振動する「声帯《せいたい》」という筋肉はこの「喉頭」にある。

各部位の機能と協力

口蓋の奥は**咽頭《いんとう》**につながっており、その間のせまくなった部分は**口峡《こうきょう》**と呼ばれます。口峡には**口蓋垂《こうがいすい》**というものがぶら下がっていて、食べ物や飲み物が鼻に入るのを防いでいます。

口腔底の上には**舌《ぜつ》**があります。舌は、味を感じたり、食べ物を飲み込むのを助けたりしています。

また、私たちが言葉を話すときには、口蓋垂や舌、口唇などで音を調整しています。

耳の下や顎《あご》の下、舌の下などには**唾液腺《だえきせん》**があり、**唾液《だえき》**を分泌します。唾液は、食べ物を飲み込みやすくしたり、消化を助けたりと、口の中でいろいろな役割を果たしています。

歯はなぜ生え変わる？

歯は、人体の中で最も硬い組織です。食べ物を噛み切る**切歯**《せっし》、肉などを引き裂く**犬歯**《けんし》、食べ物をすりつぶすなどのはたらきをする**小臼歯**《しょうきゅうし》と**大臼歯**《だいきゅうし》があります。

歯は成長の中で生え変わります。普通、生後6か月から1年くらいで**乳歯**《にゅうし》が生えはじめ、上下の顎に10本ずつ、合計20本となります。そのあと、6歳くらいから乳歯が抜けて**永久歯**《えいきゅうし》が生えてくるようになります。

なぜ歯は生え変わるのでしょうか？

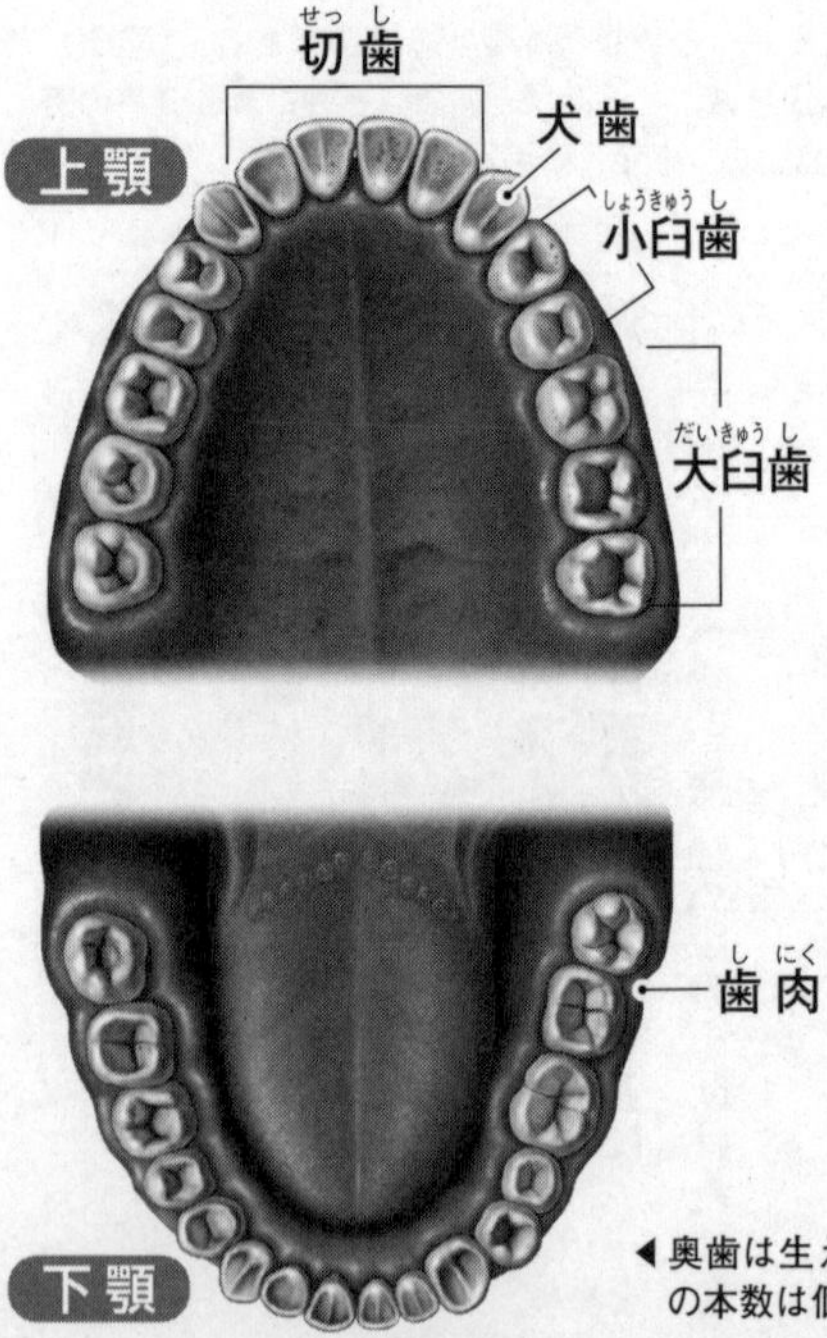

◀奥歯は生えない人もいるので、「永久歯」の本数は個人差がある。

成長すると顎が大きくなり、また、噛む力も強くなります。それに対応するため、小さく弱い乳歯が抜け、大人の永久歯が生えるのです。人間だけでなく、多くの哺乳類で歯は生え変わります。

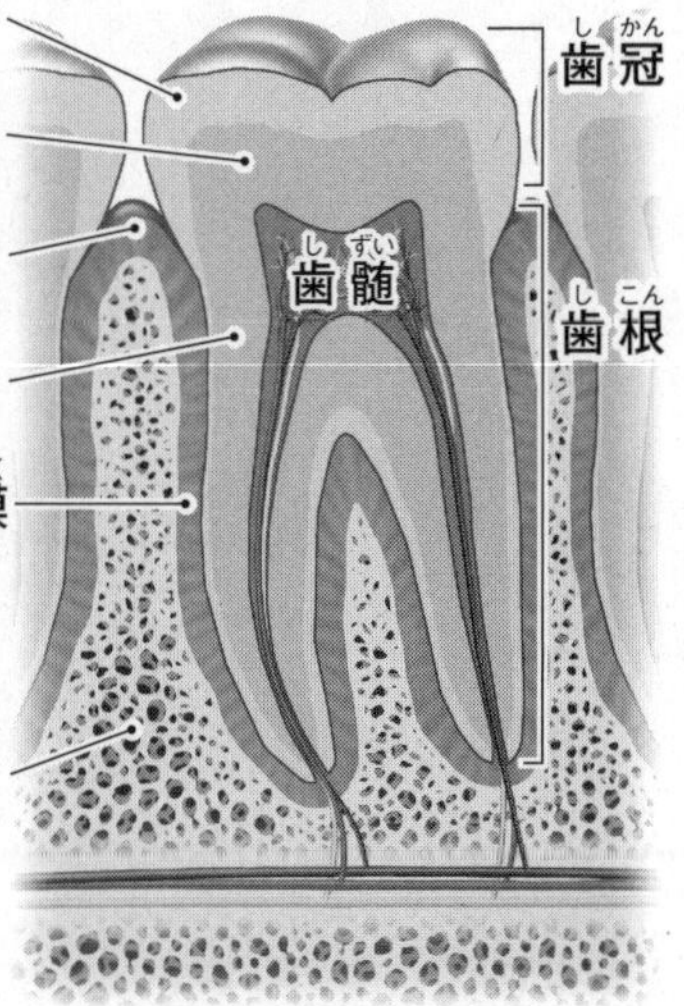

▲歯の構造。「歯根膜」は、「セメント質」と「歯槽骨」をつなぐ役割をする。

歯の構造はとても複雑!!

人間の歯を支えているのは、**歯肉《しにく》**と呼ばれる組織でおおわれた**歯槽骨《しそうこつ》**という骨と、**歯根《しこん》膜《まく》**という組織です。人間の歯で、歯肉から出ている部分を**歯冠**、歯肉に埋まった部分を**歯根**といいます。

歯冠部分の表面は、非常に硬い**エナメル質**という組織でできています。その内側には、エナメル質よりも柔らかい**象牙質《ぞうげしつ》**があります。象牙質は歯の形を作り、衝撃を吸収します。

歯根の部分は、**セメント質**という弾力性のある組織でおおわれています。また、歯の内部は空洞になっていて、神経や血管などが通っています。これを**歯髄《しずい》**といいます。

歯のまわりに食べかすの**糖**などがたまると、**虫歯菌**がそれを酸に変え、エナメル質や象牙質を溶かして穴をあけます。これが**虫歯**で、歯髄の神経が刺激されて痛みを感じます。

06

体内には驚異のネットワークが広がっている!!

さまざまな臓器の役割

Keywords
呼吸、血液
消化、排泄
ホルモン

「臓器」と「内臓」

特定の機能をもつ器官を**臓器**《ぞうき》といいます。その中でも、体の内部にある空洞（**体腔**《たいくう》）に収められた臓器は、**内臓**《ないぞう》と呼ばれます。ただし、「内臓」という言葉の使い方は、必ずしも統一されていません。たとえば心臓や肺を「内臓」に含めるかどうかは、文脈や分野、人によって異なります。

ここではあまり細かくはこだわらず、胸や腹にあるたくさんの臓器を、役割別に紹介していきます。

呼吸器系と循環器系

酸素を体内に取り入れ、**二酸化炭素**を排出するためのシステムを、**呼吸器系**《こきゅうきけい》といいます。ひらたくいうと、息をするための器官です。

呼吸器系に属する器官としては、鼻、喉《のど》、**気管**《きかん》、**気管支**《きかんし》、**肺**があります。中でも肺は、血液の中に酸素を取り込んだり、血液中の二酸化炭素を空気の中へ捨てたりするはたらきを担います（92ページ参照）。

呼吸器系のはたらきと連動していますが、酸素や**栄養素**を全身に運び、二酸化炭素や老

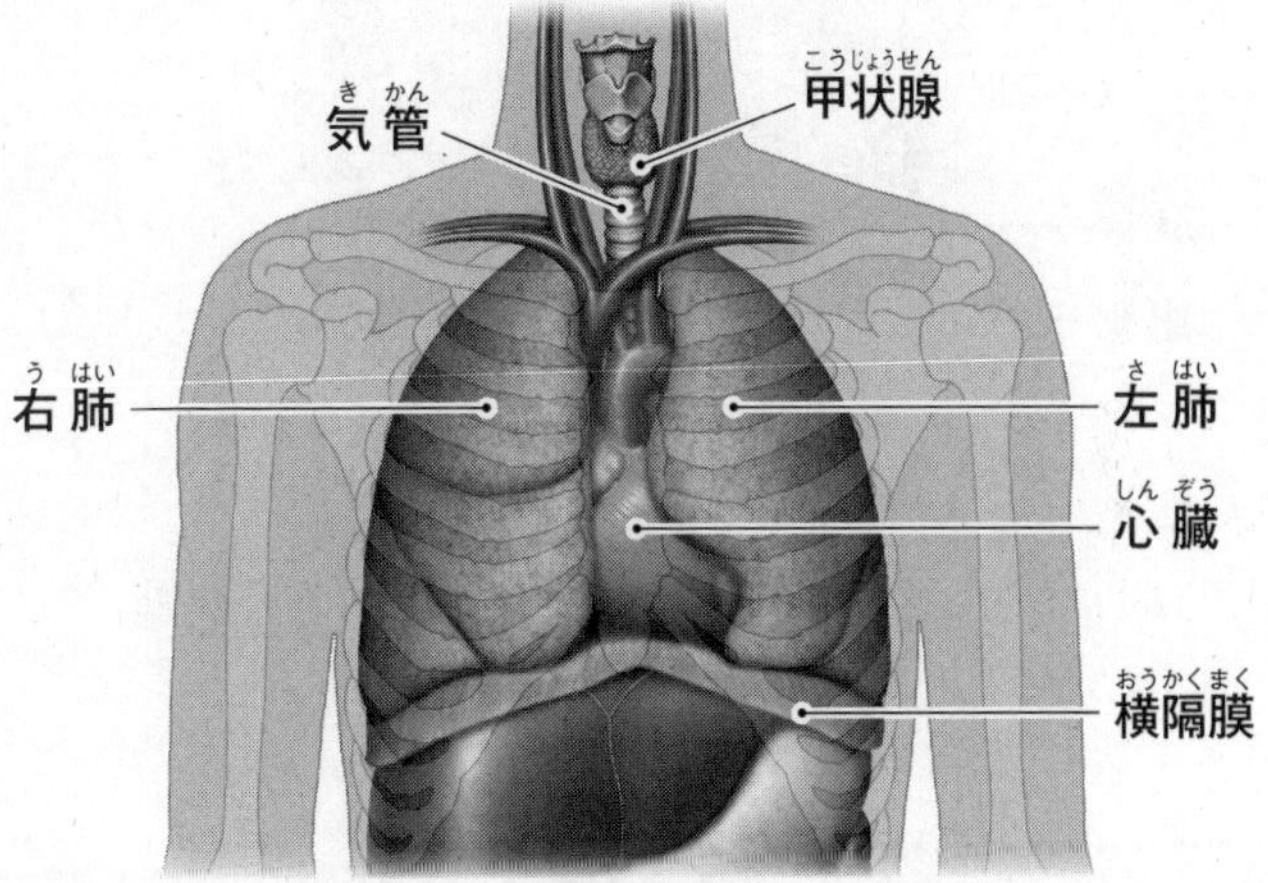

▲前面から見た胸部の内臓。「呼吸器系」などのさまざまなシステムのはたらきは、第４章であらためてくわしく扱う。

廃物を回収して排出するシステムを、**循環器《じゅんかんき》系《けい》**といいます。

循環器系では、**心臓**のポンプのような機能によって送り出された血液が、**血管**を通って体全体に行き渡ります（94〜97ページ参照）。このとき、呼吸器系で取り込んだ酸素や排出する二酸化炭素も、血液に乗って移動するのです。

消化器系と泌尿器系

循環器系では、呼吸器系によって取り込まれた酸素だけでなく、栄養素も全身に運ばれます。栄養素は、**消化器系《しょうかきけい》**のシステムによって吸収されます。消化器系は、食べ物を体内

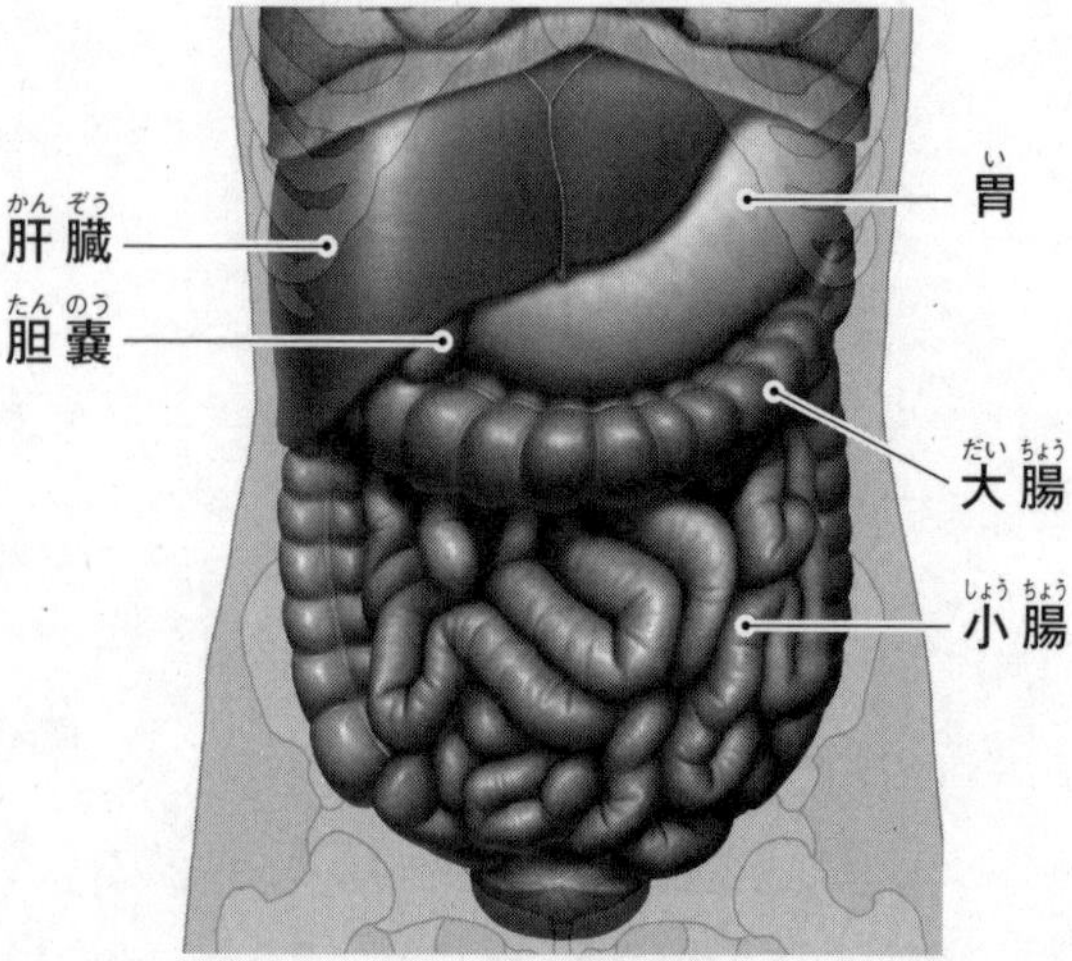

▲前面から見た腹部の内臓。胃の後ろには膵臓が隠れている（102ページ参照）。

に取り入れ、栄養素を吸収し、不要なものを**便**《べん》として排出します（98〜111ページ参照）。

消化器系に属する器官は、**消化管**《しょうかかん》と付属器官に分けられます。消化管は、**口**、**食道**《しょくどう》、**胃**、**小腸**《しょうちょう》、**大腸**《だいちょう》、**肛門**《こうもん》と、管のような一連の器官で構成されています。付属器官は、消化管に接続して**消化液**《しょうかえき》を分泌したり、吸収した栄養素を使える形に変えたりする器官であり、**唾**《だ》**液腺**《えきせん》、**肝臓**《かんぞう》、**膵臓**《すいぞう》、**胆嚢**《たんのう》などが含まれます。

血液から老廃物や余分な水分を取り除いて**尿**《にょう》を作り、体外に排出する、**泌尿器系**《ひにょうきけい》というシステムもあります。**腎臓**《じんぞう》が血液を濾過《ろか》して尿を作り、外に排出します（112ページ参照）。泌尿器系に属する器官は腎臓のほか、**尿管**《にょうかん》、**膀胱**《ぼうこう》、**尿道**《にょうどう》、**尿道口**《にょうどうこう》です。

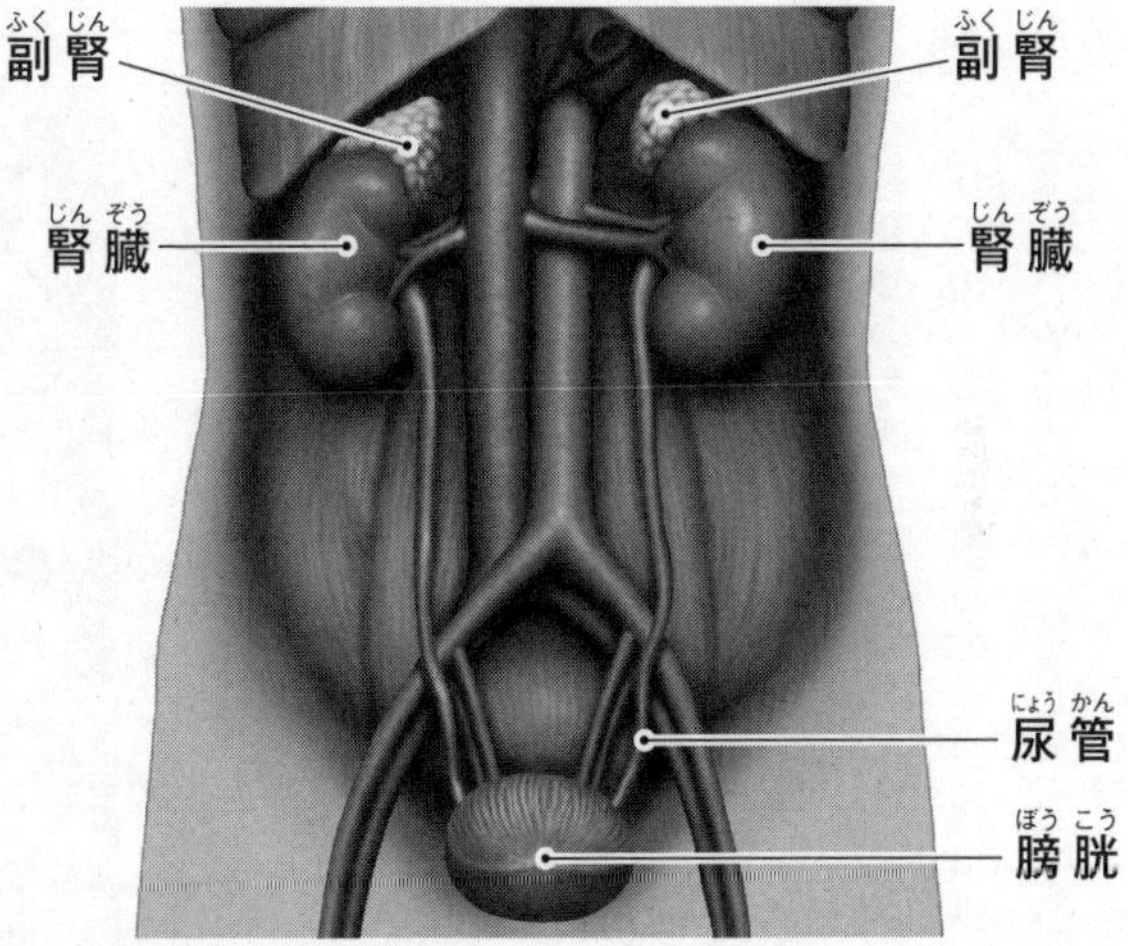

▲背面から見た腹部の内臓。

内分泌系

ホルモンという物質にかかわる、**内分泌系**《ないぶんぴつけい》というシステムも重要です。さまざまな器官が独自のホルモンを作って分泌し、それを血液などに放出することで、ほかの器官にメッセージを伝え、体温調節や消化液の分泌から、感情や気分、成長や発達まで、さまざまな調節を行っています（120～125ページ参照）。

内分泌系の器官としては、喉にある**甲状腺**《こうじょうせん》と**副甲状腺**《ふくこうじょうせん》、脳の**下垂体**《かすいたい》と**松果体**《しょうかたい》のほか、**胸**《きょう》**腺**《せん》、**副腎**《ふくじん》、**膵臓**などがあります。男性の**精巣**《せいそう》や女性の**卵巣**《らんそう》（80～81ページ参照）も、独自のホルモンを分泌します。

07 リンパ管とリンパ節

体を浄化してくれる「ゴミ収集」システム

Keywords
リンパ管
リンパ節
免疫細胞

体の中のゴミ収集車

人体の中には、**リンパ管**《かん》と呼ばれる管が走っています。リンパ管は血管と似ていますが、血液ではなく**リンパ液**という液体を流しています。

リンパ液とは、体の細胞の活動から出た残りかすや老廃物などを含む液体です。リンパ液は、体の中のゴミ収集車のように、細胞のゴミを運んでいるのです。そして、病気のもととなる**細菌**なども、リンパ液に乗ってリンパ管の中を運ばれていきます。

リンパ節と免疫

リンパ管は、首やわきの下、脚のつけ根などの多くの場所で合流し、**リンパ節**という豆のような器官を形作っています。リンパ節は、いわばゴミ処理場です。リンパ液に含まれるゴミや細菌などを分解したり、**免疫細胞**に渡したりします。免疫細胞は、ゴミや細菌を食べたり攻撃したりして体を守ってくれます。

リンパ節は、ときに腫《は》れることがあります。それは、異物や病原体を捕まえて免疫細胞に渡す際に、炎症が起こっているからです。

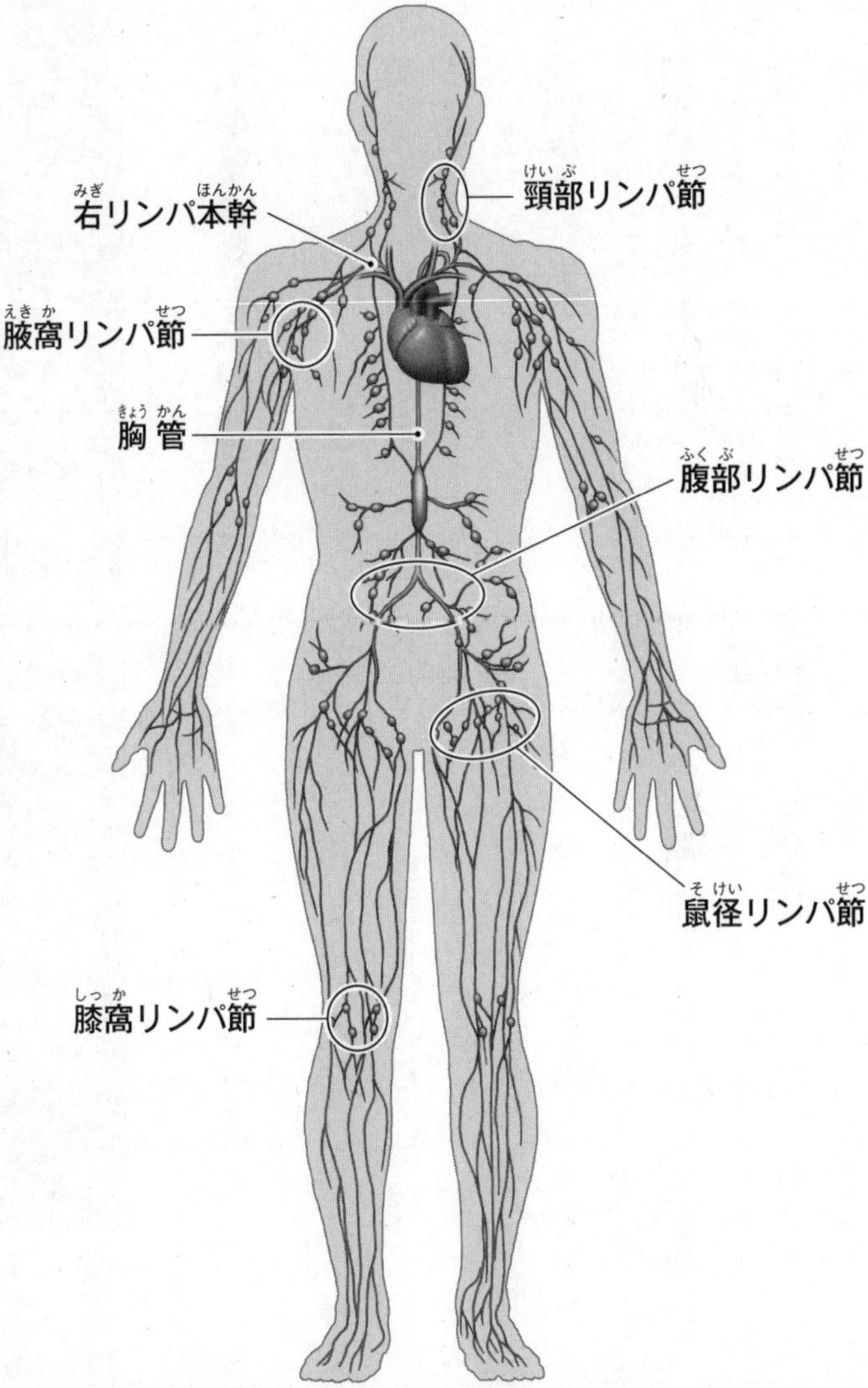

▲全身の「リンパ管」と、「リンパ節」が多く集まっているところ。リンパと深くかかわる「免疫」の話は、第5章であらためてくわしく扱う。

08

人体を制御する情報のネットワーク

脳と神経のつながり

Keywords
中枢神経
末梢神経
自律神経

中枢神経と末梢神経

私たちの体は、外部から受け取った刺激や、器官を動かすための指令などの情報を伝達するために、おもに**神経**のネットワークを使っています。そのネットワークのシステムを、**神経系**《しんけいけい》といいます。

神経系は、大きく分けると、**中枢神経**《ちゅうすうしんけい》と**末**《まっ》**梢神経**《しょうしんけい》に分類されます。

中枢神経は、神経系全体の中枢である**脳**と、そこからつながっている神経の束である**脊髄**《せきずい》から成り立っています。

もう一方の末梢神経は、中枢神経から出ている神経であり、全身に広がっています。

体性神経と自律神経

末梢神経は、2種類に分かれます。

ひとつは**体性神経**《たいせいしんけい》といって、感覚と運動にかかわります。目や耳や皮膚などから感じた情報を中枢神経に入力する**感覚神経**《かんかくしんけい》と、中枢神経からの指令を筋肉や内臓などに出力する**運動神経**《うんどうしんけい》があり、運動神経はある程度、意識によってコントロールできます。

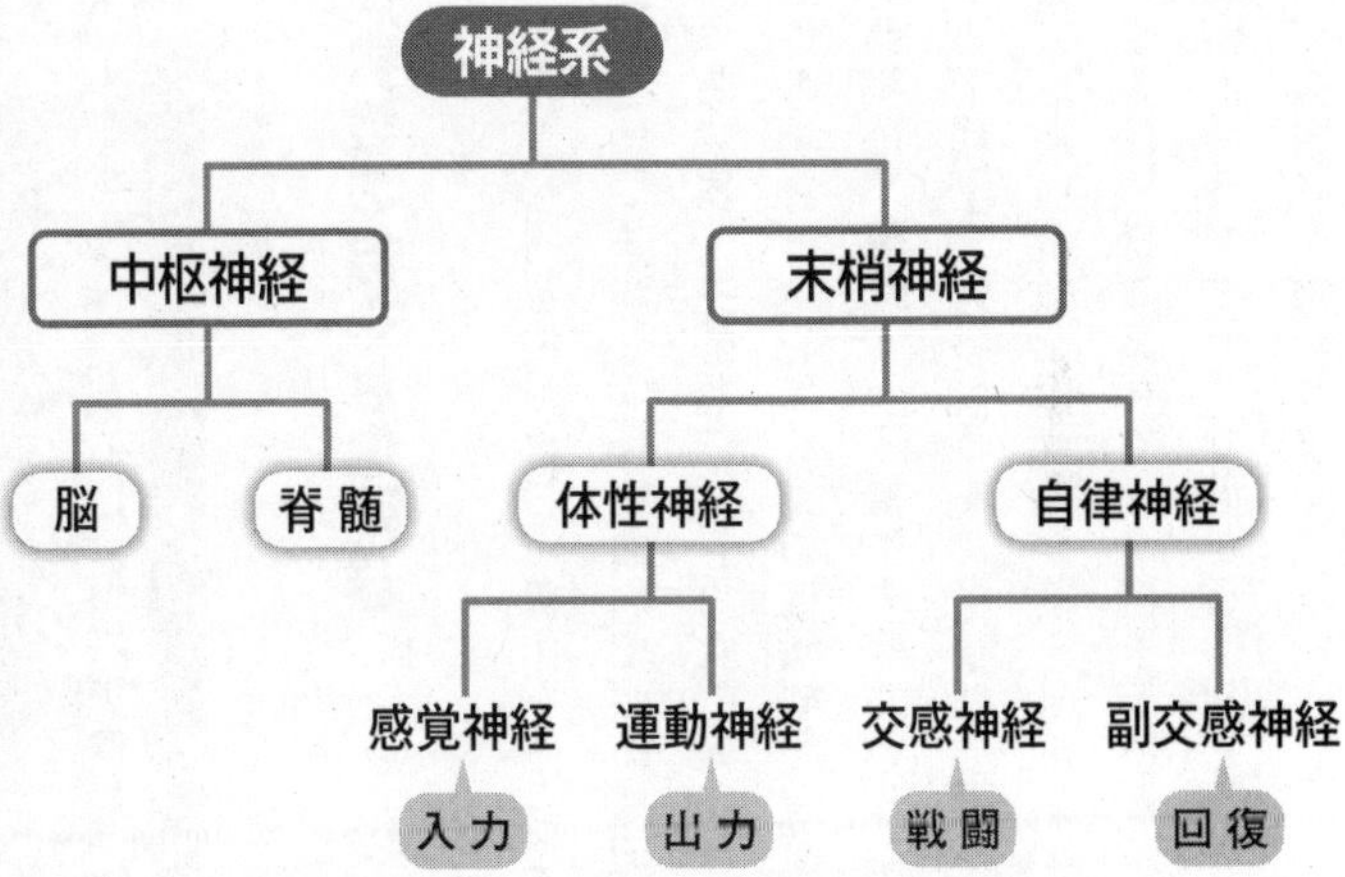

▲「神経系」の分類。神経系は、第６章であらためてくわしく扱う。

もうひとつは**自律神経**《じりつしんけい》といって、心臓の動きや呼吸器のはたらき、体温の調節など、自動的な生命維持活動を制御しています。これは意識によってはコントロールできません。

自律神経はさらに、**交感神経**《こうかんしんけい》と**副交感神経**《ふくこうかんしんけい》に分けられます。

交感神経は、危険や緊張といったストレスに対応して、体を〝戦闘モード〟にする神経です。血圧や心拍数を上げたり、筋肉を緊張させたり、汗を出したりします。

副交感神経は、体をリラックスした〝回復モード〟にもっていき、休ませる神経です。血圧や心拍数を下げたり、筋肉をゆるめたり、消化や排泄を促進したりします。

交感神経と副交感神経は、うまく交代してはたらき、体のバランスを整えているのです。

09

生殖機能にかかわる臓器

生命のカギを握る、その絶妙な構造とは？

Keywords
生殖器
精子
卵細胞

男性のおもな生殖器

生物が、同じ種の新しい個体を作ることを、**生殖**《せいしょく》といいます。人体において生殖機能を担当する臓器（**生殖器**《せいしょくき》）は、男女で異なります。男性の場合、中心になるのは**精巣**《せいそう》と**陰茎**《いんけい》です。

精巣は、**陰嚢**《いんのう》という袋に入っている器官で、ここで**精子**《せいし》が作られます。精子は男性から子どもへ遺伝情報を伝える役割を果たします。

陰茎は棒状の器官です。精子を体外に出す**射精**《しゃせい》というプロセスで重要な役割を果たすほか、排尿にも使われます。

▼男性の生殖器。「精巣」で作られた「精子」が「射精管」に運ばれ、「精嚢」で作られた「精嚢液」と混ぜられる。「前立腺」で作られた「前立腺液」とも混ぜられて「精液」ができ、「陰茎」から放出される。

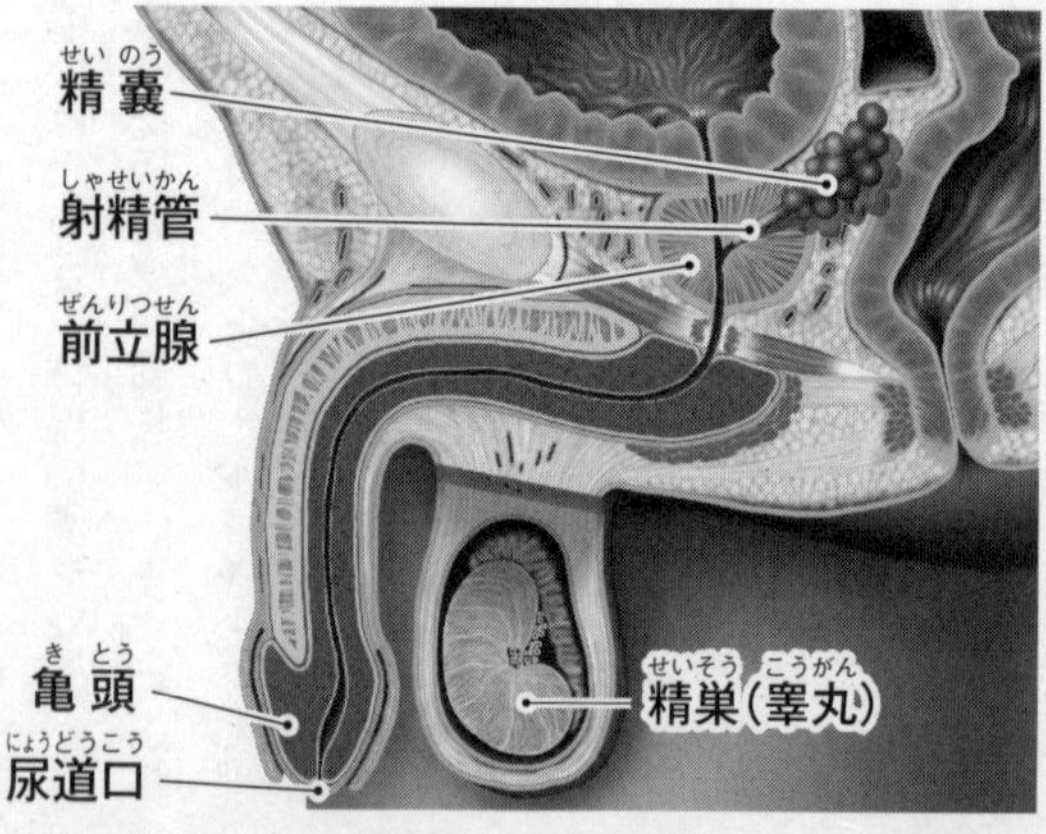

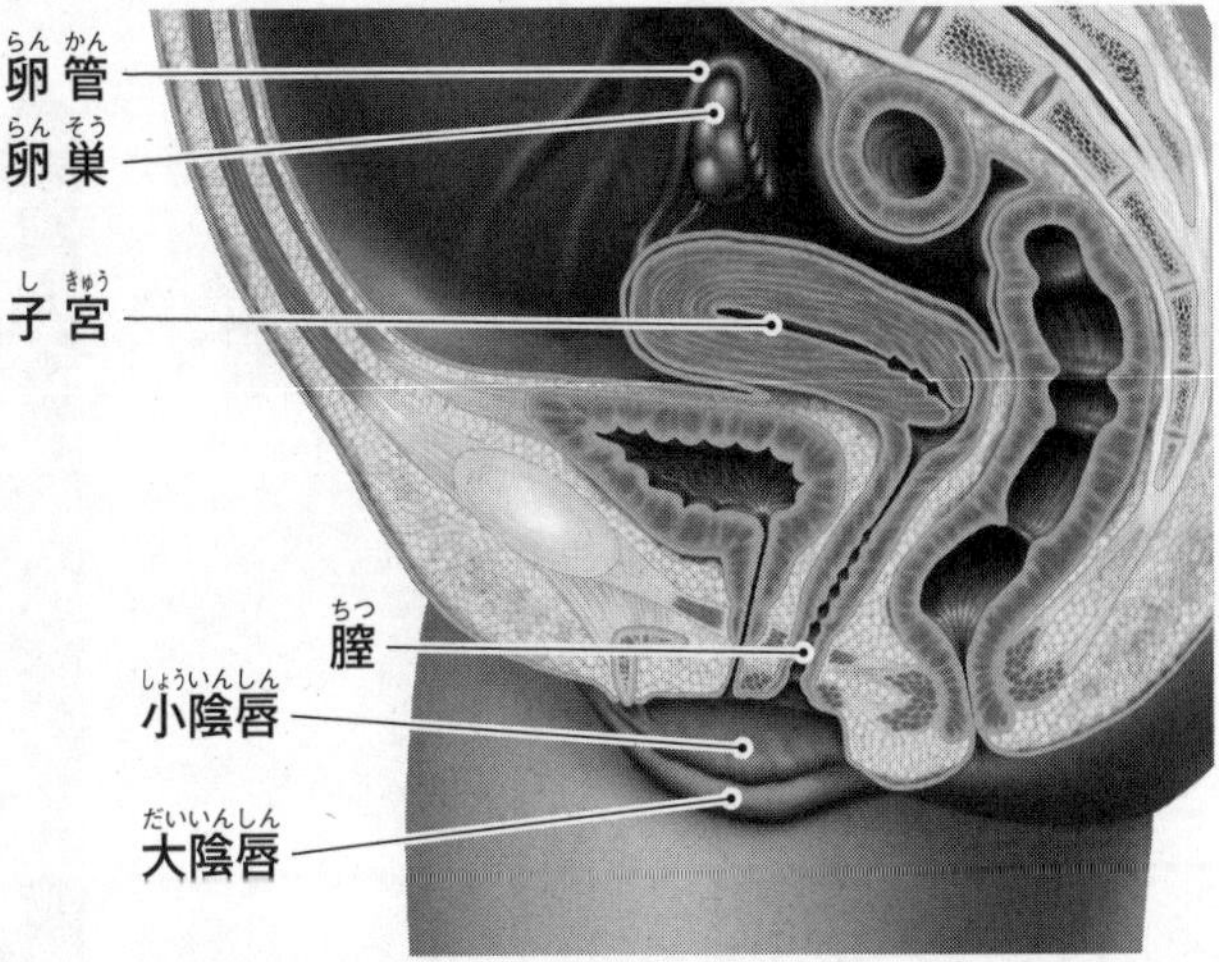

▲女性の生殖器。「生殖」については、第７章であらためてくわしく扱う。

女性のおもな生殖器

女性のおもな生殖器は、**卵巣**《らんそう》、**卵管**《らんかん》、**子宮**《しきゅう》、**膣**《ちつ》です。

卵巣では、女性の遺伝情報を伝える**卵子**《らんし》が作られます。その卵子は、卵管という管を通って、袋状の子宮に向かいます。

子宮は、膣という管で外部とつながっています。膣は男性の陰茎を受け入れ、精子を取り込むことができます。

タイミングが合えば、卵巣から出てきた卵子が、膣を通り子宮を越えてやってきた精子と、卵管で出会うことになります。これを**受精**《じゅせい》といいます。受精した卵子（**受精卵**《じゅせいらん》）が子宮に移動して育つと、赤ちゃんになるのです。

10

体内をめぐって命を支える

血液と血管

Keywords
血しょう、血球
血液型
免疫

血液の役割

人体の中には、**血液**の流れる**血管**が縦《じゅう》横《おう》無《む》尽《じん》に走っています。血液は、全身の細胞に酸素や栄養素を運んだり、二酸化炭素や老廃物を回収したりする重要な役割を果たします。

血液の55パーセントは、**血しょう**と呼ばれる液体です。水や塩分、糖分などが含まれています。

残りの45パーセントは、**血球**《けっきゅう》と呼ばれる細胞です。酸素を運ぶ**赤血球**《せっけっきゅう》、免疫で活躍する**白血球**《はっけっきゅう》、出血を止める**血小板**《けっしょうばん》が含まれます。

▼走査型《そうさがた》電子顕微鏡を用いて作成された、「赤血球」（左）、「血小板」（中央）、「白血球」（右）の画像。この白血球は「Tリンパ球」と呼ばれるタイプのものである。

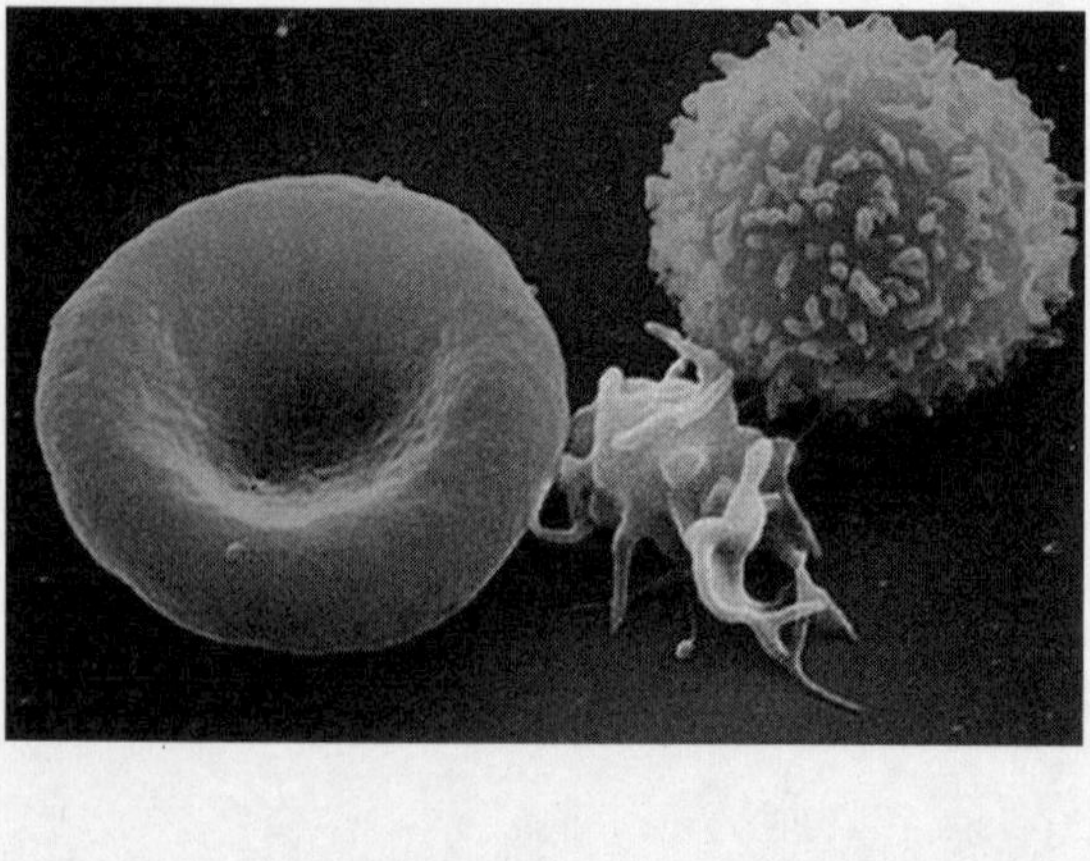

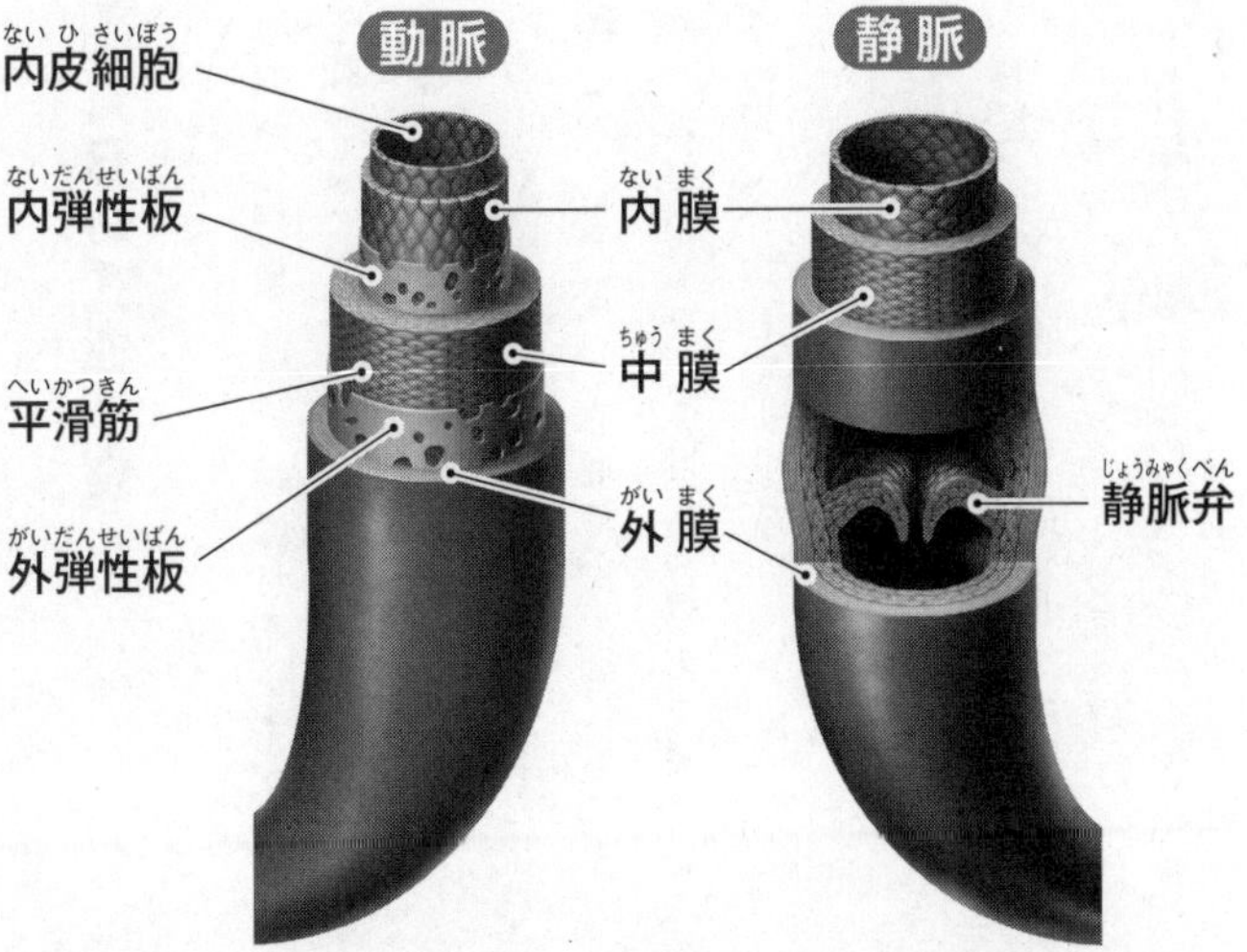

▲血管の構造。動脈の「内弾性板」は内膜と中膜を隔てる弾性線維の層であり、「外弾性板」は中膜と外膜を隔てる弾性線維の層である。静脈の「静脈弁」は、上行する血液が逆流するのを防いでいる。

血液を送る血管

血液を全身に送る通路である血管は、大きく分けて**動脈**、**静脈**、**毛細血管**の3種類があります。

動脈は、心臓から全身に血液を送ります。その壁は厚くて弾力に富んでいます。

反対に、静脈は全身から心臓へ血液を戻す役割を果たします。その壁は動脈よりも薄くなっています。

そして、毛細血管は動脈と静脈をつなぐ細い血管で、組織や細胞に酸素や栄養素を届けたり、二酸化炭素や老廃物を回収したりします。

ABO式血液型

血液には血液型と呼ばれるタイプがあり、日本では、ABO式血液型と呼ばれるタイプ分けがよく知られています。

ABO式血液型では、「**A抗原《こうげん》**または**B抗原**というものを、赤血球の表面にもつかどうか」に注目して、人間の血液のタイプを次の4種類に分類しています。

A型……A抗原だけをもつ
B型……B抗原だけをもつ
O型……A抗原もB抗原ももたない
AB型……A抗原とB抗原の両方をもつ

抗原《こうげん》とは、**免疫**システムにとっての目印のようなものです。免疫システムは、特定の抗原を見つけると、「こいつは敵だ」と判断して攻撃します。そして、「どの抗原を敵とみなすか」は、血液型によって違うのです。

たとえば、A型の人の血液の赤血球がA抗原をもっているということは、「A抗原が、A型の人の体の中では、敵だとみなされていない」ことを意味します。見方を変えると、A抗原を攻撃しないような免疫システムをもつ人が、「A型」に分類されるのです。

しかし、もしもA型の人にB型の血液が輸《ゆ》血《けつ》されてしまうと、A型の免疫システムはB抗原を識別して「こいつは敵だ」と判断し、攻撃してしまいます。同様に、B型の免疫システムはA抗原を「敵」と認識します。

血液型	A型	B型	O型	AB型
赤血球にもっている抗原	A抗原	B抗原	なし	A抗原＋B抗原
凝集素《ぎょうしゅうそ》（抗原と結びついて凝集を起こす物質）	β（B抗原と結びつくと凝集する）	α（A抗原と結びつくと凝集する）	$\alpha+\beta$（A抗原ともB抗原とも凝集する）	なし（A抗原ともB抗原とも凝集しない）
ほかの血液型の血液を輸血された場合	凝集する（O型の血液は少量なら凝集しないとされる）	凝集する（O型の血液は少量なら凝集しないとされる）	凝集する	輸血される血液の凝集素が、AB型の抗原と結びつく危険性がある
他の血液型の人に輸血した場合	凝集する	凝集する	抗原と凝集素以外の要因で問題が起こる危険性がある	凝集する

▲「抗原」と、それに反応して血液を固めてしまう「凝集素」とが結びつくと、血液が凝集して危険な状態になる。それ以外の要因で問題が起こる危険性もあるので、今日では基本的に、輸血には同じ血液型の血液しか用いない。

血液型の発見

免疫システムがほかの血液型の血液を「敵」とみなして反応すると、赤血球が凝集《ぎょうしゅう》し、血液の流れが妨げられる可能性があります。実際、「血液型」の発見以前は、しばしば輸血によって血が固まり、危険が生じていました。

ＡＢＯ式血液型は１９００年、オーストリアの病理学者**カール・ラントシュタイナー**（１８６８～１９４３年）によって発見されました（ただし、当初はＡＢ型は発見されていませんでした）。

じつはＡＢＯ式血液型以外にも、**Rh式血液型**など、とても多くの血液型が存在します。なお、血液型は**遺伝**によって決まります。

11

その奥には人体の設計図も秘められている！

細胞の中には何があるのか

Keywords

細胞質

染色体、DNA

ミトコンドリア

細胞を包む細胞膜

ここまで、人体を構成する要素を取り上げてきましたが、どの器官も組織も、**細胞**という小さな単位からできています。骨を作る細胞、筋肉を作る細胞、神経を作る細胞など、細胞の種類はさまざまです。しかし、細胞を作っている要素には大きな違いはありません。

人体の細胞は、**細胞膜**《さいぼうまく》という膜で囲まれています。細胞膜には、細胞に必要なものだけを通して不要なものは通さない、**選択的透過**《せんたくてきとうか》**性**《せい》という特徴があります。

細胞質と細胞小器官

細胞膜の内側には、より小さな要素があります。その中で、「細胞核《さいぼうかく》」（すぐに後述します）以外の部分を、**細胞質**《さいぼうしつ》といいます。細胞質は、水やタンパク質、糖などさまざまな物質が溶け込んでゼリー状になっています。

細胞質の中には、**細胞小器官**《さいぼうしょうきかん》という部品がたくさん含まれています。多彩な細胞小器官がそれぞれ工場のように稼働し、役割を果たすことで、細胞は生命活動を維持することができるのです。

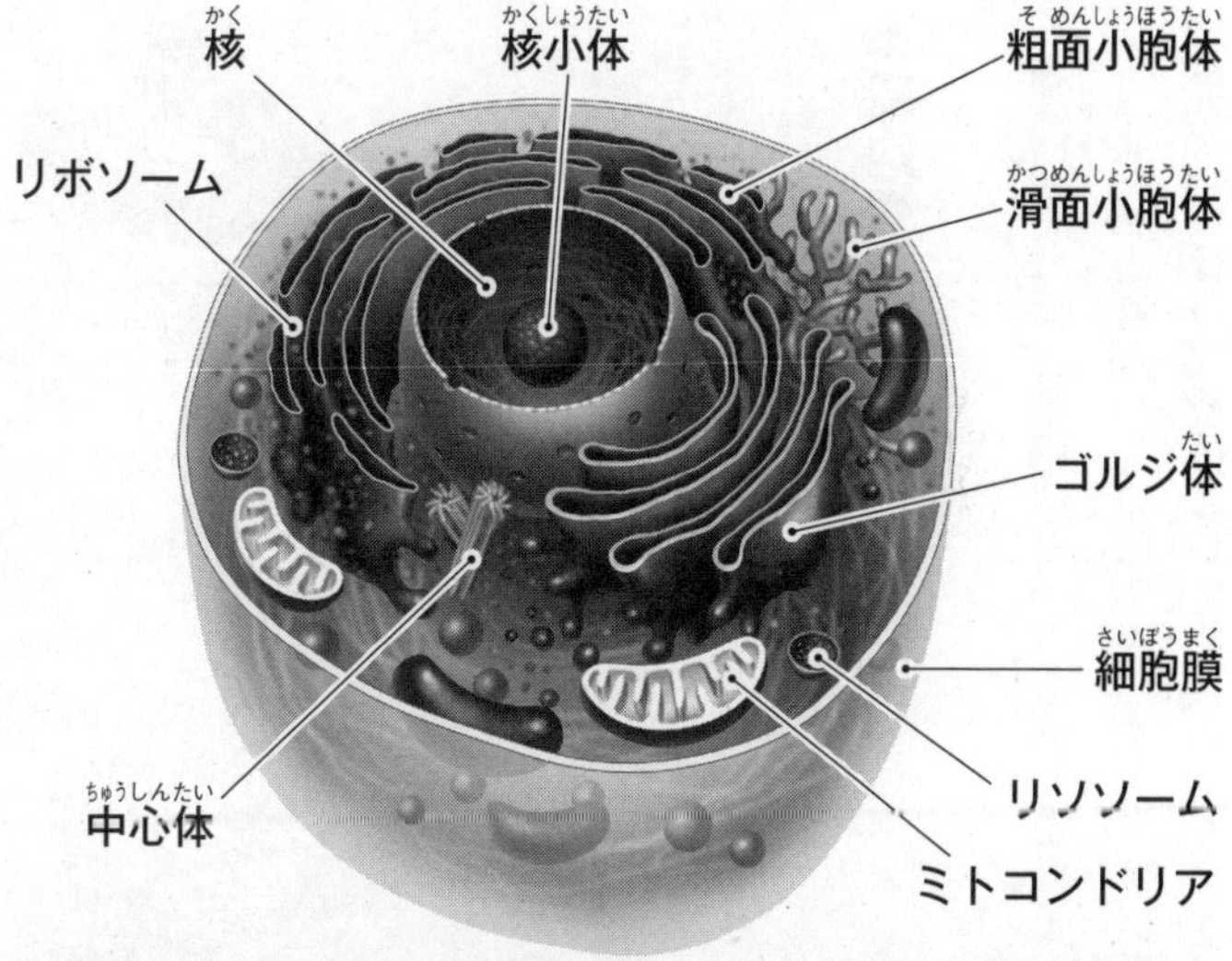

名称	役割
細胞膜	細胞の外界との境界。物質の出入りや、細胞どうしの間での情報伝達を制御する。
ミトコンドリア	酸素を使って糖を燃焼し、エネルギーを作り出す。
リボソーム	タンパク質の合成を行う。
粗面小胞体	リボソームと結合していて、タンパク質を貯蔵し、濃縮する。
滑面小胞体	リボソームと結合しておらず、糖や脂質を代謝する。
ゴルジ体	タンパク質を必要に応じて各所に配分する。
中心体	ふたつで構成されており、細胞分裂を手助けする。
リソソーム	細胞内の不要物や異物を分解・処理する。
核	遺伝情報をつかさどる染色体を含む。
核小体	リボソームの構成要素であるリボ核酸（rRNA）の合成を行う。

▲細胞にはさまざまな種類があるが、おおむね共通する構造を模式図として示すと、上図のようになる。

細胞核とDNA

細胞の中には、**細胞核**というものがあります。単に**核**《かく》と呼ばれることもあります。

核の中には、**染色体**《せんしょくたい》という物質があります。

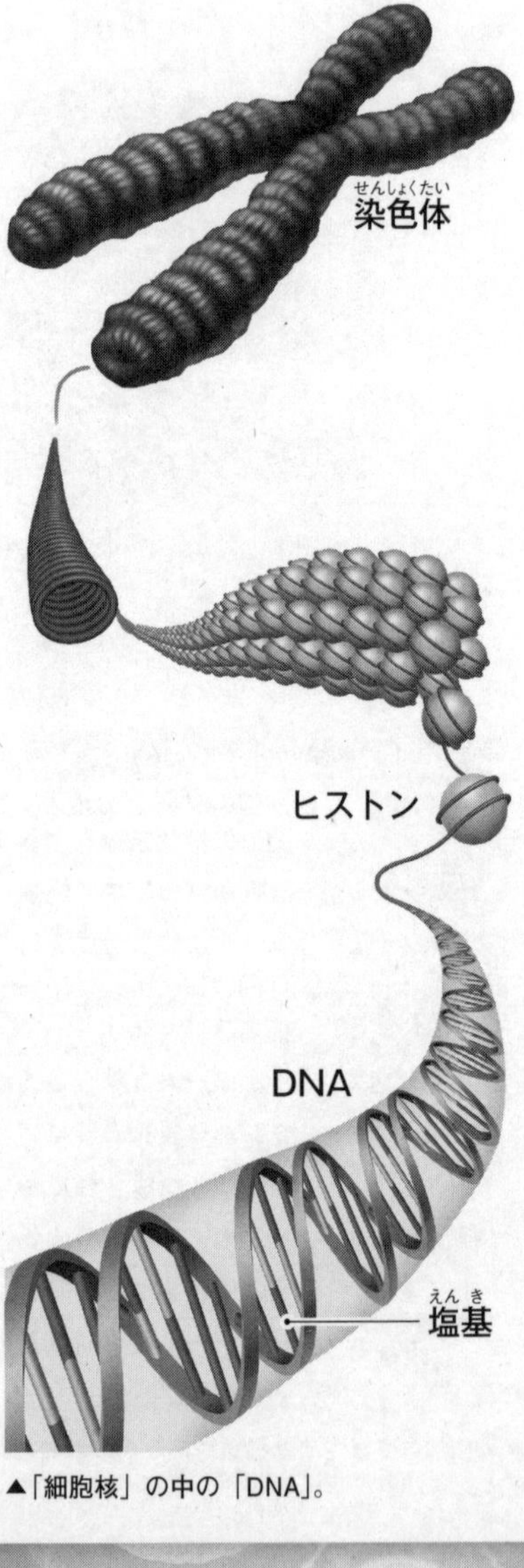

▲「細胞核」の中の「DNA」。

これは拡大して見てみると、**ヒストン**と呼ばれるタンパク質に、長いひものようなものが巻きついて、ぐるぐる丸まってできています。そのひもが、**遺伝子**の正体である**DNA**です。

DNAは、2本の鎖がはしごのようにつながってねじれた、**二重らせん構造**になっています。鎖と鎖をつなげているのは、**塩基**《えんき》と呼ばれる化合物です。塩基には、**アデニン**（A）、**チミン**（T）、**グアニン**（G）、**シトシン**（C）の4種類があります。

そしてじつは、「この4種類の塩基が、どう並ぶか」という**塩基配列**《えんきはいれつ》が、「私たちの体をどう作るか」を決めるのです。人体の設計図ともいえるその暗号のような情報は、**遺伝情報**と呼ばれます。

同じ人なら、どの細胞を取っても、核の中のDNAは、基本的には同じです。

ミトコンドリアの不思議

もうひとつ、興味深い細胞小器官を紹介しましょう。**ミトコンドリア**です。**酸素を使ってエネルギーを作るはたらき**を担うこの小さな部品は、驚くべきことに、**細胞核の中のDNAとは別の、ミトコンドリア自身のDNA**をもっているのです。その**ミトコンドリアDNA**は、母親から子供にだけ受け継がれます。

大昔、ミトコンドリアは、独立した細菌だったと考えられています。その小さな細菌が、別の大きな細胞に取り込まれて、共生するようになりました。小さな細菌は、大きな細胞に保護されながらエネルギーを作り出し、大きな細胞は小さな細菌のエネルギーを利用する、というギブアンドテイクの関係ができたのです。ミトコンドリアがエネルギーを生み出すことで、細胞は大きく、複雑に進化する可能性を手に入れたとされます。

COLUMN 03

DNAの発見

DNAとは、**デオキシリボ核酸**《かくさん》の略称です。

1869年、ドイツの科学者**フリードリッヒ・ミーシェル**（1844〜1895年）が、膿《うみ》から取り出した細胞の中に未知の物質を見つけ、「核酸」と名づけました。それが、人類とDNAとの最初の出会いでした。

しかしこの時点では、核酸がどんな役割をもっているのかはわかりませんでした。核酸が**遺伝子**の正体であるらしいことがわかったのは、20世紀に入ってからのことです。

そして1953年、非常に大きな進歩がありました。アメリカ出身の科学者**ジェームズ・ワトソン**（1928年〜）とイギリスの科学者**フランシス・クリック**（1916〜2004年）によって、DNAが**二重らせん構造**をもっていることが発見されたのです。この構造がわかったおかげで、DNAが親から子に遺伝情報を伝えるメカニズムが解明されることになったのです。**分子生物学**《ぶんしせいぶつがく》という新しい研究を切り拓《ひら》いたワトソンとクリックは、ノーベル生理学・医学賞を受賞しました。

この重要な発見には、イギリスの物理化学者**ロザリンド・フランクリン**（1920〜1958年）も、大きな貢献をしていました。彼女が**X線回折法**《せんかいせつほう》という手法で撮影したDNAの写真が、発見の手がかりになったのです。彼女の功績もノーベル賞の受賞に値するものですが、残念なことに、フランクリンは正当に評価されないまま他界してしまいました。

第4章

生命を維持する驚異のシステム

01

息を吸って吐く間にはこんな不思議があった!!

呼吸するときの肺のはたらき

Keywords
酸素
二酸化炭素
ガス交換

空気を吸って肺へ送る

この章では、人体の中で作動しているさまざまなシステムを、くわしく見ていきます。

人体の全身の細胞は、生きつづけるために、**酸素**を必要としています（くわしくは116ページ参照）。その酸素を体内に取り込むために、私たちは**呼吸**しています。

私たちが息を吸うと、空気が**気管**《きかん》という管を通り、胸の中にある**肺**《はい》に入ります。肺は袋状の臓器で、左右に1個ずつあります。この肺が、呼吸のための重要な臓器です。

▼「気管」と肺。呼吸するときの空気が通る気管は、肺に入る前に分岐しており、分岐以降は「気管支」と呼ばれる。

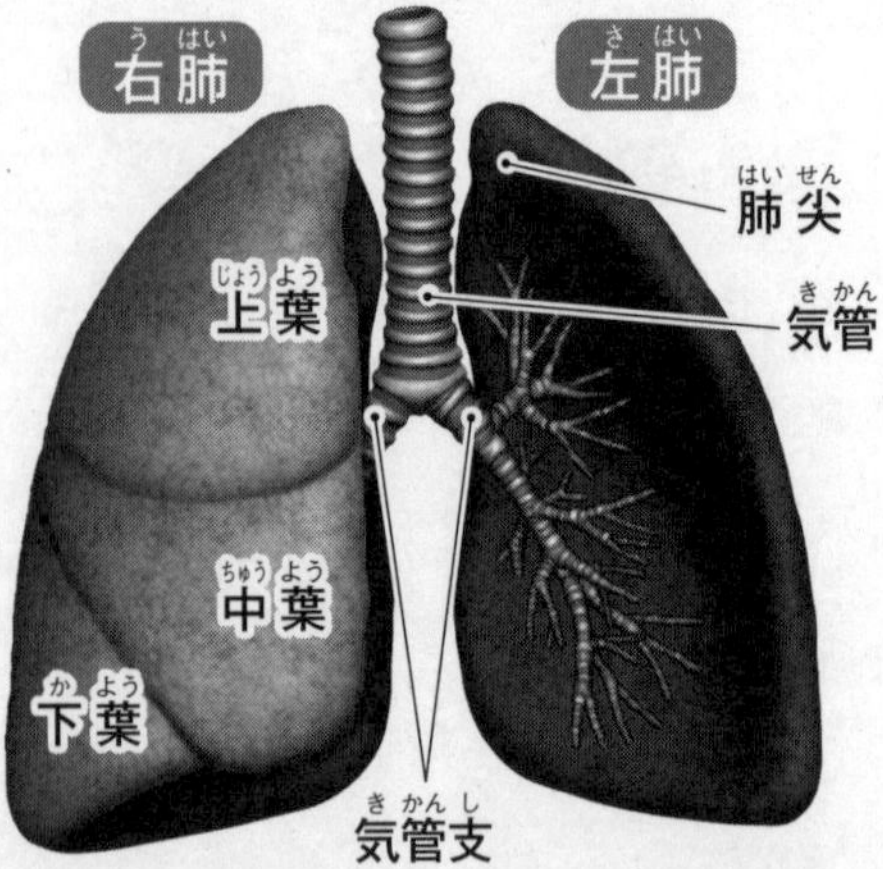

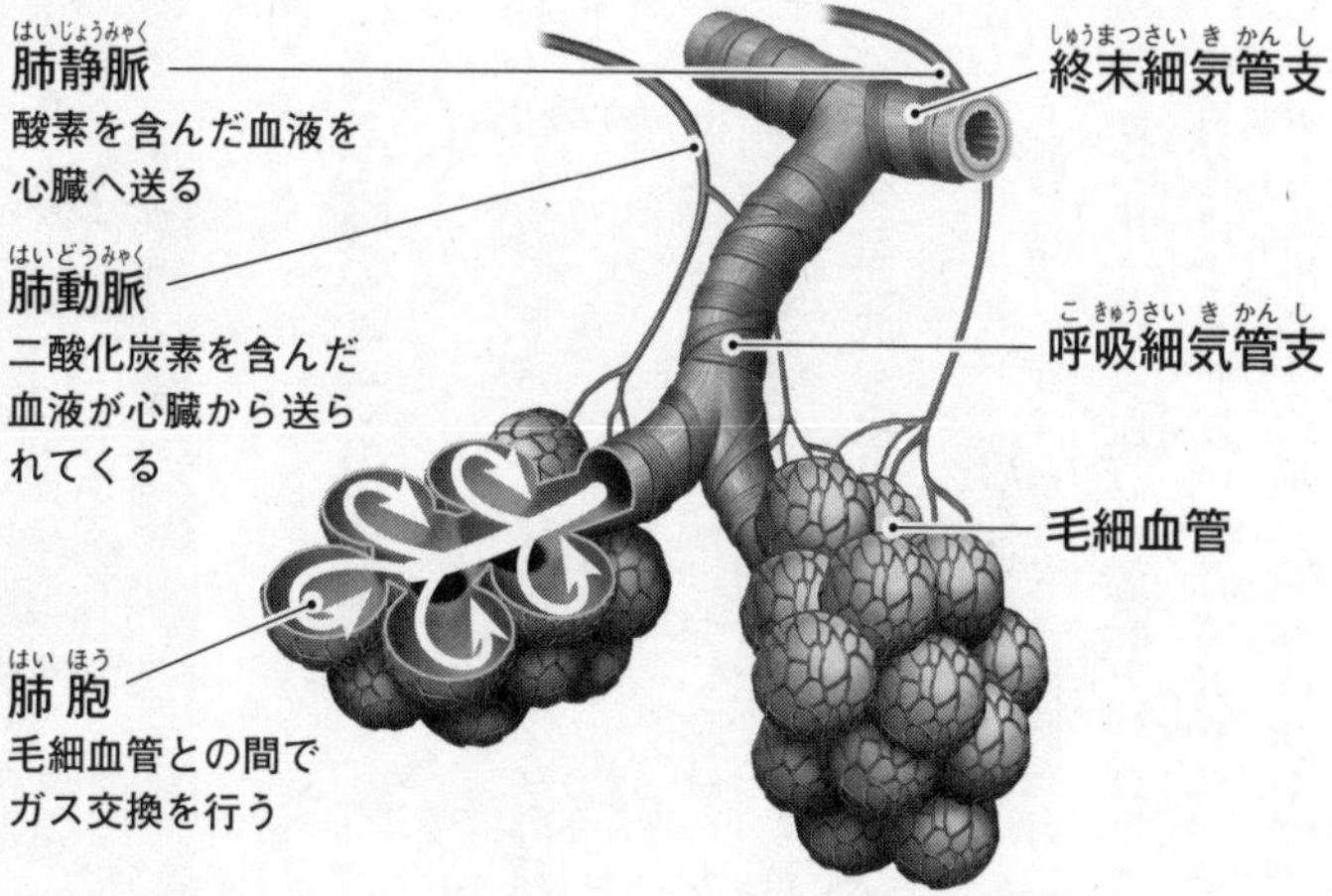

▲肺に入った気管支は、分岐して細い「終末細気管支」となり、さらに「呼吸細気管支」に分かれる。その呼吸細気管支の壁に「肺胞」が集まり、「ガス交換」を行う。肺胞は3億個ほどあり、ひと息で大量に「ガス交換」を行っている。

肺胞でのガス交換

肺に入ってきた空気は、**肺胞**《はいほう》と呼ばれる小さな袋に運ばれます。直径約0・3ミリの肺胞は多数集まっており、そのまわりには**毛細血管**がくっついています。肺胞と毛細血管の間には薄い膜があるのですが、この膜を通して、酸素と**二酸化炭素**がやり取りされます。肺胞に入ってきた空気の中の酸素が、毛細血管の血液に送り込まれ、逆に、毛細血管の血液の中にあった二酸化炭素が、肺胞に入ってくるのです。これを**ガス交換**といいます。

毛細血管から肺胞に移った二酸化炭素は、気管を通って吐き出されます。一方、酸素を含んだ血液は、**心臓**へと流れていきます。

02

生命の秘密は「4つの部屋」にあり！

心臓は血液を送り出すポンプ

Keywords
- 動脈、静脈
- 心房、心室
- 心筋

心臓の4つの部屋

肺で酸素を含んだ血液は、なぜ**心臓**に向かうのでしょうか？

それは、心臓の力によって全身へと届けられるためです。心臓は筋肉でできており、**酸素を含む血液を全身へ送り出すポンプ**の役割を果たすのです。

心臓に入ってくる血管は**静脈**と呼ばれ、心臓から出ていく血管は**動脈**と呼ばれます。心臓自体は、右と左に大きく分かれ、それぞれがさらに次の2種類の部分に分かれています。

❶ **心房**《しんぼう》……静脈から血液を受け取る部屋
❷ **心室**《しんしつ》……動脈に血液を送り出す部屋

肺静脈《はいじょうみゃく》からやってきた、酸素を多く含む血液は、心臓の左側から全身へ送られます。まずは**左心房**《さしんぼう》で受け止められ、**左心室**《さしんしつ》へ移されて、そこから**大動脈**《だいどうみゃく》へ押し出されるのです。

この血液が体中をめぐったあとは、酸素を失って二酸化炭素を含んだ状態で帰ってきます。それを今度は心臓の右側が受け止め、肺へと送ります。**大静脈**《だいじょうみゃく》からの血液を**右心房**《うしんぼう》が受け入れて、**右心室**《うしんしつ》から**肺動脈**《はいどうみゃく》に流すのです。

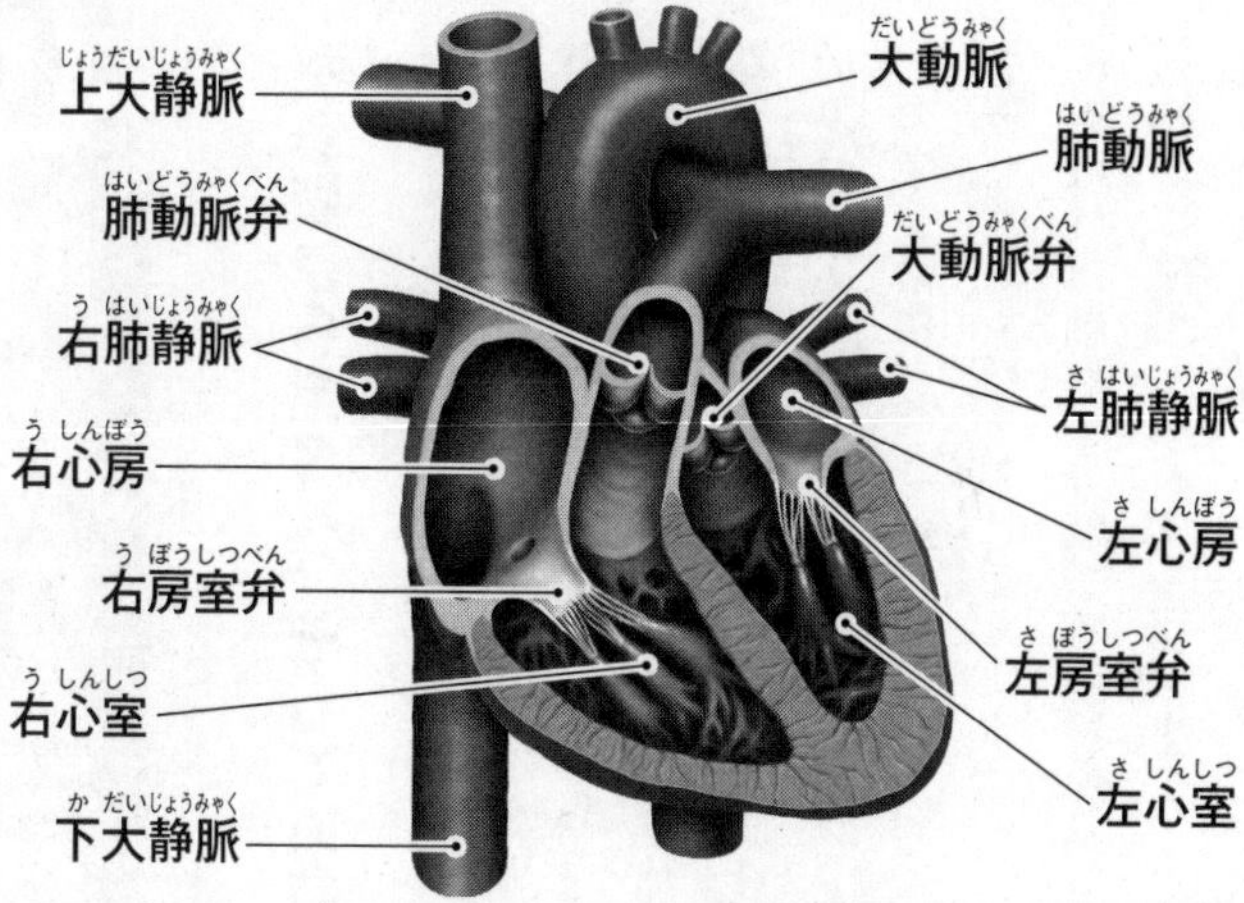

▲左右の「肺静脈」から、酸素を含んだ血液が「左心房」に入り、「左心室」を経て「大動脈」から全身へ送り出される。「上大静脈」は上半身から、「下大静脈」は下半身から、二酸化炭素を含んだ血を心臓の「右心房」に戻す。

血液の流れをコントロール

心臓はいつも、決まった方向に血液を流しつづけなければなりません。心房から心室へ、心室から動脈へという流れを守るために、各所に**弁**《べん》がついていて、血液の逆流を防いでいます。

心臓の筋肉は**心筋**《しんきん》といいます。心筋は**自律神経**（79ページ参照）によって制御されていて、私たちが意識しなくても、つねに動きつづけてくれます。

また、心臓は体のニーズに応じて拍動《はくどう》を変えることができます。たとえば、運動しているときや緊張しているときは、体が多くの酸素を必要とするため、心臓は速く拍動します。

03

血液が全身をめぐる

全身の大きな流れと、心臓と肺を結ぶ小さな流れ

Keywords

動脈、静脈

毛細血管

体循環、肺循環

心臓から全身へ、そして心臓へ

心臓から送り出された、**酸素**を多く含む血液は、**大動脈**を通って全身に向かいます。その血液には、**腸**で吸収されて**肝臓**で加工・貯蔵されていた**栄養素**（このあと、**消化・吸収**のプロセスで見ていきます）も溶け込みます。その栄養素は、全身の細胞がはたらくために必要なエネルギー源となります。

血液は、細かく分岐する**動脈**を通り、全身の細胞に酸素と栄養素を届けます。それらは細胞に取り込まれ、代わりに、**二酸化炭素**や**老廃物**が血液に排出されます。その交換の場となるのが、細い**毛細血管**です。

酸素と栄養素を運び終え、二酸化炭素や老廃物を収集した血液は、**静脈**を通って心臓に戻ります。以上のような、心臓と全身との間での血液の循環を、**体循環**《たいじゅんかん》といいます。

体循環と肺循環

大静脈から心臓に戻ってきた血液は、今度は**肺動脈**を通って**肺**に送られ、そこで二酸化炭素を排出し、新たに酸素を取り込みます。

92～95ページで見た肺から心臓への流れも含めて、肺と心臓との間で行われる血液の循環は、**肺循環**《はいじゅんかん》と呼ばれます。

体循環は心臓の左側が、肺循環は心臓の右側が担当し、酸素・栄養素の供給と、二酸化炭素の排出を、効率的に行っています。これらの循環が連携して動作することで、私たちの体はエネルギーを維持し、生命活動を続けることができるのです。

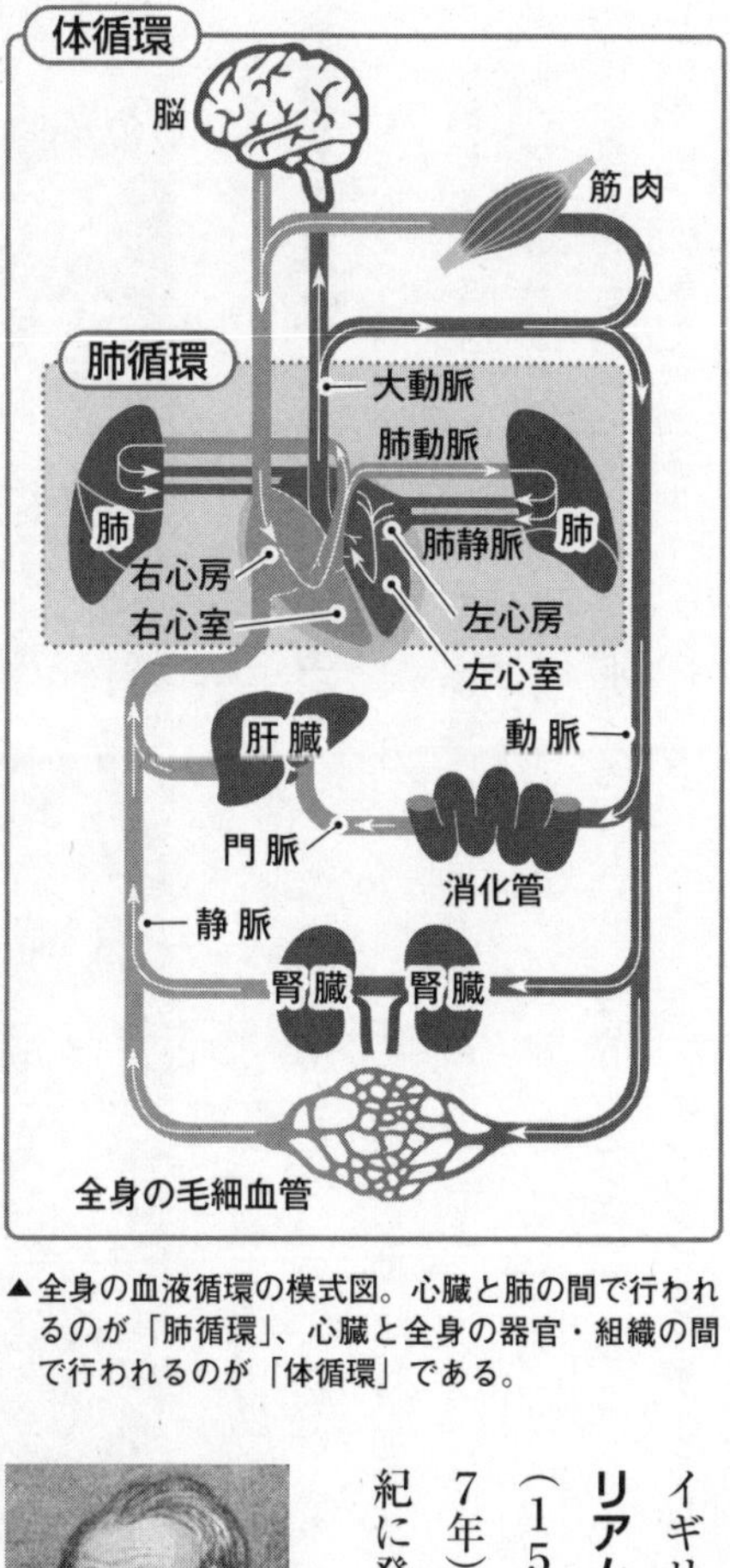

▲全身の血液循環の模式図。心臓と肺の間で行われるのが「肺循環」、心臓と全身の器官・組織の間で行われるのが「体循環」である。

まるで精妙に設計されたかのような、この全身の血液循環は、イギリスの医師**ウィリアム・ハーヴェイ**（1578～1657年）によって17世紀に発見されました。

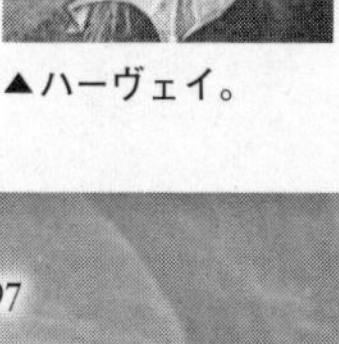

▲ハーヴェイ。

04

口から喉にかけてくり広げられる共同作業

食べ物を噛んで飲み込む

Keywords
消化、吸収
酵素
嚥下反射

唾液にはいくつもの役割が!

血液によって全身に運ばれる**栄養素**は、どのように取り込まれるのでしょうか。ここからは、食べ物を**消化**して栄養を**吸収**するプロセスを見ていきましょう。

消化とは、食べ物を小さい成分に分解して栄養に変えること。吸収とは、消化によって作られた栄養を血液に取り込むことです。そのプロセスは、口から始まります。

私たちは「噛む」ことによって、食べ物を細かく、消化しやすくします。また、このとき**唾液**《だえき》が分泌されます。唾液は食べ物をなめらかにし、口の中で動かしやすくするだけでなく、消化を助ける**アミラーゼ**という**酵素**《こうそ》を含んでいます。

酵素とは、特定の化学反応を助けるタンパク質のことです。アミラーゼが助けているのは、**デンプン**を分解する反応です（105ページ参照）。アミラーゼのように消化を助ける酵素は、**消化酵素**《しょうかこうそ》と呼ばれます。

食事の際は、食べ物を十分に噛んで、唾液とよく混ぜたほうが、消化しやすくなります。また、唾液には口の中を清潔に保つ**殺菌作用**《さっきんさよう》や、外敵を攻撃する**免疫作用**もあります。

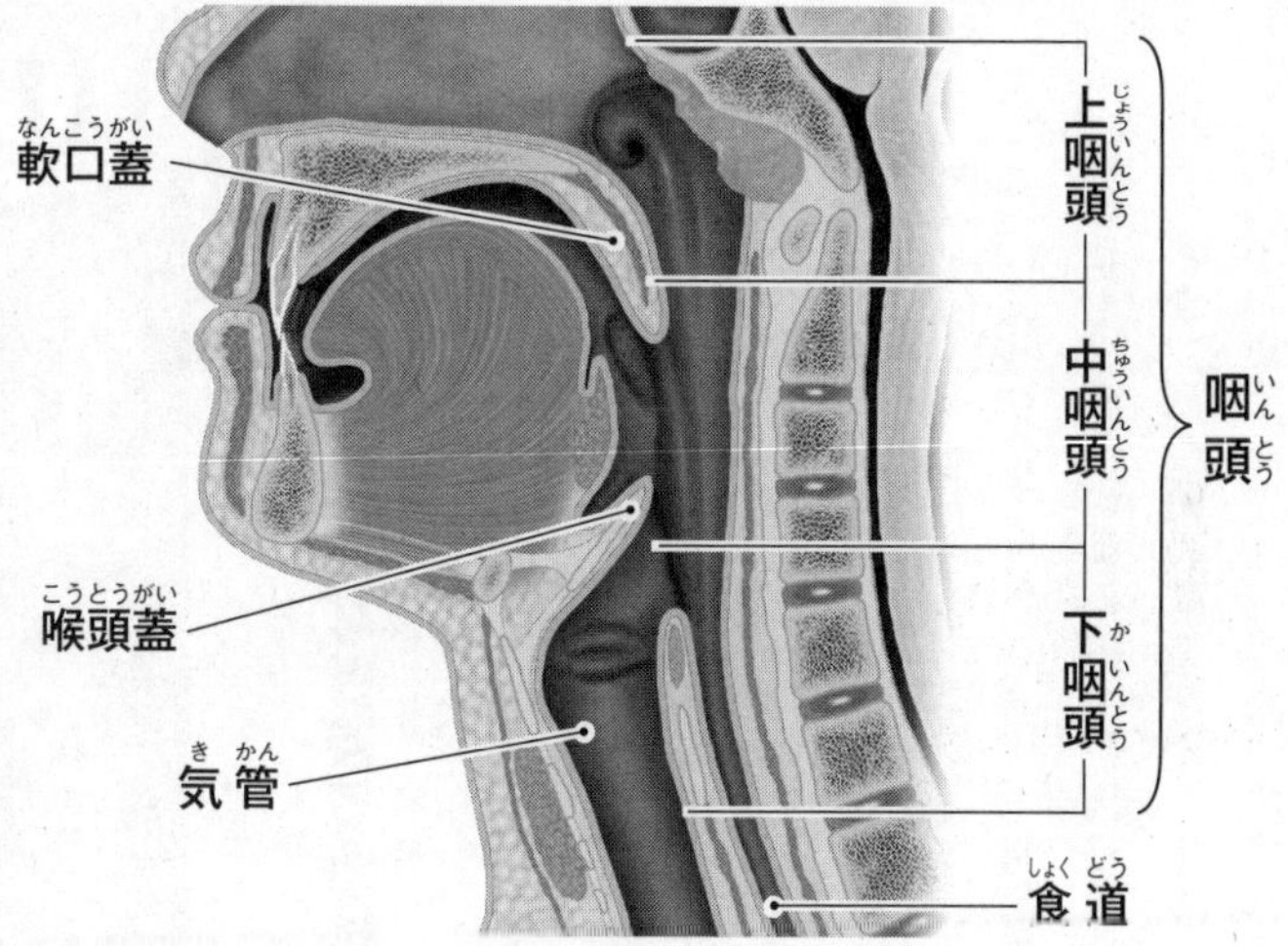

▲食べ物は口から「咽頭」へ押し込まれ、「食道」へと下りていく。その際、「喉頭蓋」が気管をふさぎ、食べ物がそちらへ入らないようにする。

飲み込む際の連係プレー

十分に噛んだあと、私たちは食べ物を「飲み込む」ことになります。その過程はじつは、非常に洗練された連係プレーです。

まず、舌が食べ物を口の奥に送り、**咽頭**《いんとう》へと押し込みます。

食べ物が咽頭に入ると、**嚥下反射**《えんげはんしゃ》と呼ばれるプロセスが作動します。これは、食べ物が鼻や気管のほうへ行くのを防ぎ、咽頭の下の**食道**《しょくどう》へと送り込む、自動的な運動です。

そして食べ物が食道に来ると、食道の筋肉が波のように動きはじめます。この**蠕動運動**《ぜんどううんどう》によって、食べ物は**胃**へと送り込まれていくのです。

05

塩酸を含む胃液で食べ物をドロドロに！

消化の一大器官 胃のはたらき

Keywords

蠕動運動

胃液、胃酸

ガストリン

蠕動運動と強力な胃液で消化

袋のような形をした胃は、消化が大きく進む場所です。

胃は筋肉でできており、収縮と弛緩をくり返します。この**蠕動運動**によって、食べ物がかき混ぜられ、細かくなっていきます。

また、胃の中には**胃液**《いえき》という液体があり、そこには**胃酸**《いさん》が含まれています。胃酸は**塩酸**《えんさん》を成分にもつ非常に強い酸で、肉や魚などに含まれる**タンパク質**の構造を変えます。

それと同時に胃酸は、胃液に含まれている

▼食道からやってきた食べ物は、胃で消化され、「幽門」を通って「十二指腸」（小腸の入り口）へ送られる。

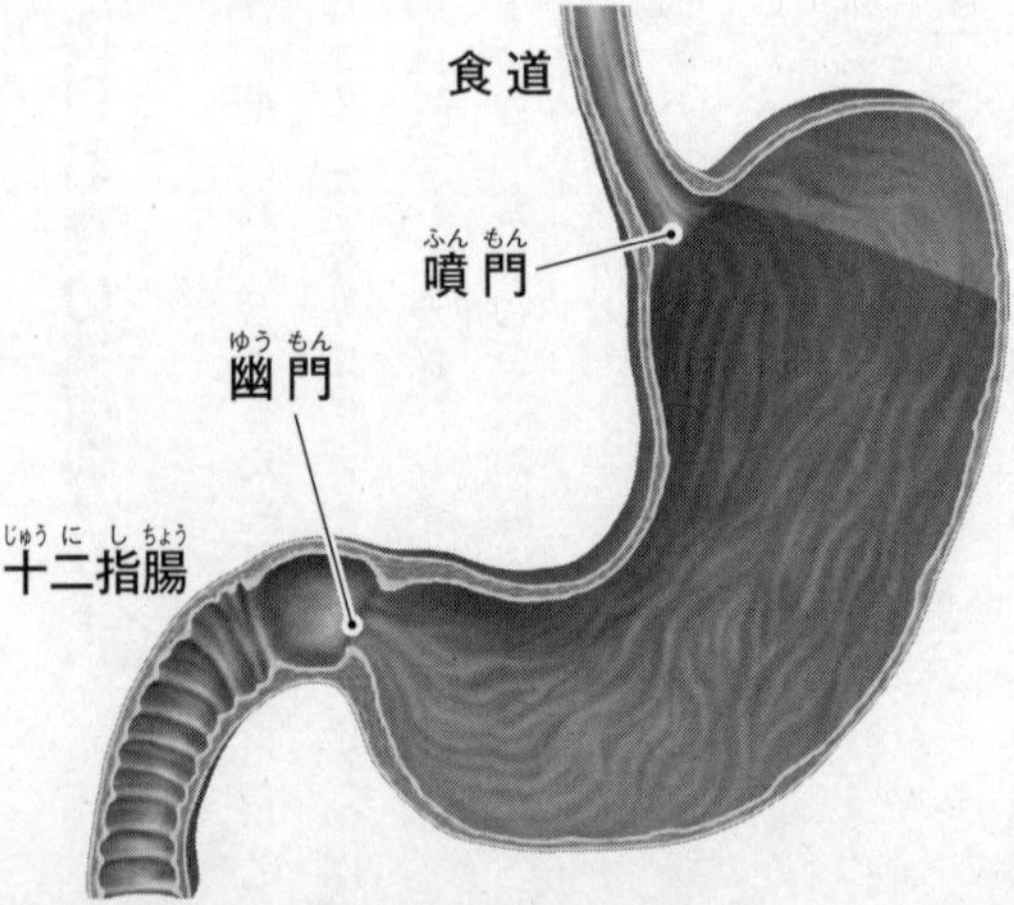

ペプシノゲンという物質を、**ペプシン**という**消化酵素**に変えます。そしてこのペプシンが、タンパク質を分解しはじめます。タンパク質はほかの栄養素とくらべて複雑な構造をもっているため、早めのこの段階から分解しはじめる必要があるのです。

なお、胃酸はとても強いので、食べ物に混ざった細菌などの外敵を、ある程度殺してくれます。

このようなプロセスによって粥《かゆ》状に溶かされると、食べ物は次のステージへ進んでいきます。胃の出口である**幽門**《ゆうもん》から一定の速度で、**小腸**の入り口である**十二指腸**《じゅうにしちょう》へと送り出されるのです。十二指腸以降、食べ物は消化されるだけでなく、吸収されるようになっていきます。

胃は自分自身を調整している

胃は面白いことに、臨機応変な対応力をもっています。入ってきた食べ物に応じて、胃自体の大きさを変えたり、蠕動運動や胃液を調節したりして、かなり柔軟に消化してくれるのです。

胃の自己調節には、**ホルモン**も使われます。体の中でいろいろな調節を行う物質をホルモンといいますが（120ページ参照）、胃は**ガストリン**というホルモンを分泌します。ガストリンは消化にかかわるホルモンで、胃酸の分泌をうながし、胃の動きを活発にします。このホルモンを出すことで、胃は自身の機能を調節しているのです。

06

小腸の入り口で食べ物はさらに小さく分解される

十二指腸のホルモンと消化液

Keywords
十二指腸
膵臓、膵液
胆嚢、胆汁

十二指腸が分泌するホルモン

胃で粥状になった食べ物が、**小腸**の入り口である**十二指腸**に流れ込むと、刺激された十二指腸が、何種類もの**ホルモン**を分泌します。

胃から来た食べ物に含まれる酸の刺激で分泌されるのが、**セクレチン**です。セクレチンは、十二指腸に接する**膵臓**《すいぞう》にはたらきかけて、**膵液**《すいえき》という消化液の分泌をうながします。また、胃酸が出すぎるのを抑えて、胃の粘膜が傷つかないようにしてくれます。

タンパク質や脂肪に反応して分泌される、

▼十二指腸の近くには「膵臓」と「胆嚢」があり、消化に役立つ液体を、十二指腸に供給する。

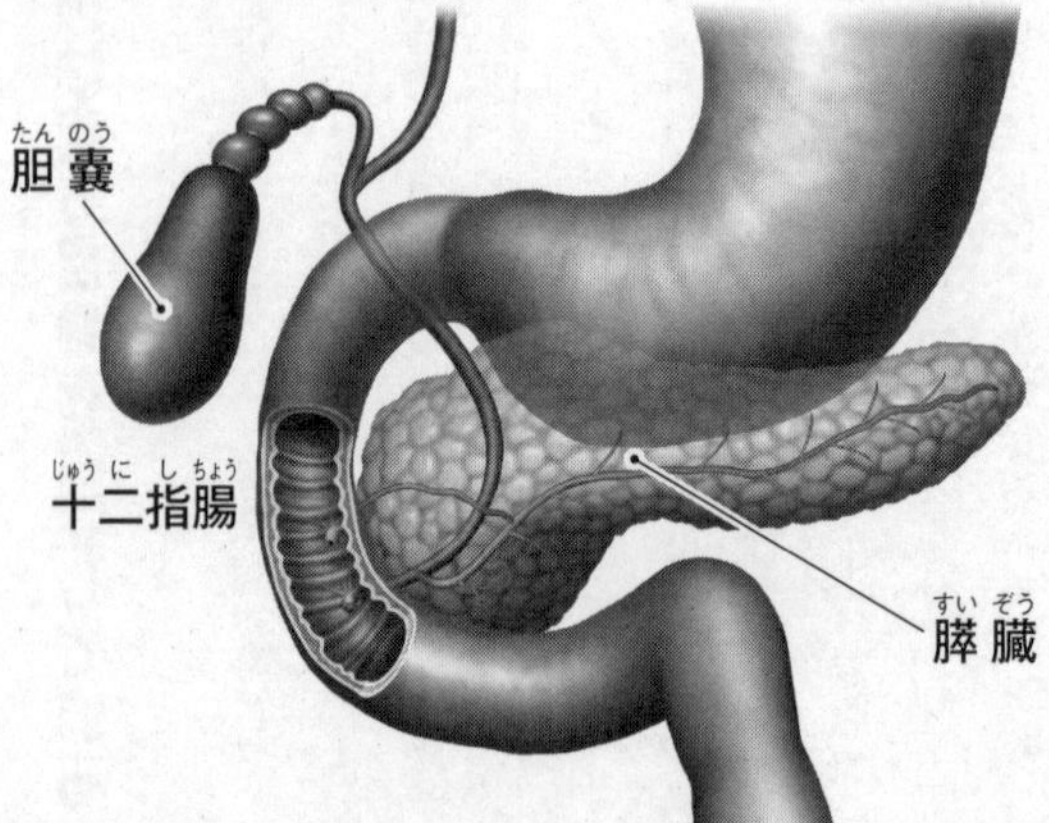

コレシストキニンというホルモンもあります。コレシストキニンは、近くにある**胆嚢**《たんのう》を収縮させ、そこにたまっている**胆汁**《たんじゅう》という液体を分泌させます。

こうして、膵液と胆汁が、十二指腸に流れ込むことになるのです。これらの液体は非常に重要なはたらきをします。

膵液と胆汁のはたらき

米やパンなどに含まれる**炭水化物**《たんすいかぶつ》、肉や魚などに含まれる**タンパク質**、油やバターなどの脂肪に含まれる**脂質**《ししつ》は、**三大栄養素**《さんだいえいようそ》と呼ばれますが、膵臓から分泌される膵液は、三大栄養素すべてを分解する酵素を含んでいます。

炭水化物を分解する**アミロプシン**、タンパク質を分解する**トリプシン**や**キモトリプシン**、脂質を分解する**リパーゼ**といった酵素がはたらいて、食べ物を小さな栄養素に分け、体が吸収しやすいようにしてくれるのです。また、膵液は**アルカリ性**で、胃液の**酸性**を**中和**《ちゅうわ》する役割も果たします（アルカリ性と酸性については113ページ参照）。

一方、胆嚢にためられている胆汁は、もともと**肝臓**（114ページ参照）で作られた液体です。消化酵素は含みませんが、脂質の消化に必要な**胆汁酸塩**《たんじゅうさんえん》という成分をもっています。胆汁酸塩が、水に溶けない性質の脂質を小さな粒に分け、水に溶けやすくすることで、膵液に含まれるリパーゼが、脂質をより効果的に分解できるようになるのです。

07

6メートルの管に秘められた驚きの機能

小腸での消化と吸収

Keywords
空腸、回腸
栄養素
腸絨毛

小腸の3つの部分

小腸は、食べ物を消化するだけでなく、栄養素の吸収のおもな舞台となる臓器です。管状になっており、その長さは約6メートルもあって、**十二指腸**と**空腸**《くうちょう》、**回腸**《かいちょう》の3つの部分から構成されます。

十二指腸では、胃から来た食べ物に**胆汁**や**膵液**などを混ぜて、食べ物を分解します。空腸と回腸は、食べ物をさらに分解し、さまざまな栄養素を吸収します。小腸で消化・吸収される栄養素を、くわしく見ていきましょう。

▼小腸は、「十二指腸」と「空腸」と「回腸」から構成される。なお、空腸と回腸のまわりを、大腸が囲んでいる。

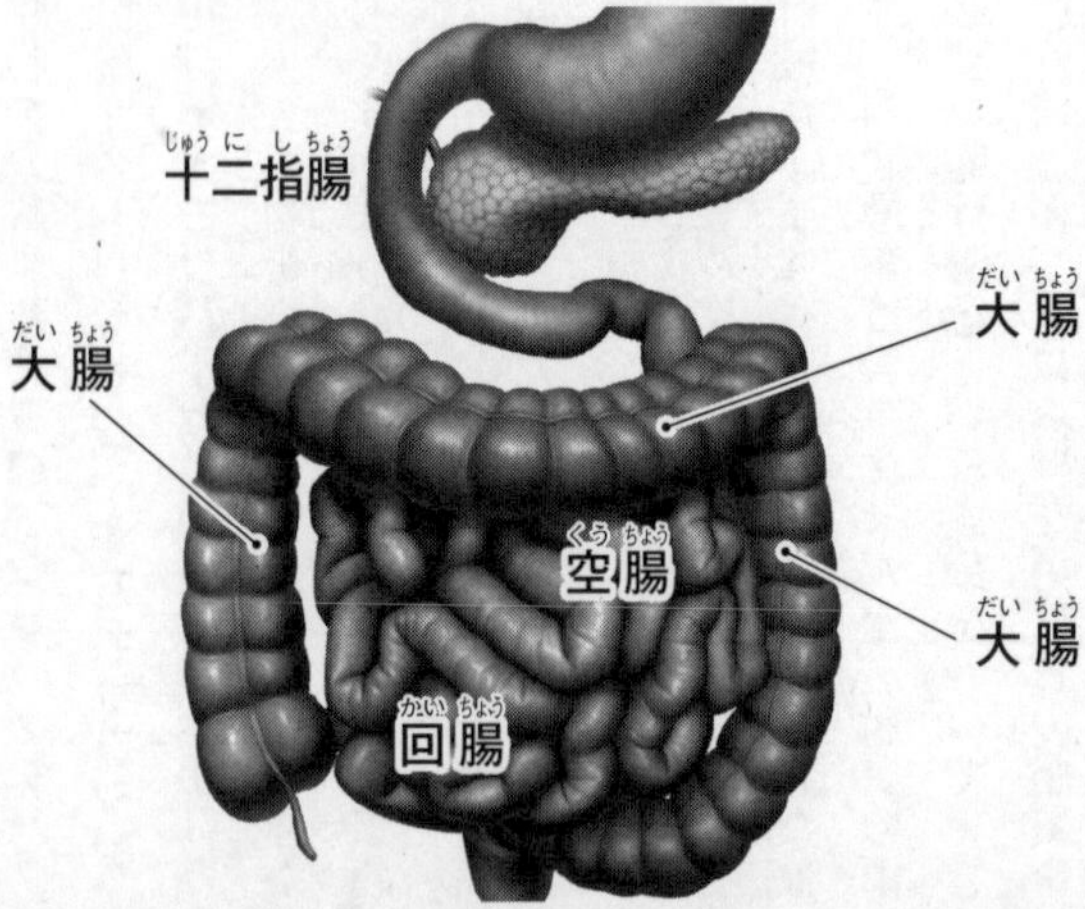

炭水化物 体を動かすエネルギー源。おもに脳や筋肉にグルコースを供給。

＝
糖質…
＋
食物繊維

- 単糖類（グルコース、果糖など）
- 二糖類（マルトース、乳糖など）
- オリゴ糖（フラクトオリゴ糖など）
- 多糖類（デンプン、セルロースなど）

タンパク質 体の組織を作る。筋肉、内臓、皮膚、血液などを構成。

脂質 体を動かすエネルギー源。細胞膜やホルモンなどを構成。

ビタミン 体の機能を維持する。代謝や免疫などに関与。

ミネラル 体の機能を調節する。骨や歯、神経伝達などに必要。

▲「三大栄養素」（103ページ参照）と「ビタミン」と「ミネラル」を合わせて、「五大栄養素」という。

糖質の分解と吸収

穀物に多く含まれる**炭水化物**のうち、人間が消化できるものは**糖質**と呼ばれ、人間が消化できないものは**食物繊維**《しょくもつせんい》と呼ばれます。

糖質には4つのタイプがあります。ひとつは**単糖類**《たんとうるい》で、それ以上分割できない最小単位の糖質です。それがふたつ結びつくと、**二糖**《にとう》**類**《るい》になります。単糖類が3~9個結合したものは**オリゴ糖**、10個以上結合したものは**多糖**《たとう》**類**《るい》と呼ばれます。複数結合したままだと吸収できないので、分解して単糖類にしてから吸収します。

私たちが米やパンを食べるとき、その糖質の大半は、多糖類の**デンプン**です。これは唾液の**アミラーゼ**によって少し分解されていましたが（98ページ参照）、小腸で単糖類の**グルコース**にまで分解されて吸収されるのです。

腸絨毛と微絨毛

特に糖質の消化には、面白い話があります。

小腸には、**腸内細菌**《ちょうないさいきん》と呼ばれる細菌たちが棲《す》みつき、栄養素を狙っています。もし小腸で膵液が、糖質を吸収しやすい単糖類にまで分解するとしたら、小腸が吸収する前に、腸内細菌にグルコースを吸収されてしまいます。

ですから膵液は、糖質をグルコースまで分解せず、二糖類である**マルトース**までで止めます。では、このマルトースは何によってグルコースに分解されるのでしょうか？

小腸で栄養の吸収を担当しているのは、小腸の内側の壁に無数に生えている、**腸絨毛**《ちょうじゅうもう》と呼ばれる細かい毛のような組織です。この腸絨毛の表面に、さらに非常に細かい、**微絨毛**《びじゅうもう》と呼ばれる突起があります。その微絨毛の間はあまりにせますぎて、腸内細菌が入ってこられません。ここに**マルターゼ**という消化酵素があって、マルトースをグルコースに分解して吸収しているのです。

タンパク質、脂質、ビタミンなど

肉や魚などに含まれる**タンパク質**は、胃液の**ペプシン**で分解されたあと、小腸でさらに

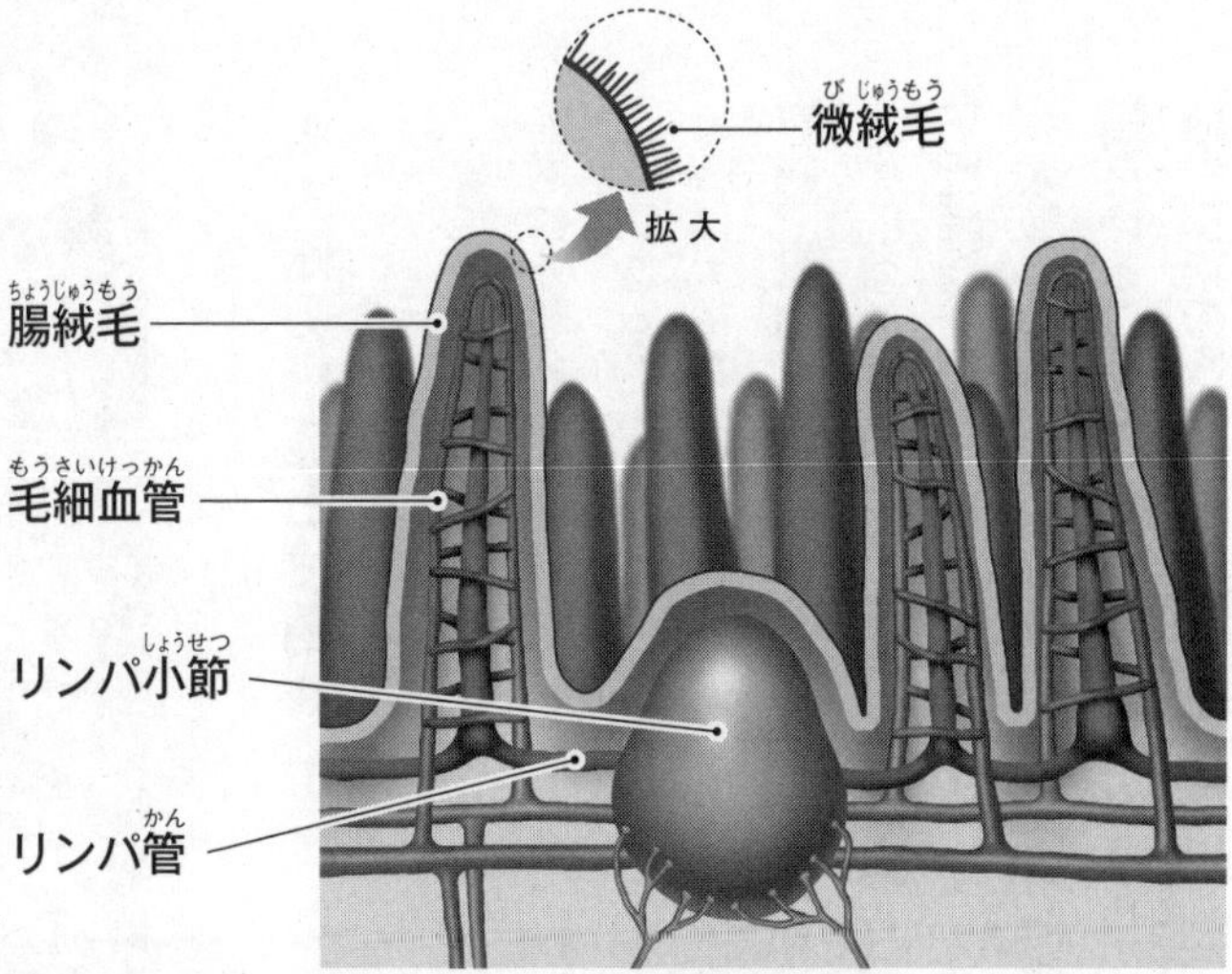

▲栄養素を吸収する「腸絨毛」の構造。腸絨毛の表面には、さらに非常に細かい「微絨毛」があって、消化と吸収において重要な役割を果たしている。

分解され、**アミノ酸**になって吸収されます。

油やバターなどに含まれる**脂質**は、小腸で**胆汁**によって細かくされ、膵液で分解されて吸収されます。

ビタミンは、体の代謝や成長、免疫などに欠かせない栄養素です。**ミネラル**は、体を作ったり、体内のさまざまなはたらきを調節したりします。どちらも多くの種類があります。

水に溶ける性質の、糖質やタンパク質といった栄養素は、**血液**に取り込まれます。そして**肝臓**に運ばれ、適切な形に変換されて貯蔵されたのち（114ページ参照）、全身の細胞に届けられるのです。しかし、水に溶けにくい脂質はあまり血液に取り込まれず、ほとんどが**リンパ液**に取り込まれて**リンパ管**を通ります。

08

細菌だらけの大腸を抜ける消化物の運命は!?

便が作られ排泄される

Keywords
大腸
腸内細菌
肛門

大腸の構造と役割

胃で消化された食べ物は小腸に送られ、栄養素に分解されて吸収されましたが、消化できない食べ物や水分は、**大腸**に送られます。大腸は、長さ約1・5メートルの消化器官で、**盲腸《もうちょう》**、**結腸《けっちょう》**、**直腸《ちょくちょう》**の3つに大きく分かれています。結腸はさらに、**上行結腸《じょうこうけっちょう》**、**横行結腸《おうこうけっちょう》**、**下行結腸《かこうけっちょう》**、**S状結腸《えすじょうけっちょう》**に分けられます。

大腸の役割は、**水分やミネラルを吸収し**、**便を作る**ことです。**食物繊維の発酵《はっこう》**と、**一部の栄養素の吸収**も行います。

とんでもない数の腸内細菌

大腸の面白いところは、おびただしい数の細菌が存在している点です。

諸説ありますが、種類は500~1000とも数万ともいわれ、数は数十兆とも数百兆ともいわれます。

腸内細菌は小腸にも存在しますが、大腸にいる数のほうがずっと多いとされます。これは、大腸の環境が、細菌の生育に適しているからです。その膨大な量の腸内細菌は、ひとくくりに**腸内フローラ**（**腸内細菌叢《ちょうないさいきんそう》**）とも呼

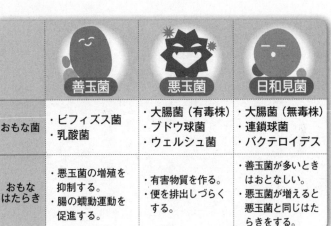

	善玉菌	悪玉菌	日和見菌
おもな菌	・ビフィズス菌 ・乳酸菌	・大腸菌（有毒株） ・ブドウ球菌 ・ウェルシュ菌	・大腸菌（無毒株） ・連鎖球菌 ・バクテロイデス
おもなはたらき	・悪玉菌の増殖を抑制する。 ・腸の蠕動運動を促進する。	・有害物質を作る。 ・便を排出しづらくする。	・善玉菌が多いときはおとなしい。 ・悪玉菌が増えると悪玉菌と同じはたらきをする。

▲「腸内細菌」の理想のバランスは、「善玉菌：悪玉菌：日和見菌＝20：10：70」といわれている。じつは「悪玉菌」も、「善玉菌」の活性化や、タンパク質の分解に必要なのだ。

ばれます。

細菌といっても、人体にとって有害なものばかりではありません。腸内環境《ちょうないかんきょう》を整えてくれるはたらきをもつ腸内細菌がいて、それらは**善玉菌**《ぜんだまきん》と呼ばれます。腸内環境が整うと、便通がよくなるだけでなく、がんのリスクが低下したり、免疫力が高まったり、アレルギーが抑えられたり、ストレスが緩和されたりと、いいことずくめだといえます。

逆に、腸内環境を悪化させる可能性がある細菌は、**悪玉菌**《あくだまきん》と呼ばれます。また、状況によって善玉菌の味方になることもあれば悪玉菌の側に回ることもある、**日和見菌**《ひよりみきん》という種類もいます。

善玉菌を増やすには、納豆などの**発酵食品**《はっこうしょくひん》

や**食物繊維**を摂ること、**適度な運動**をすること、**十分な睡眠**を取ること、**ストレスをためない**ことが重要だとされます。

腸内細菌には、栄養素を生産するという重要な役割もあります。腸内細菌が作り出した栄養素は大腸の粘膜から吸収され、人間の体で利用されるのです。

細菌ごとに、作る栄養素が違います。たとえば、消化できなかった食べ物を分解して、**短《たん》鎖《さ》脂《し》肪酸《ぼうさん》**を作る細菌がいます。これは大腸の壁を健康に保つことを助けます。また、**ビタミンK**や**ビタミンB12**といったビタミンを作る細菌もいます。

また、腸内細菌は食物繊維を発酵させてガスを作ります。このガスは、便とともに体外へと排出されることになります。

大腸を旅する消化物

それでは、消化の旅の末に大腸を通った残りかすが、便として排泄されるプロセスを追っていきましょう。

消化物はだいたい8時間ほどかけて、盲腸からS状結腸まで、大腸の中をゆっくりと移動します。この間に水分が吸収されて、残りかすが便として、だんだんと固まっていきます。

また、腸内細菌が食物繊維を発酵させることで、ガスや有機酸が生成され、便の臭いや色が決まります。

そして、最終的に直腸に到達すると、便は一時的にためられます。

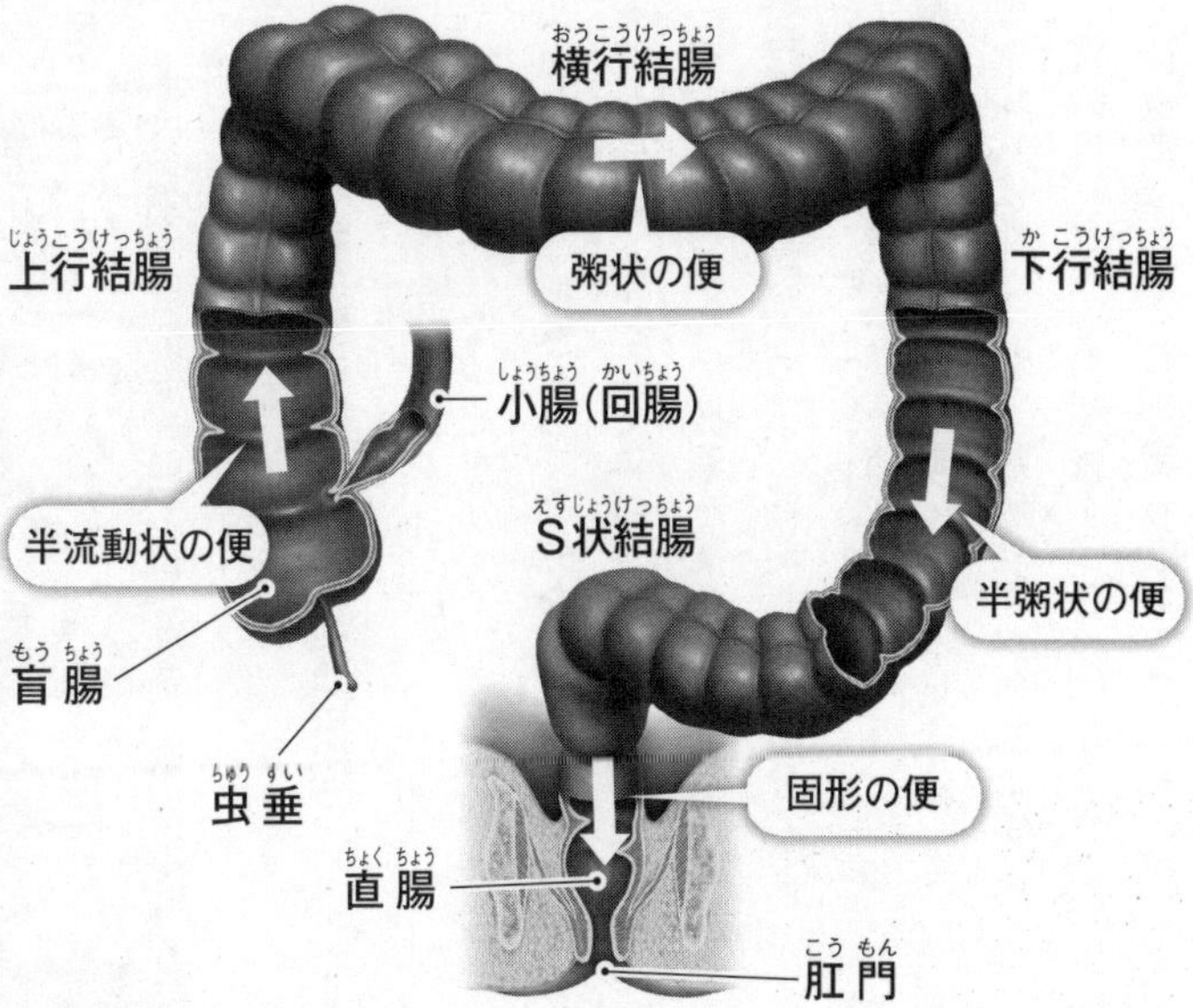

▲小腸からやってきた消化物は、大腸の中をゆっくり進みながら、水分を吸収されて固まっていく。

排泄という共同作業

直腸の壁にはセンサーがあり、便がたまると、その刺激が神経を通して**大脳**に伝わります。これが、私たちが「便意《べんい》」と呼ぶものです。

大脳は**肛門**《こうもん》に指令を出し、それを受けた肛門の筋肉が弛緩して、便の排泄が始まります。腸のはたらきと神経系、筋肉の連携によって、不要な便は体外に排泄されるのです。

もしトイレに行けないときは、意識的に筋肉を締めれば、一時的に排泄を抑えることもできます。

09

尿を作る腎臓

水分や酸性・アルカリ性の調整が行われる

Keywords
ネフロン
原尿、尿
酸性、アルカリ性

血液を濾過して不要物を排出

体内で不要になった水分やミネラルは、排出されます。血液から、余分な水分や老廃物を取り除き、**尿**《にょう》として体の外に出すのです。

その役割を担って血液を濾過《ろか》しているのが、**腎臓**です。腎臓がうまく機能して、水分バランスを一定に保ってくれないと、体内が水分過多になってむくんだり、水分不足に陥《おちい》って脱水症状になったりする危険性があります。

腎臓は、どうやって尿を作るのでしょうか。

腎臓には約100万個もの**ネフロン**という装置があります。そのネフロンの**糸球体**《しきゅうたい》という部分が、心臓から送られてきた血液から老廃物や余分な塩分などを濾過し、**原尿**《げんにょう》という液体を作ります。この原尿から、**尿細管**《にょうさいかん》を通して必要な成分が再吸収され、不要なものが排出されます。それが尿です。

酸性とアルカリ性のバランス

腎臓は、尿の成分を調整することによって、**体内の酸性とアルカリ性のバランス**（**酸塩基**《さんえんき》**平衡**《へいこう》）を保つ役割もあります。

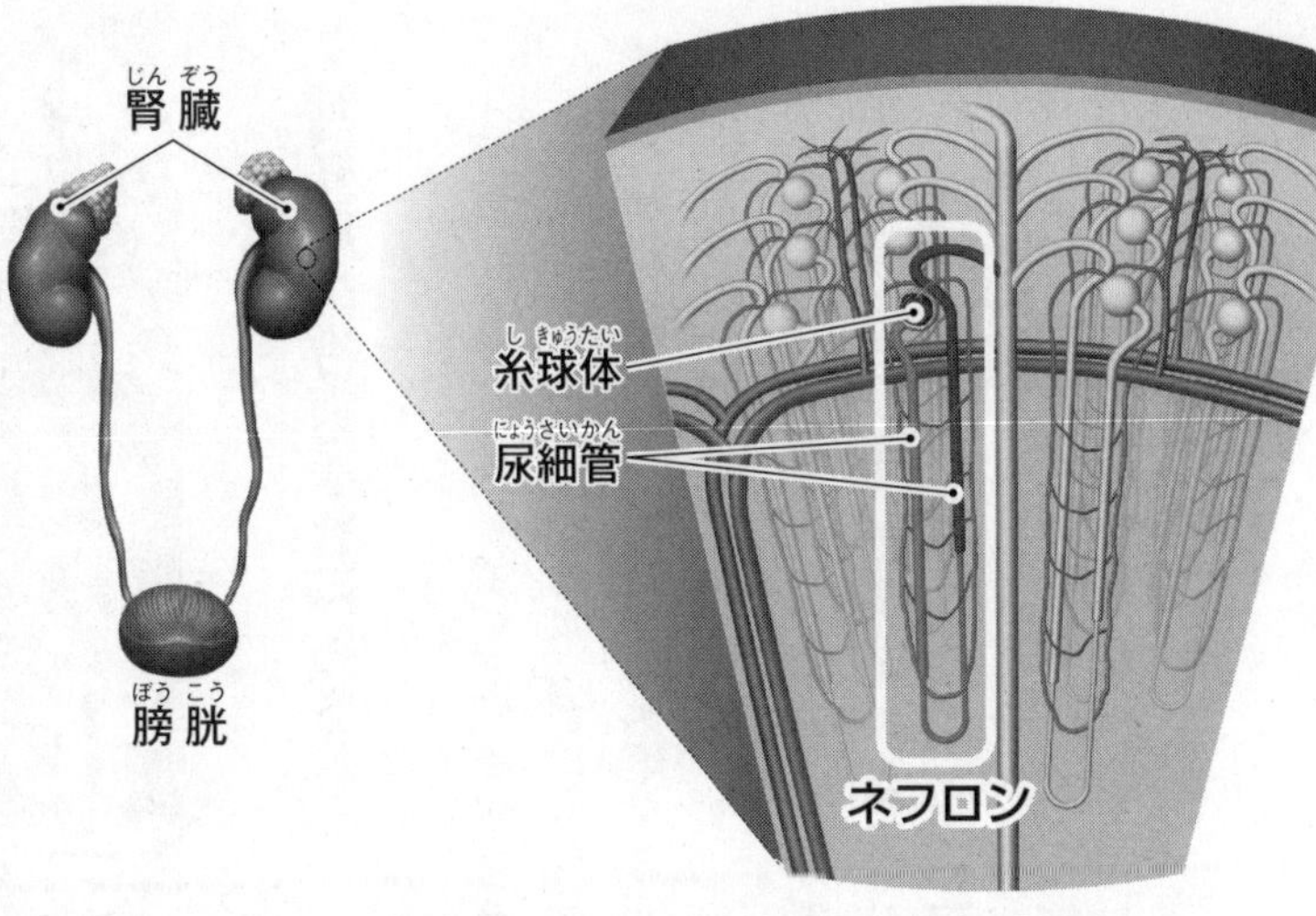

▲腎臓には、「糸球体」と「尿細管」が組み合わさってできた小さな濾過装置「ネフロン」が多数あり、尿を作っている。尿は膀胱へと送られ、排出される。

酸性とアルカリ性とは、物質がもつ化学的な性質を計るひとつの尺度です。水に溶けたときに水素イオンというものを発生させる物質は酸性、水酸化物イオンというものを発生させる物質はアルカリ性、どちらでもないものは中性と呼ばれます。酸性とアルカリ性は、0から14までの値を取る**pH**という数値で表されます。pHは7が中性で、それより小さいと酸性、大きいとアルカリ性です。

人間が健康でいるためには、血液などのpHが7・35〜7・45に保たれている必要があります。バランスが崩れると、筋肉の疲労や呼吸困難、神経系の異常などの症状が出ることがあります。バランスを取ってくれている腎臓を健康に保つには、**水分を十分に摂り**、**塩分を控え**、**適度に運動する**ことが大切です。

10

黙々とはたらいてくれる健康の守護者

体内の化学工場 肝臓

Keywords

栄養素の処理

解毒作用

自己修復能力

肝臓の役割は数百もある

肝臓は人体最大の臓器で、重さは個人差がありますが、約1・5キロほどにもなります。**食べ物から得られた栄養素の処理**など、多くの役割を担っています。

肝臓には、小腸などで栄養素を吸収した血液が運び込まれます。栄養素は分解されたり、別の物質に合成されたりして、一部は蓄えられ、一部は体内をめぐっていきます。全身の細胞が、それぞれに必要な栄養素を手に入れられるのは、肝臓という「化学工場」が稼働しているからなのです。

肝臓は、体内に取り込まれてしまった有害な物質や薬品を、無害なものに変えて排出する**解毒作用**も担っています。アルコールや薬物などは、肝臓で分解されて毒性の低い物質に変わり、**尿**や**胆汁**に混ざって体外に出されます。胆汁には、十二指腸で脂質の分解を助けるはたらきもあります（103ページ参照）。

ほかにも、古くなった赤血球を処理して新しい血液や胆汁の材料にしたり、ホルモンを分泌したり、体温維持に貢献したりと、肝臓は数百もの機能をもつともいわれています。

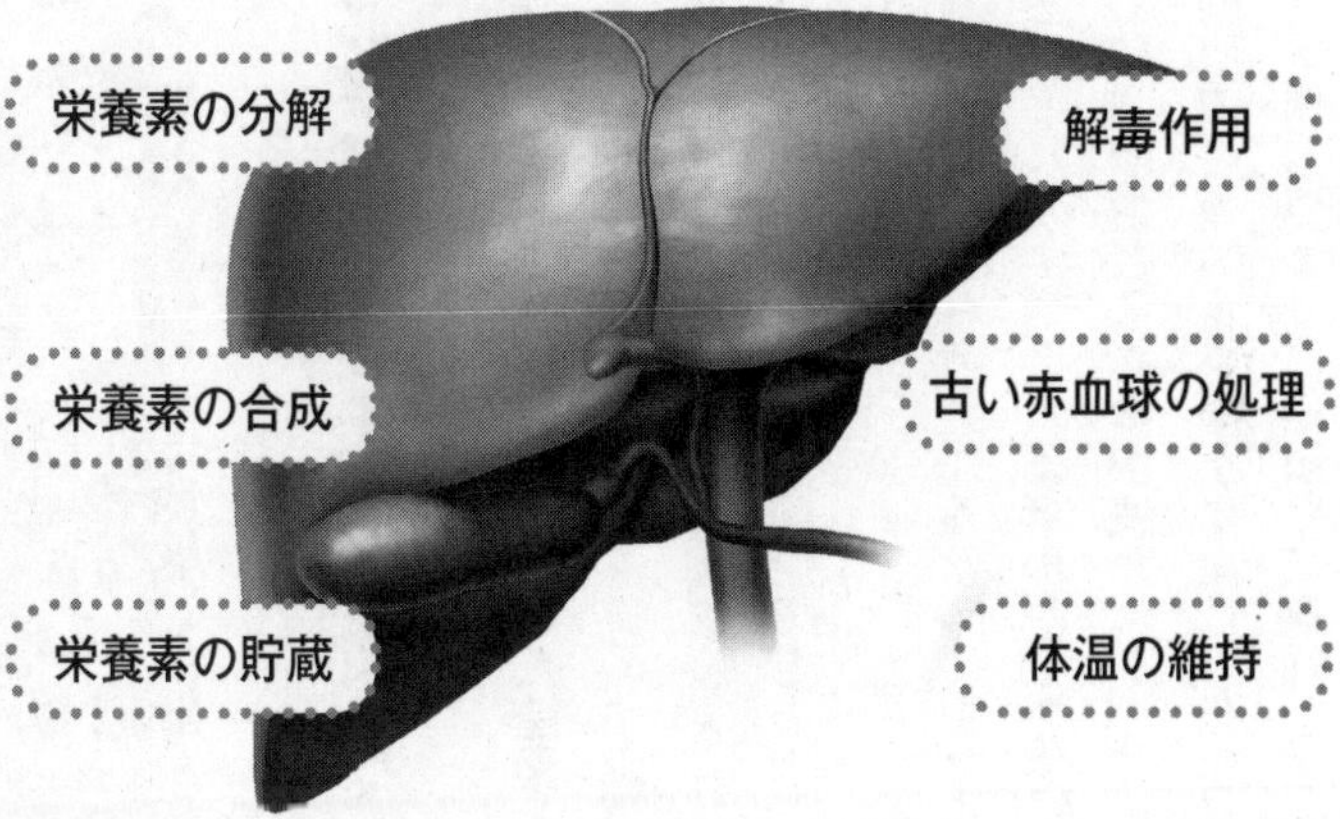

▲肝臓が担うおもな役割。肝臓は自己修復能力ももっており、そのため移植手術も行うことができる。

酷使は禁物!!

しかも肝臓は、**自己修復能力**をもっていて、一部が損傷しても再生して機能を維持することが可能です。

それでも、お酒の飲みすぎによる解毒作用の酷使などで、長期にわたってダメージを受けつづけると、肝臓は病気になってしまいます。しかも肝臓は痛みを感じにくいので、病気になっても気づきにくいことがあるのです。

全身が必要とする栄養素を用意してくれる肝臓を、健康に保つためには、**脂っこい食事やアルコールを控えめにする**ことが有効です。また、適度な運動によって血液の流れがよくなると、肝臓のはたらきもよくなります。

11

糖質と酸素からATPが作られる超精密システム

細胞でのエネルギー生産

Keywords
解糖系
クエン酸回路
電子伝達系

必要なエネルギーを生み出す

呼吸によって肺で取り込まれた**酸素**と、腸などで吸収され肝臓で処理された**栄養素**は、血液に溶け込んで全身の**細胞**に送られます。では、酸素と栄養素は、細胞でどのように使われているのでしょうか？

細胞は、生きて活動するために**エネルギー**を必要とします。その**エネルギーを生産するために**、細胞内で、酸素と栄養素が使われるのです。

細胞内でのエネルギー生産は、化学反応がドミノ倒しのように連鎖して進行します。

3つのプロセスが連動

最初に、細胞内の**細胞質基質**《さいぼうしつきしつ》という場所で、**解糖系**《かいとうけい》と呼ばれる化学反応が起こります。

その材料となるのは、血液に乗ってやってきた栄養素、**グルコース**です。これは**炭水化物**から得られた**糖質**です（105〜106ページ参照）。このグルコースが**ピルビン酸**という物質に変換される過程で、エネルギーが生み出されます。

このピルビン酸が、細胞内の**ミトコンドリア**で**アセチル補酵素**《ほこうそ》**A**という物質に変えられ

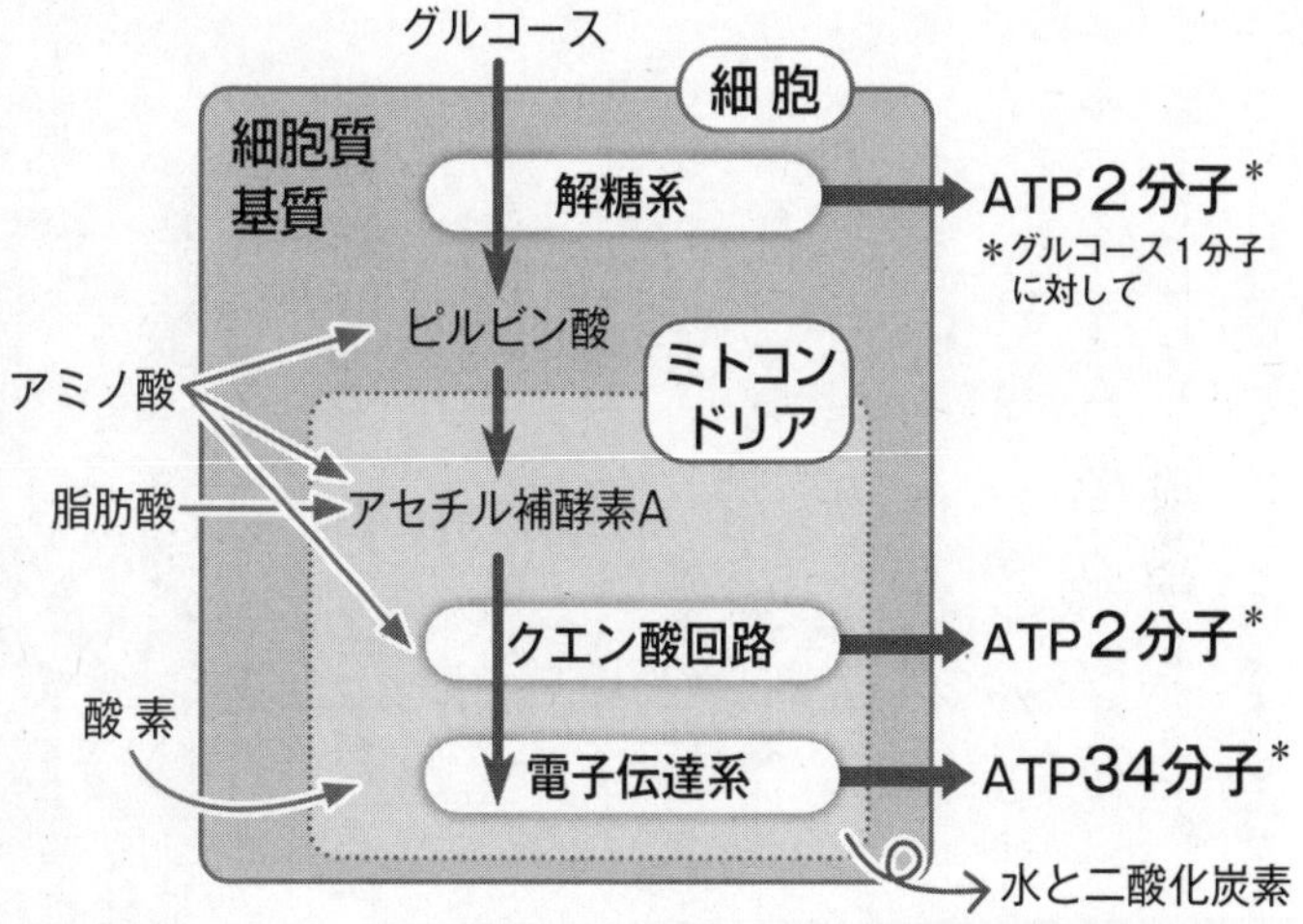

▲細胞でのエネルギー生産のプロセスの概略。複数の化学反応が連鎖する精密なシステムにより、栄養素が多くのエネルギーに変えられ、「ATP」という形で保存される。

たのち、**クエン酸回路**《さんかいろ》および**電子伝達系**《でんしでんたつけい》と呼ばれる一連の化学反応が起こって、エネルギーが産出されます。**タンパク質**から分解された**アミノ酸**や、**脂質**から分解された**脂肪酸**《しぼうさん》も、エネルギー生産に関与してきます。また、ミトコンドリア内のプロセスでは酸素が必要とされ、水と二酸化炭素が排出されます。

生み出されたエネルギーは、電池のような役割を果たす物質に貯め込まれます。その物質は、**ATP**（**アデノシン三**《さん》**リン酸**《さん》）という分子です。この分子に保存することで、必要に応じて細胞内で利用できるのです。

エネルギー生産の主要な場となるミトコンドリアは、「細胞の発電所」とも呼ばれます。複雑な化学反応を組み合わせて、多くのエネルギーを生み出しています。

12

細胞は「自分をリサイクル」する!?

驚きのオートファジー1

Keywords

隔離膜

オートファゴソーム

リソソーム

細胞は「自分自身を食べる」

細胞が生きて活動していると、古くなる部分や壊れる部分が出てきます。それらをそのままにしておくと、細胞のはたらきが悪くなったり、病気になったりする可能性があります。

そこで細胞は、自分自身をリサイクルします。自分の一部を分解し、新しい部分の材料やエネルギーに変えるのです。その現象は、**オートファジー**と呼ばれます。ギリシャ語で「自分自身を食べる」という意味です。

自己リサイクルのプロセス

細胞は、どのようにして自分自身をリサイクルするのでしょうか?

まず、細胞内にある不要なものを、**隔離膜**《かくりまく》という膜でおおいます。いわば、ゴミをゴミ袋に入れるのです。不要物が隔離膜でおおわれた状態を、**オートファゴソーム**といいます。

次に、このオートファゴソームに、**リソソーム**という別の袋が合体します。リソソームの中には、物質を分解する酵素が入っており、その分解酵素が、袋の中で不要物を切り

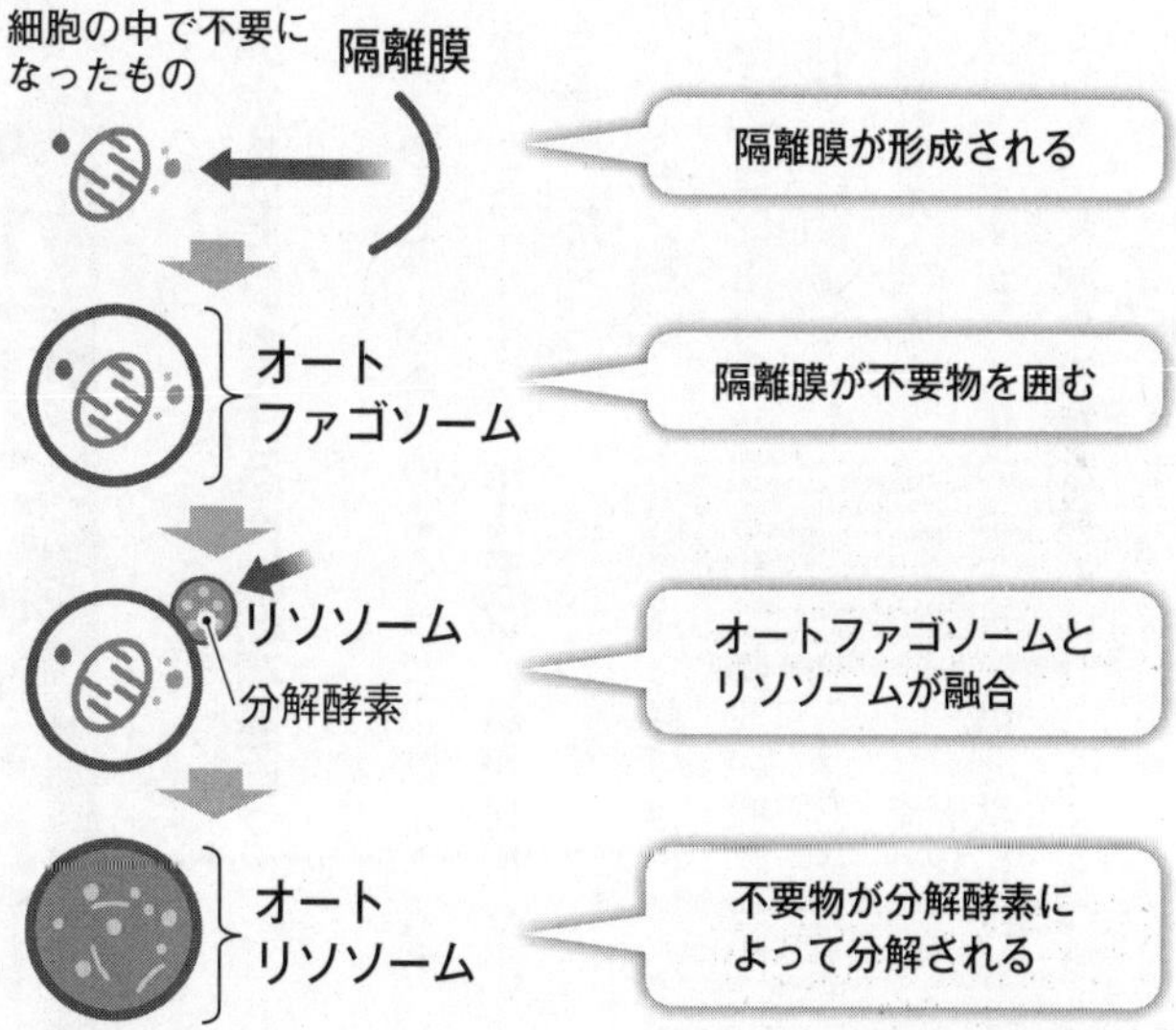
細胞の中で不要になったもの
隔離膜
隔離膜が形成される
オートファゴソーム
隔離膜が不要物を囲む
リソソーム
分解酵素
オートファゴソームとリソソームが融合
オートリソソーム
不要物が分解酵素によって分解される

▲細胞の「オートファジー」とは、不要になったものを袋に入れ、その袋の中で分解してリサイクルするはたらきである。「オートファゴソーム」と「リソソーム」が合体した袋は、「オートリソソーム」と呼ばれる。

刻み、新たな材料やエネルギーに変えるのです。

この驚くべきプロセスを解明したのは、日本の生物学者**大隅良典**《おおすみよしのり》（1945年〜）で、この功績によって2016年度のノーベル生理学・医学賞を受賞しています。

オートファジーはがんや老化、感染症など、さまざまな病気の予防や治療にかかわる重要な役割を果たします。オートファジーはまた、栄養が不足したときに細胞が生き残るための戦略としても利用されます。不必要な部分を分解してエネルギーを得ることで、生存を続けることができるのです。

13

健康を支えるメッセンジャー

ホルモンのはたらき

Keywords
内分泌器官
受容体
インスリン

ホルモンを作る内分泌器官

ここまで、人体内の驚くほど複雑なシステムを見てくる中で、**ホルモン**の話が何度も出てきました。

ホルモンとは、生体内で作られて体のはたらきをコントロールする化学物質の総称です。ちなみにホルモンとは、古代ギリシア語で「刺激する」「興奮させる」といった意味をもつ言葉ですが、人体のホルモンは非常に多様であり、刺激や興奮以外のはたらきをもつものもたくさんあります。

ホルモンは、人体のさまざまな箇所で作られます。ホルモンを作って分泌する器官は、**内分泌器官**《ないぶんぴつきかん》と総称されます。脳の**視床下部**《ししょうかぶ》や**下垂体**、**松果体**、喉の**甲状腺**、**腎臓**や**副腎**《ふくじん》などが代表的な内分泌器官ですが、そのほかにも多くの器官が独自のホルモンを作っています。

情報を伝える仕組み

ホルモンは、電子メールのように生体内でメッセージを伝えることで、体のはたらきを

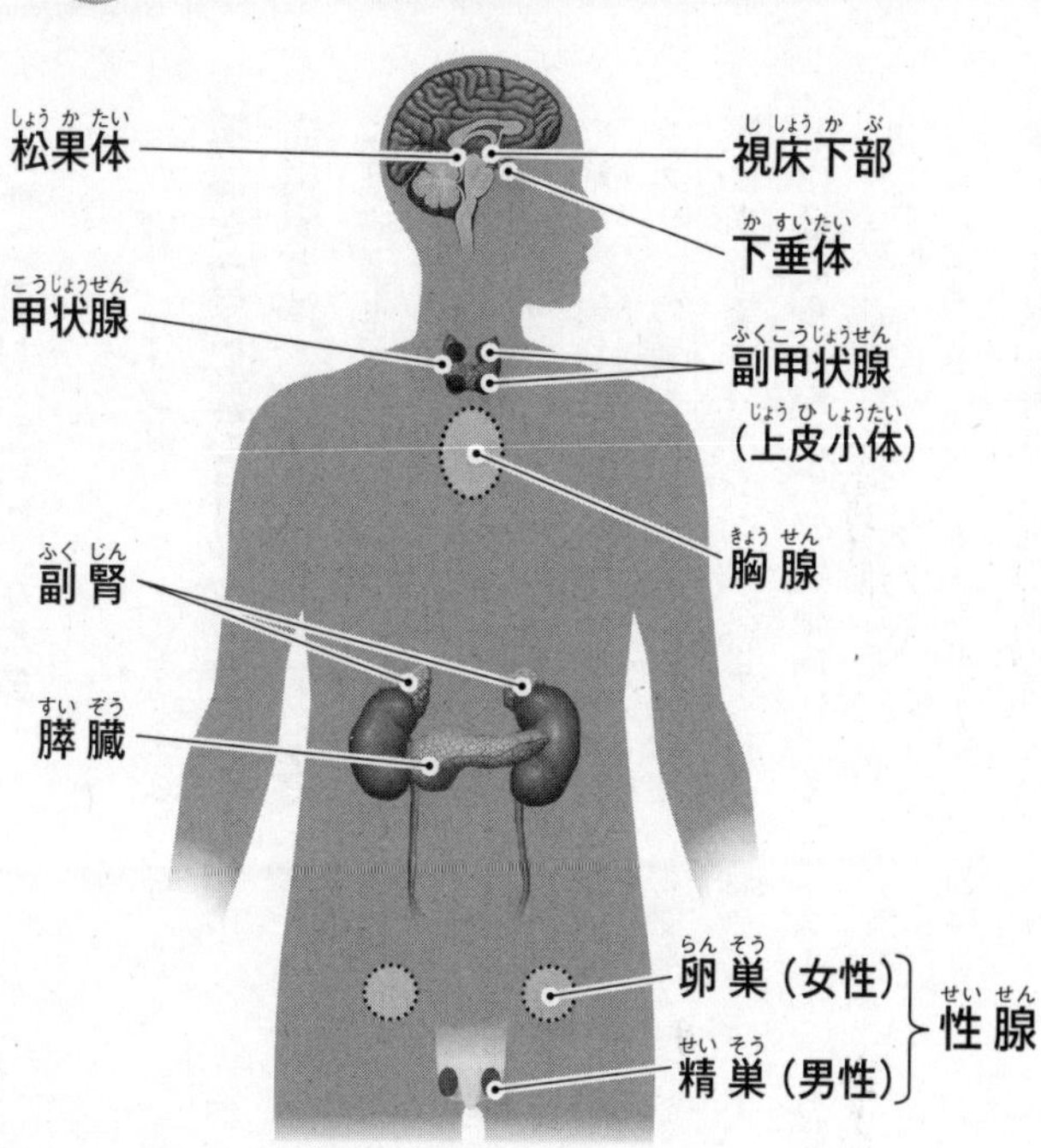

▲人体におけるおもな「内分泌器官」。

調整しています。分泌されたホルモンは、おもに血管を通って体をめぐり、特定の器官に届いて情報を伝えるのです。

あるホルモンに反応できるのは、そのホルモンに合う**受容体**《じゅようたい》をもつ特定の細胞だけです。受容体はいわば鍵穴で、鍵となるホルモンが合うと開きます。その仕組みのおかげで、ホルモンは決まった宛先に届くのです。

ホルモンが受容体にくっつくことで、細胞の中で化学反応が起こり、細胞のはたらきを変えたり、新しい物質を作ったりすることができます。

インスリンのはたらき

たとえば**インスリン**というホルモンは、**血糖値**《けっとうち》**を一定に保つ**はたらきをもっています。**血糖値**とは、血液中の糖質（**グルコース**）の濃度のことです。

ものを食べたあと、消化・吸収によって血液中のグルコースが増えると、膵臓の細胞がそれを感知し、インスリンを分泌します。インスリンの受容体は、筋肉の細胞などの細胞膜にあります。インスリンは、筋肉の細胞などにはたらきかけて、細胞内にグルコースを取り込ませ、エネルギーに変えさせます（116ページ参照）。すると血液から細胞内にグルコースが移り、血糖値が下がるのです。

ホルモン異常を防ぐには

ホルモンは、ちょうどいい量が必要です。ホルモンが多すぎたり少なすぎたりすると、体に問題が起こります。これを**ホルモン異常**といいます。

たとえば、インスリンが少なかったり効きにくかったりする状態が続くと、血液中の糖分が慢性的に多くなり、視力が低下したり、手足がしびれたり、腎臓の機能が弱まったりと、さまざまな障害が出てきます。いわゆる**糖尿病**《とうにょうびょう》です。

ホルモン異常をできるだけ予防するには、**バランスのよい食事**、**適度な運動**、**十分な睡眠**、**ストレスの軽減**を心がけるのが重要です。

ホルモン	作られる場所	おもなはたらき
インスリン	膵臓	血糖値を下げる。
グルカゴン	膵臓	血糖値を上げる。
エストロゲン	卵巣、胎盤、副腎皮質	女性の発育や月経(197ページ参照)の周期などにかかわる。
プロゲステロン	卵巣、胎盤、副腎皮質	女性の妊娠や月経の周期などにかかわる。
テストステロン	精巣、卵巣、副腎皮質	男性の生殖器官や筋肉量・骨量・体毛などにかかわる。
タイロキシン	甲状腺	エネルギーを作ったり使ったりする速度を速くする。
アドレナリン	副腎髄質	危機的状況で「戦うか逃げるか」の選択に対応できる状態を作る。
ノルアドレナリン	副腎髄質	危機的状況で「戦うか逃げるか」の選択に対応できる状態を作る。
ドーパミン	中枢神経、副腎髄質	快感をもたらすことでやる気を生み、新しい習慣作りにもつながる。
アルドステロン	副腎皮質	ミネラルや水分のバランスを調節する。
糖質コルチコイド	副腎皮質	血液中の糖質を調整し、ストレスに対応する。
セロトニン	中枢神経、消化管、血小板	感情を整え、幸せな気分をもたらし、すっきり目覚めさせてくれる。
メラトニン	松果体	体内時計を調整して、深い眠りに導いてくれる。
ヒト成長ホルモン	下垂体	骨や筋肉の成長を促進し、若々しさの維持にも貢献する。
甲状腺刺激ホルモン	下垂体	甲状腺からのホルモン分泌を促進する、ホルモンの司令塔。
オキシトシン	視床下部	出産や授乳を助けるほか、絆や信頼を感じさせる「愛のホルモン」。
レプチン	脂肪細胞	食欲の抑制などを通して、脂肪分の調節をサポートする。
グレリン	胃	空腹時に分泌され、食欲を感じさせる。
ヒスタミン	胃	アレルギー反応や炎症にかかわる。

▲人体には100種類以上の「ホルモン」があり、それぞれ固有のはたらきをもっている。

14

人体は脳だけに制御されているわけではない!?

臓器と臓器は対話する

Keywords
脳
ANP
ホルモン

臓器どうしのコミュニケーション

人体の中でも**脳**（第6章であらためて扱います）は、「全身を支配する司令室」のように思われているのではないでしょうか。全身のほぼすべての情報が脳に集められ、脳で判断され、脳の指令が全身に伝達されるようなイメージです。

しかし近年の研究により、このイメージはくつがえされつつあります。**体内のそれぞれの臓器が、脳を介さないコミュニケーションも行っている**ことがわかってきたのです。

中でも先駆的な成果とされるのが、日本の生化学者**寒川賢治《さむかわけんじ》**（1948年～）らによる、**ANP（心房性《しんぼうせい》ナトリウム利尿《りにょう》ペプチド）**という**ホルモン**の発見です（1984年）。

ANPの発見から

ANPは、**心臓**から分泌されます。血液に溶け込んで全身を循環し、**腎臓**にやってくると、そこで**尿**を多く作らせるはたらきをします。つまり、心臓が発する「尿を増やしてもらいたい」という情報を、腎臓に伝えている

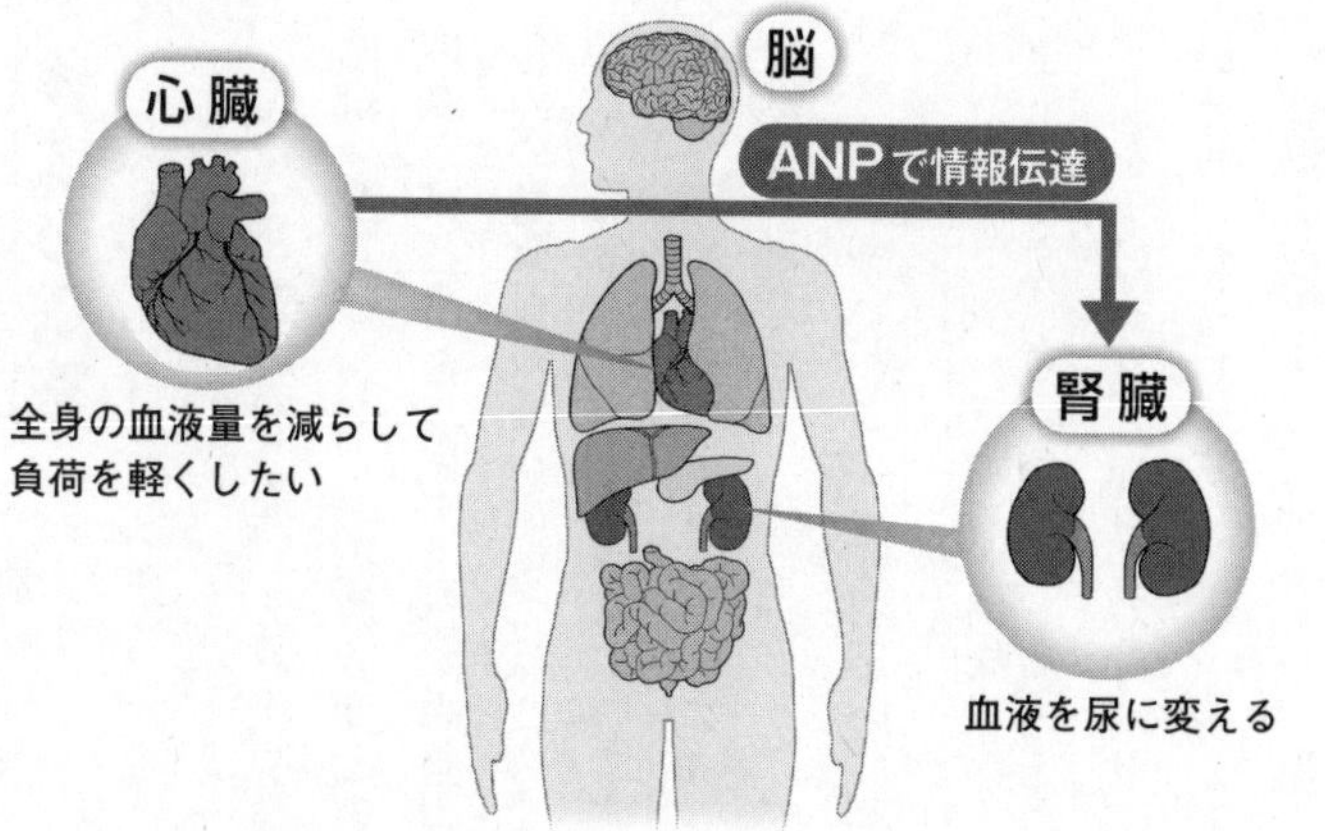
脳
心臓
ANPで情報伝達
腎臓
全身の血液量を減らして
負荷を軽くしたい
血液を尿に変える

▲人体が「脳の指令が、各パーツに伝えられる」だけのトップダウン型の構造だとはいいきれず、「各パーツが情報のやり取りをして調整し合う」というネットワーク型の性格ももつことを示す例が、腎臓に「尿を増やすように」との情報を伝えるために心臓が分泌する「ANP（心房性ナトリウム利尿ペプチド）」である。

のだといえます。

心臓が、なぜ尿が増えることを望むのかというと、自分にかかる負荷を減らすためです。全身の血液の量が多いと、それを循環させるポンプである心臓に、大きな負荷がかかります。そこで、腎臓で血液を尿に変えてもらい、血液の量を減らして楽になろうというのです。

従来、ホルモンは脳からの指令を受けて分泌されると考えられていました。しかしANPは、心臓がいわば自分の都合で分泌するホルモンだったのです。

この発見を皮切りに、臓器どうしが「横の関係」として情報を伝え合うネットワークが明らかになってきました。「脳だけに支配された人体」というモデルは、古いものになりつつあるのです。

COLUMN 04

体温の調整

人体は、外部の温度がある程度高かったり低かったりしても、セ氏約37度という一定の体温を保とうとします。体温調整のおかげで、体内の**酵素**が最適な温度ではたらくことができて、生命活動が維持されています。つねに体温を調整することは、人体にとって非常に重要なのです。

外部が暑いときは、汗をかいて蒸発《じょうはつ》させたり、血管を広げて体温を放出したりして体温を下げます。寒いときは、筋肉を震えさせて体温を上げたり、血管を収縮させて体温の放出を防いだりします。

体温の調整をしているのは、脳の**視床下部**という器官です。視床下部は、体内の温度情報を高い精度で感知して、**自律神経**や**ホルモン**を介して微妙な調節を行っているのです。私たちが意識しないうちに、自動で高度な調整が行われているのは、驚くべきことです。

病気になると、体温が一時的に上昇します(**発熱**)。これは病原体の増殖を抑え、**免疫細胞**を活性化させるためです。しかし、高熱が長時間続くと、体のタンパク質が変性して細胞が機能しなくなるリスクがあります。

逆に、普段から体温が低めの人も、**基礎代謝**(62ページ参照)が低下して免疫力が下がっている恐れがあり、注意が必要です。**タンパク質**や**ビタミンB群**、**鉄分**などを摂り、適度な運動を心がけて、体温を上げる工夫をしましょう。

第5章

病原体と戦う免疫の仕組み

01

人体システムに異常をきたす原因に迫る

人はなぜ病気になるのか

Keywords
感染症
病原体
細菌、ウイルス

「病気」にもいろいろある

第4章では、私たちが意識していないところで人体を快適な状態に保ってくれているシステムを紹介しましたが、ときに、そのようなシステムがうまくはたらかなくなることがあります。いわゆる「病気」です。この章では、「病気」の脅威に対処する人体の仕組みを紹介していきます。

「病気」の中でも、人体の組織に異常があり、検査で原因を見つけられるようなものを、**器**《き》**質的疾患**《しってきしっかん》といいます。器質的疾患にも、血管が詰まって細胞が死んでしまう**脳梗塞**《のうこうそく》や**心筋**《しんきん》**梗塞**《こうそく》、細胞が異常に増殖する**腫瘍**《しゅよう》、糖尿病をはじめとする**代謝異常**《たいしゃいじょう》などさまざまな種類がありますが、風邪《かぜ》やインフルエンザといった形で私たちにとって身近なのが、**感染症**《かんせんしょう》です。

小さな生き物が侵入してくる!!

人はなぜ、感染症にかかるのでしょうか？典型的なのは、「病気の原因となるもの」が外から人体の中に入ってくる**外因感染**《がいいんかんせん》です。「病気の原因となるもの」は、**細菌**や**ウイル**

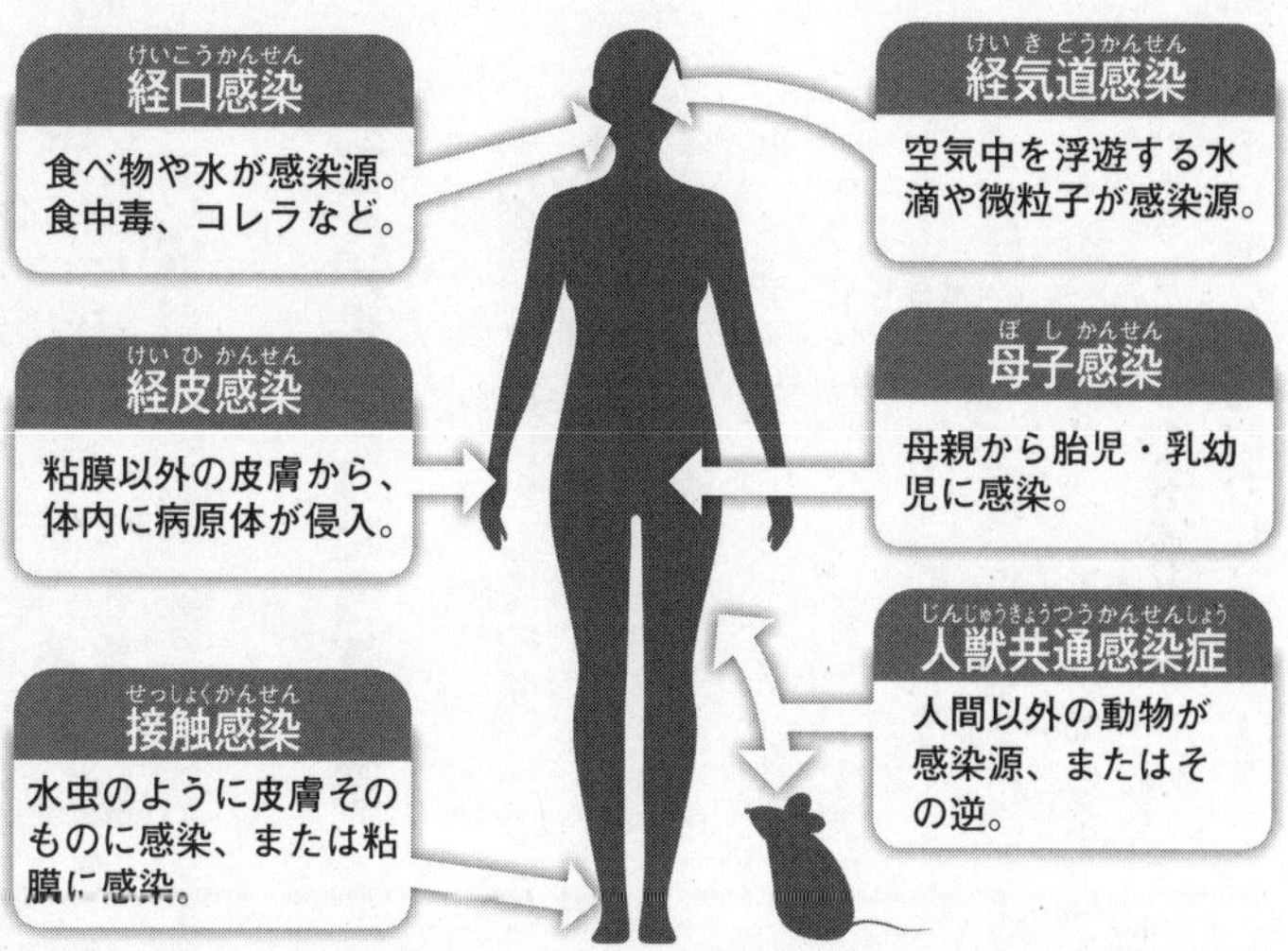
経口感染《けいこうかんせん》
食べ物や水が感染源。食中毒、コレラなど。
経気道感染《けいきどうかんせん》
空気中を浮遊する水滴や微粒子が感染源。
経皮感染《けいひかんせん》
粘膜以外の皮膚から、体内に病原体が侵入。
母子感染《ぼしかんせん》
母親から胎児・乳幼児に感染。
人獣共通感染症《じんじゅうきょうつうかんせんしょう》
人間以外の動物が感染源、またはその逆。
接触感染《せっしょくかんせん》
水虫のように皮膚そのものに感染、または粘膜に感染。

▲「感染」のさまざまなタイプ（旦部幸博、北川善紀『病原体の世界』を参考に作成）。「感染源」とは、「病原体」を含んでいて、感染の原因になるもののこと。

スといった小さな生物です（137ページで述べますが、ウイルスを生物とみなすかどうかには議論があります）。感染症の原因となる微生物《びせいぶつ》は、**病原体**《びょうげんたい》と呼ばれます。

病原体が体内に侵入して増えることを**感染**といい、病原体が原因となって症状が現れることを**発症**《はっしょう》といいます。

ちなみに、もともと体内にあった病原体が、何らかのきっかけで増殖して発症する**内因感**《ないいんかん》**染**《せん》というパターンもあります。

感染症の中でも特に、病原体をもっている人から別の人に直接感染しやすいものは**伝染**《でんせん》**病**《びょう》と呼ばれ、たとえばインフルエンザなどは伝染病とされていました。しかし、近年では伝染病といういい方はあまりされなくなっています。

02

病原体の発見

肉眼では見えない敵との戦いの歴史!!

Keywords
四体液説
微生物
細菌、ウイルス

古代に生まれた四体液説

感染症の**病原体**となる**細菌**や**ウイルス**は、あまりに小さく、肉眼では見えません。ですから人類は、感染症の原因が病原体であることに、なかなか気づきませんでした。

古代、病気はしばしば神の罰や悪霊、呪いなどによるものだとみなされました。そんな中、一種の科学的態度で病気を治療しようとしたのが、古代ギリシアの医師**ヒポクラテス**（前460頃～前370年頃）や、その理論を受け継いだ医師**ガレノス**（129頃～200年頃）です。彼らは、人体には血液、粘液《ねんえき》、黒胆汁《こくたんじゅう》、黄胆汁《おうたんじゅう》という4種類の体液があるとする**四体液説**《よんたいえきせつ》にもとづき、「体液のバランスが崩れることが病気である」と主張しました。

また、ガレノスは解剖学を発展させ、その理論は16世紀頃まで絶大な権威を誇りましたが、人間と動物の解剖学的な違いを見落とすことも多く、重大な間違いもありました。

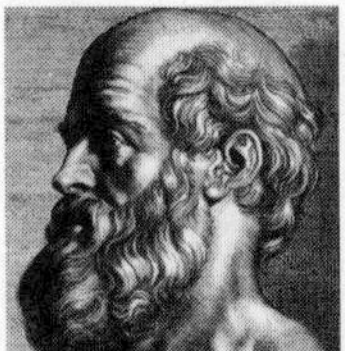
▲ヒポクラテス。

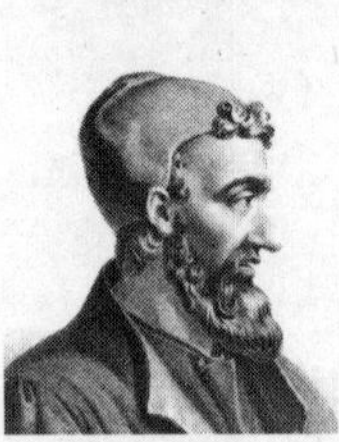
▲ガレノス。

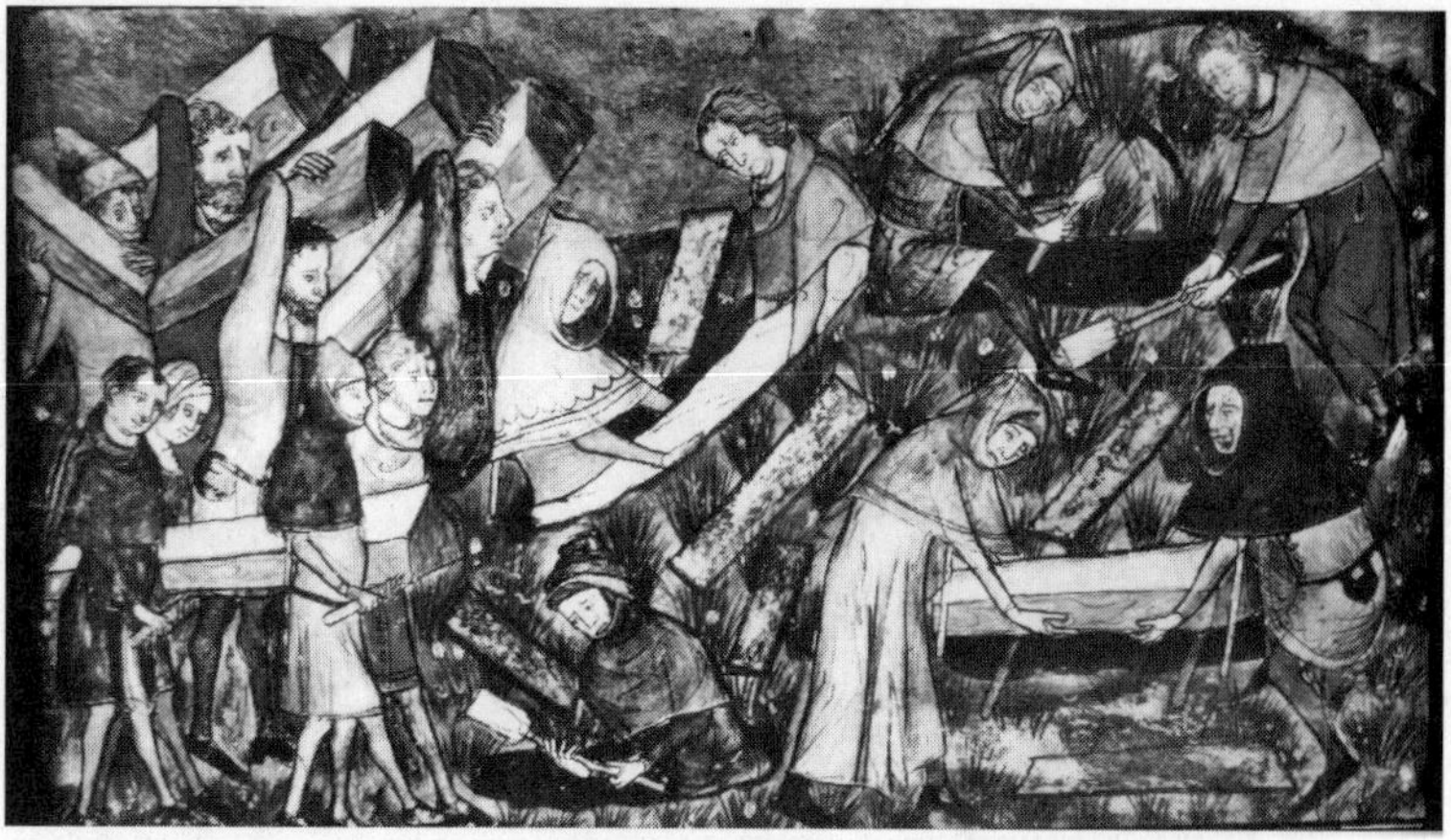

▲「黒死病」と呼ばれたペストによる死者の埋葬を描いた絵画。14世紀からヨーロッパで大流行したペストは、当時のヨーロッパの人口の3分の1を死に追いやったともいわれる。

微生物の発見

14世紀以降、ヨーロッパなどで**ペスト**という恐ろしい病気が大流行します。ペストは、**ペスト菌**を病原体とする感染症です。ネズミに感染したペスト菌が、ノミを介して人間にうつり、爆発的に感染が広がったのです。

このとき、ペストが人伝いにどんどん広まっていく様子を見て、「目に見えない病気のもとが、人から人にうつっているのではないか」と気づく人たちが出てきました。従来の四体液説とは異なる考え方だといえます。

この考え方を発展させたのは、16世紀イタリアの医師**ジローラモ・フラカストロ**（1478～1553年）です。彼は、目に見えな

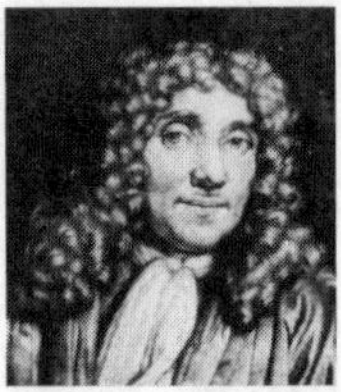

▲レーウェンフック。

い生物のようなものが病気を引き起こし、それがさまざまな形で伝染すると主張しました。

そして1674年、オランダの科学者**アントーニ・ファン・レーウェンフック**（1632〜1723年）が、顕微鏡によって**微生物**を発見するのです。

近代細菌学の始まり

微生物と病気を結びつける科学的な研究が進んだのは、19世紀のことです。

フランスの生物学者**ルイ・パスツール**（1822〜1895年）は、食べ物が腐る現象が細菌のしわざであることを、実験によってつきとめました。フラスコの中に入れた肉汁が、外から入ってきた細菌によって腐敗することが確認されたのです。

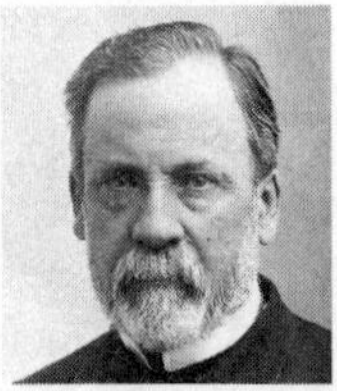

▲パスツール。

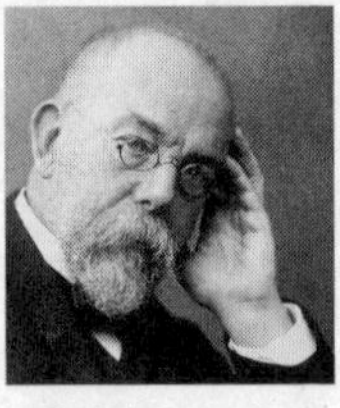

▲コッホ。

その発見に触発《しょくはつ》されて、ドイツの医師**ロベルト・コッホ**（1843〜1910年）は、「人が病気になるのも、人体に細菌が侵入してくるからではないか」と考えました。

そして彼は1876年、**炭疽菌**《たんそきん》という細菌が**炭疽**《たんそ》と呼ばれる感染症の病原体であること

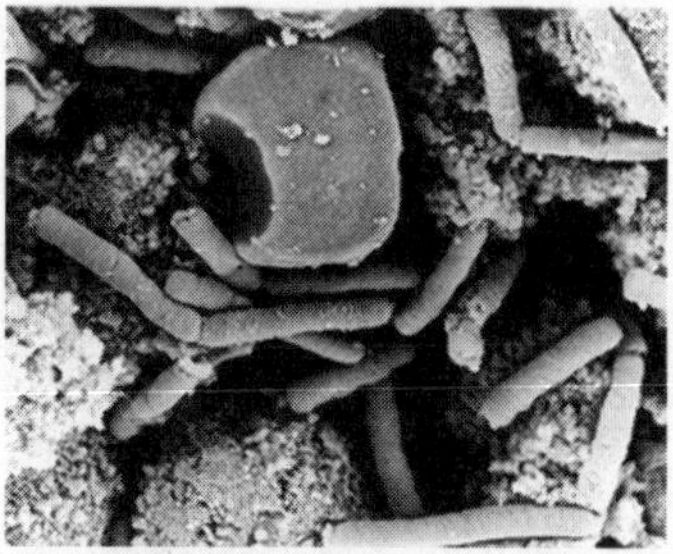

▲炭疽菌（電子顕微鏡による写真）。

を実証します。1882年には、**結核**《けっかく》の病原体である**結**《けっ》**核菌**《かくきん》も発見しました。

以後、コッホに続けとばかりに、さまざまな感染症の病原体を発見するべく、多くの科学者がしのぎを削ることになります。

細菌よりも小さなウイルス

しかし、どうしても病原体となる細菌が見つからない病気がありました。たとえば、日本の医師**北里柴三郎**《きたざとしばさぶろう》（1853〜1931年）が研究した**インフルエンザ**や、その弟子に当たる医師**野口英世**《のぐちひでよ》（1876〜1928年）が研究した**黄熱**《おうねつ》です。

というのも、インフルエンザや黄熱の病原体は、細菌よりもずっと小さい、別のものだったのです。それが**ウイルス**です。

人類がウイルスの存在に気づいたのは19世紀末です。タバコの葉を侵す病気の病原体が、細菌よりも小さいことが、ロシアの微生物学者**ドミトリー・イワノフスキー**（1864〜1920年）らによって発見されたのです。

当時の顕微鏡では見えないその病原体は、「毒」を意味する「ウイルス」と名づけられ、のちに**電子顕微鏡**で確認されました。

03 さまざまな病原体

細菌、カビ、寄生虫、そしてウイルスも!!

Keywords
3ドメイン説
細菌
ウイルス

3ドメイン説で生物を分類

病原体となる**微生物**を見ていく前に、そもそも**地球上の生物はどのように分類されるのか**を押さえておきましょう。

現在の生物学で主流となっているのは、アメリカの微生物学者**カール・ウーズ**（1928〜2012年）によって1990年に提唱された**3ドメイン説**です。遺伝子を調べることにより、現在の地球上に存在する生物を**ドメイン**と呼ばれる3つのグループに分けたもので、その3つのドメインは、**細菌**（**真正細菌**《しんせいさいきん》）、**アーキア**（**古細菌**《こさいきん》）、**真核生物**《しんかくせいぶつ》です。

細菌とアーキアはともに、ひとつの細胞だけで生きている**単細胞生物**《たんさいぼうせいぶつ》であり、また、細胞内にDNAを包む**核**（88ページ参照）をもたないことから**原核生物**《げんかくせいぶつ》と呼ばれます。名前や形は似ているようにも思われますが、およそ38億年も前に共通の祖先から分岐しており、遺伝子的にはまったく異なるということがわかっています。

これらに対して、細胞の中に核をもつものが真核生物です。この中には、単細胞生物のアメーバやゾウリムシも、キノコも、植物も、動物も、私たち人間も含まれています。

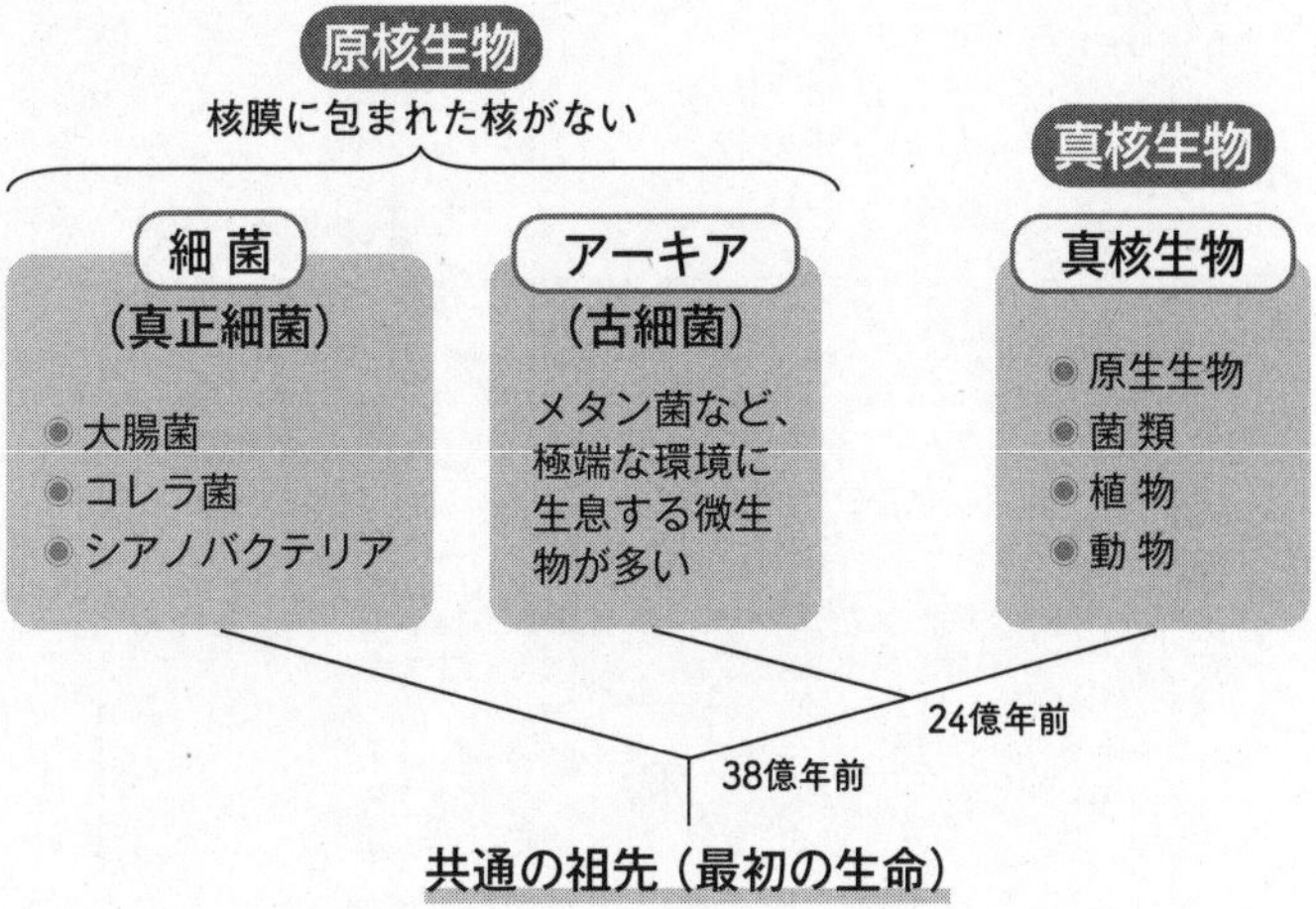

▲遺伝子によって生物を最も大きく分類する「3ドメイン説」。なお、「真核生物」の中の分類は、現在の最新研究では見直されているが、ここではイメージしやすいように古い分類を載せてある。

病原体となる生物

では、どんな生物が感染症の病原体になるのか、見ていきましょう。

人間にとっての病原体のうち、最も種類が多いのは、細菌です。細菌は地球上に数百万〜数千万種いるのではないかといわれており、何種発見されているのかも把握できないほどですが、現在発見されている中で、人に対する病原性をもつものは約540種とされます。

アーキアには、今のところ、人間に対する病原性をもつと確認されたものはありません。

真核生物のなかでは、まずは**原生生物**《げんせいせいぶつ》（アメーバやゾウリムシの仲間）の一部、**原虫**《げんちゅう》と呼ばれる生物の中に、病原体となる微生物が

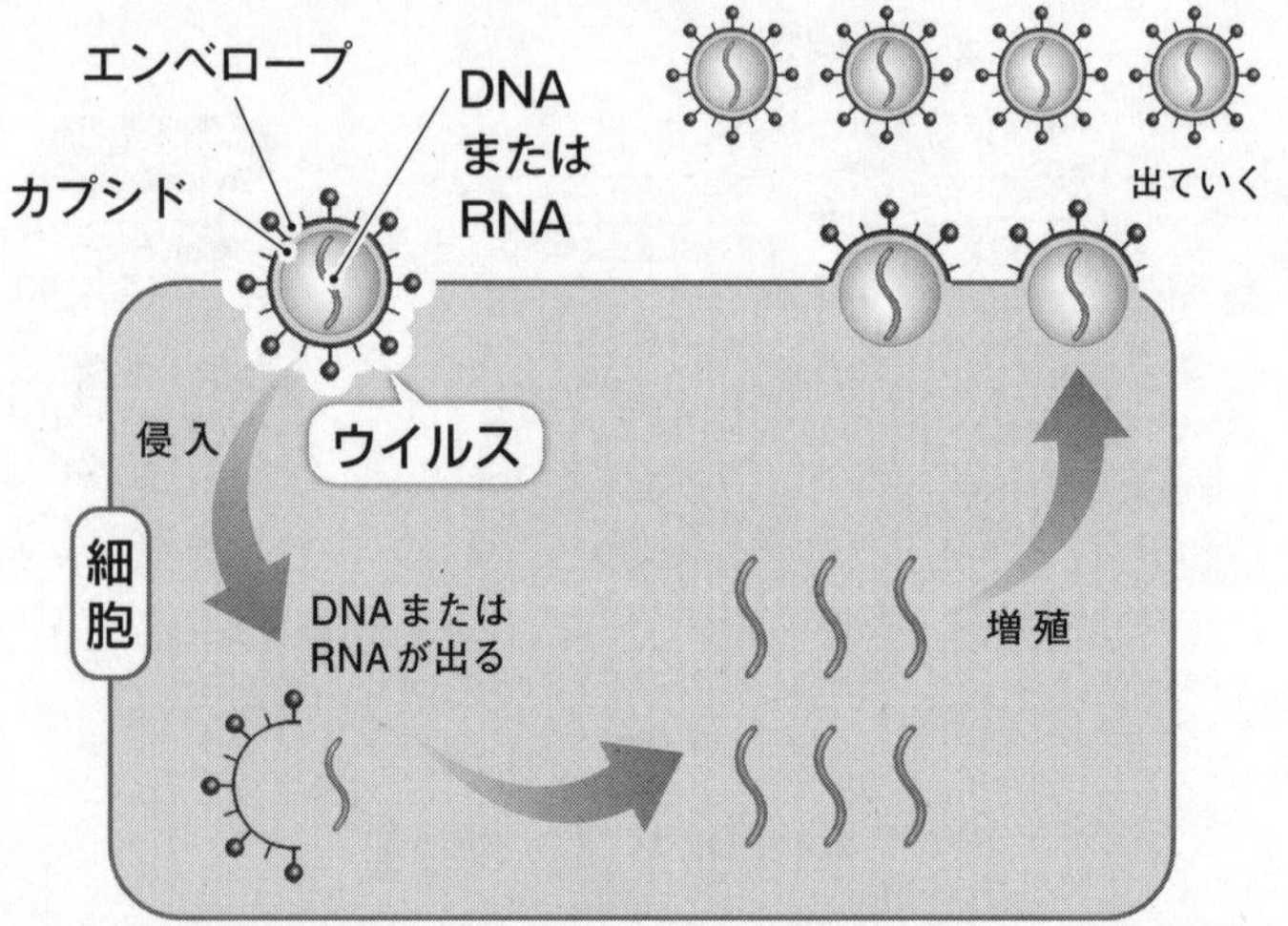

▲「ウイルス」の増殖の仕方。侵入された「宿主」の細胞は、正常に機能しなくなったり壊れたりする。ウイルスが宿主の遺伝情報を変化させてしまうこともある。

います。**マラリア**の病原体である**マラリア原虫**がその代表格です。

次に**真菌**《しんきん》です。カビやキノコのような菌類の仲間にも、いわゆる水虫《みずむし》を起こす**白癬菌**《はくせんきん》のように、病原体となるものがいます。

そして、他の微生物よりも大きなものとして、多細胞の動物である**蠕虫**《ぜんちゅう》がいます。一般に寄生虫と呼ばれるもので、食中毒を引き起こす**アニサキス**などが有名です。

ウイルスはどう増える？

ウイルスも病原体となりえます。ウイルスは、遺伝情報を**DNA**、またはそれに似た**RNA**という物質としてもち、**カプシド**というタンパク質で包んでいます。これが生物の細胞に侵入し、宿主《しゅくしゅ》の資源を利用しながら増殖します。そして細胞の外に出て、また別の細胞で増えていくのです。そのとき、宿主の細胞を占領したり、遺伝情報に影響を与えたりするため、宿主は病気になってしまいます。

このようなウイルスは、じつは、ほかの病原性の微生物とは違い、単純に「生物」であるとはいいがたいところがあります。

ウイルスは「生物」か？

そもそも、「生物」「生命」とは何でしょうか。統一見解はありませんが、多くの研究者は、次の3点が生命の条件だと考えています。

❶ **細胞膜**をもつ
❷ **代謝**（物質の生成と分解）を行う
❸ **自己複製**の能力をもつ

私たち人間も、❶細胞膜をもち、❷代謝を行いますし、子孫を残すことができるので、❸の条件も満たします。

ウイルスはどうでしょうか。まず、ウイルスは自分自身では代謝をしません。ですから、生命の条件❷を満たしません。また、**エンベロープ**と呼ばれる膜をもつものと、もたないものがありますので、❶は微妙です。❸については、たしかに自己複製はしていますが、宿主を利用しなければ増殖できません。

こういったことから、ウイルスは生命と非生命の中間的な存在とされるのです。

04

微生物の作る「武器」で病原体を撃退!!

抗生物質と耐性菌

Keywords
ペニシリン
突然変異
水平遺伝子伝播

抗生物質の発見

病原性の微生物については、20世紀の前半、効果的な薬が見つかりました。**抗生物質**《こうせいぶっしつ》です。微生物の中には、自分の生存のために、ほかの微生物などの増殖を止める物質を作り出すものがいます。その物質が抗生物質です。人間は、いわば微生物の作る武器を拝借《はいしゃく》して、病原体の撃退に使うようになったのです。

最初に発見された抗生物質は、1928年にスコットランドの細菌学者**アレクサンダー・フレミング**（1881〜1955年）が

▼「抗生物質」とは、微生物が自分のテリトリーを守り、広げるために、ほかの微生物に対して作り出す武器のようなものである。

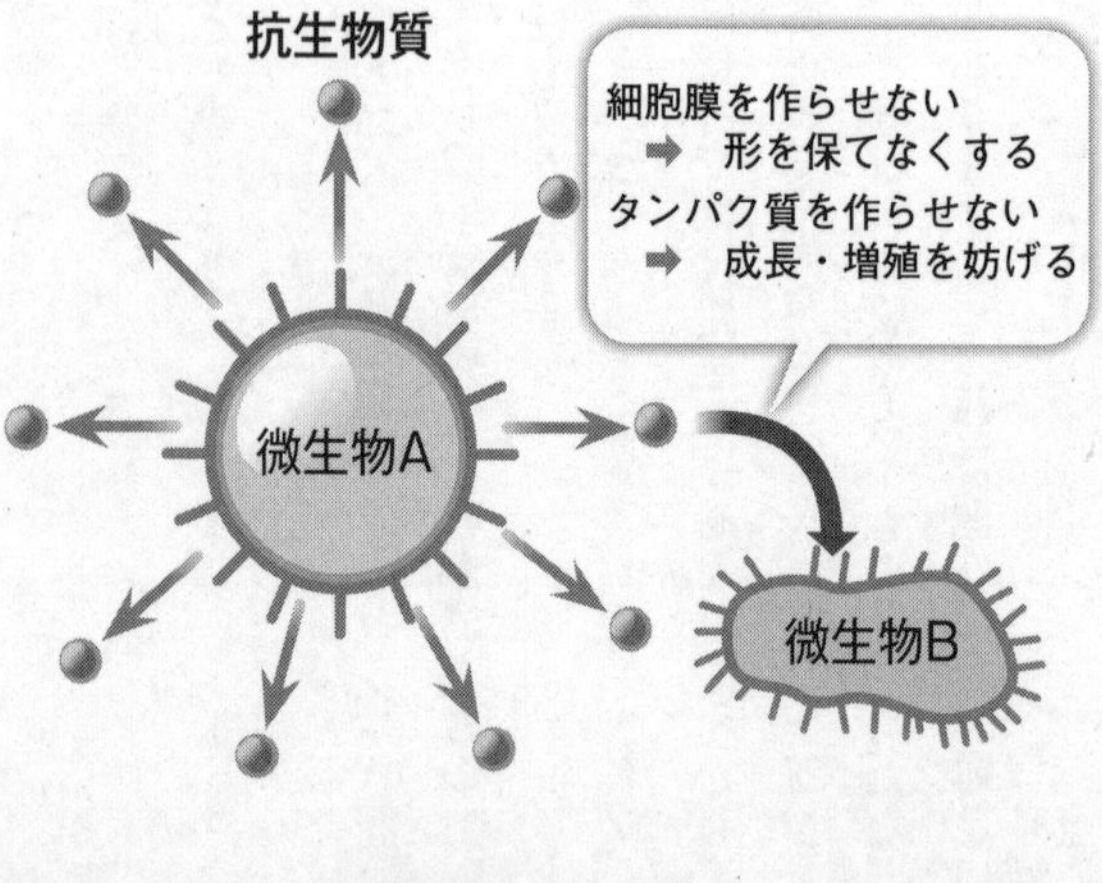
抗生物質
細胞膜を作らせない
➡ 形を保てなくする
タンパク質を作らせない
➡ 成長・増殖を妨げる
微生物A
微生物B

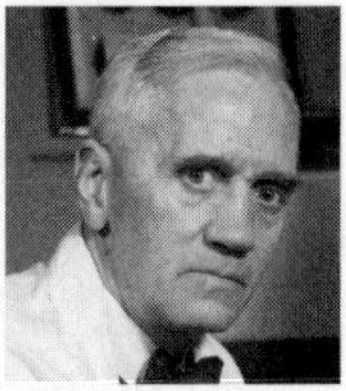

▲フレミング。

見つけた、アオカビの作る**ペニシリン**です。フレミングは偶然、細菌を培養《ばいよう》しているペトリ皿にアオカビが生え、そのまわりでは細菌が増殖できなくなっていることに気づいたのです。

第2次世界大戦中には、ペニシリンを精製して大量に作る方法が開発され、兵士たちの感染症予防に使われるようになりました。

耐性菌出現の危機

そののち、ほかにも多くの種類の抗生物質が作られ、多くの人の命を救っています。現在は、微生物に頼ることなく化学的に合成された**合成抗菌薬**《ごうせいこうきんやく》も使われています。

しかし、危惧されていることがあります。抗生物質への抵抗力をもつ**耐性菌**《たいせいきん》の出現です。

細菌は、とても速く増殖します。その中で、**突然変異**（202ページ参照）によって偶然、抗生物質への耐性をもつものが現れ、生き残って増殖することがあるのです。また、細菌には、ほかの細菌から遺伝子を受け取る**水**《すい》**平**《へい》**遺伝子**《いでんし》**伝播**《でんぱ》という能力があります。この能力により、耐性が細菌の間に広がるのです。

このままではいつか、抗生物質が効かなくなります。耐性菌の出現を抑えるため、抗生物質は**指定された量や期間を守って使う**必要があります。中途半端な使い方では、生き残る細菌が多く、耐性菌が増えてしまいます。

05

わずかなサンプルから病原体の遺伝子を見つける

PCR検査の仕組み

Keywords
DNA
塩基
RNA

病原体の遺伝子を探せ!!

感染症にかかっているかどうかを検査するすぐれた方法のひとつに、**PCR検査《けんさ》**があります。**新型コロナウイルス感染症**の流行により、日常用語としても定着しました。

PCR検査ではまず、**病原体**が付着しやすい粘膜から、綿棒《めんぼう》で細胞を採取します。その細胞に含まれている**遺伝子**を、**PCR（ポリメラーゼ連鎖反応《れんさはんのう》）法《ほう》**という方法で増やします。こうして増えて調べやすくなった遺伝子を測定器にかけ、病原体の遺伝子が見つかれば、その人が感染していることがわかります。

では、PCR法とはどのような方法なのでしょうか。それには、DNAの仕組みが利用されます。

DNAを増やす驚異の技術

DNAは2本の鎖がねじれたような**二重らせん**の形で、鎖どうしは**塩基**でつながっています（88ページ参照）。この塩基の結合が、何らかのきっかけで外れることがあります。そのとき、2本の鎖はファスナーが開くよう

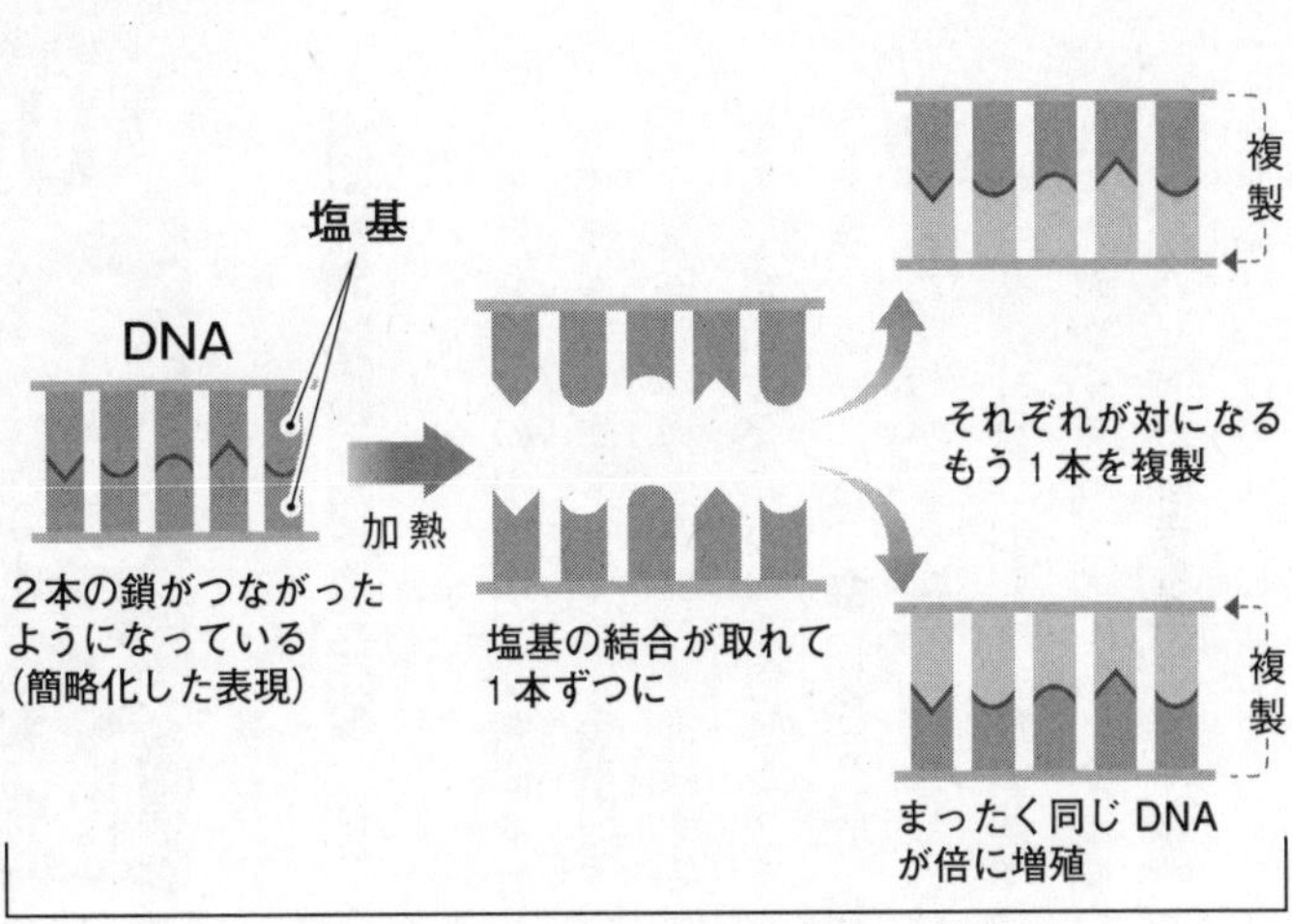
このプロセスをくり返して DNA を倍々に増やす

▲「PCR 検査」に用いる「PCR 法」の原理。特別な液体に入れ、温めたり冷やしたりをくり返すことで、DNA をほどいて複製させる。

にほどけ、１本ずつになります。そして面白いことに、特定の条件がそろうと、ほどけて１本ずつになった鎖のそれぞれが「自分と対になる塩基をもつもう１本」を複製することができるのです（２０６ページ参照）。

　この複製のプロセスを、人工的に引き起こすのがＰＣＲ法です。わずかなサンプルから、ＤＮＡの特定の箇所が膨大に増幅され、観察や実験がやりやすくなります。１９８３年、アメリカの生化学者**キャリー・マリス**（１９４４〜２０１９年）によって開発されました。

　病原体の中には、ＤＮＡではなく**ＲＮＡ**という物質を遺伝子としてもつ場合がありますが（１３６ページ参照）、**ＲＮＡの情報をＤＮＡに移す技術**（**逆転写**《ぎゃくてんしゃ》と呼ばれます）もあるため、問題なく対応することができます。

06 免疫とは何か

二段構えのシステムで人体を守る

Keywords
自然免疫
獲得免疫
抗原、抗体

自然免疫と獲得免疫

私たちの体の中には、病原体に対する強力な備えがあります。それが**免疫**です。免疫とは、有害な異物を識別して排除する、一連の細胞や組織などからなる防御システムです。

免疫システムは、❶**自然免疫**《しぜんめんえき》と❷**獲得免疫**《かくとくめんえき》のふたつのパートから構成されています。

❶自然免疫は、いわば免疫の基本機能です。どんな敵が来ても、とりあえず皮膚などの物理的なバリアが防ぎとめ、警備隊のような細胞が駆けつけて攻撃します。

❷獲得免疫は、病原体ごとの特徴に合わせて対応する防御システムです。初めて遭遇した敵に対しては、特徴を見きわめて対策を立てるのに時間がかかりますが、同じ病原体が次に襲撃してきたときは、「こいつにはこの攻撃が効くはずだ」と、迅速《じんそく》に対処できます。

抗原と抗体

では、獲得免疫は、どのように敵を識別し、有効な攻撃を行うのでしょうか？

獲得免疫を担う細胞が敵を見分ける際、敵

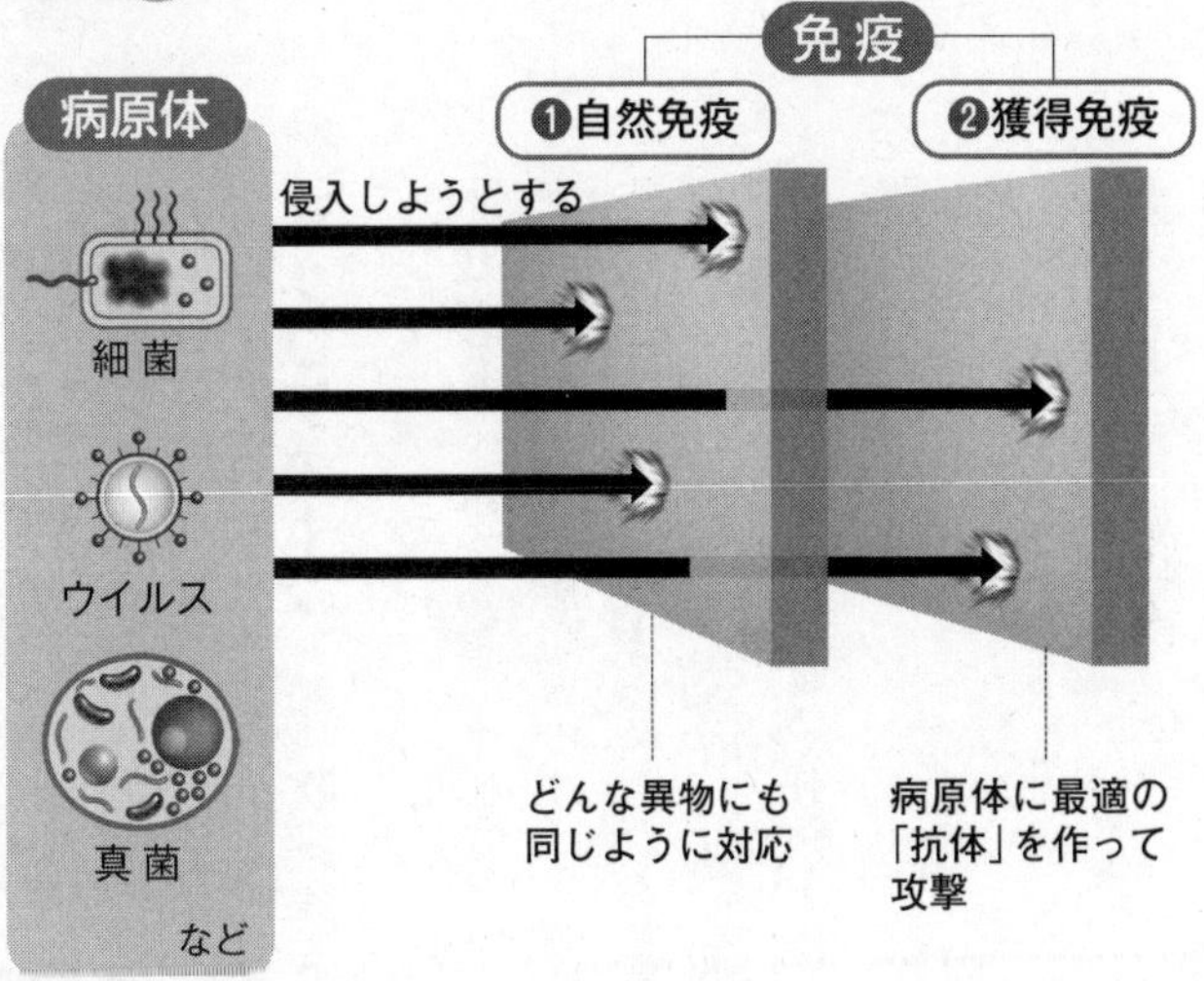
免疫
❶自然免疫
❷獲得免疫
病原体
侵入しようとする
細菌
ウイルス
真菌
など
どんな異物にも同じように対応
病原体に最適の「抗体」を作って攻撃

▲「自然免疫」は、病原体が侵入してから数時間で反応する。「獲得免疫」は時間がかかり、病原体が侵入してから数日で反応する。両者は連携することもある。

の表面にある特徴的な物質を目印にしています。免疫系が異物とみなすその目印を、**抗原**《こうげん》といいます。

抗原を識別すると、免疫システムの中の**B細胞**という細胞が、その抗原に効く専用の武器を、大量に作り出します。その武器は**抗体**《こうたい》と呼ばれます。これは特定の抗原とだけ結合する能力をもつタンパク質で、ターゲットにくっついてそのはたらきを妨害したり、免疫システムのほかの細胞が病原体を見つけやすくしたりします。

抗体を作ったB細胞の一部は、長期間体内に残り、再び同じ抗原が体内に侵入したときには、すぐまた大量の抗体を生み出します。同じ病原体の襲来に迅速に対処できるのはそのためです。

07

白血球にはさまざまなスペシャリストが!!

免疫細胞のはたらき

Keywords
単球
顆粒球
リンパ球

マクロファージと樹状細胞

人体の免疫システムは、多彩なスペシャリストたちが集まったチームです。免疫を担当する細胞には、さまざまな種類があります。免疫細胞の多くは、血液中の**白血球**です。人体における白血球を大きく分類すると、次の3種類に分かれます。

❶ **単球**《たんきゅう》
❷ **顆粒球**《かりゅうきゅう》
❸ **リンパ球**《きゅう》

白血球の中でも大きな**単球**は、血液から体のさまざまな組織へ入っていくと、**マクロファージ**という免疫細胞になります。また、同じルーツをもつ細胞が皮膚や粘膜などへ行き、**樹状細胞**《じゅじょうさいぼう》と呼ばれる免疫細胞になることもあります。

どちらも、病原体などを食べて殺す**貪食**《どんしょく》（直接攻撃）と、敵の情報をほかの免疫細胞に伝える**抗原提示**《こうげんていじ》（味方との通信）の能力をもちますが、マクロファージは貪食のほうが得意で、抗原提示能力が高いのは樹状細胞です。また、どちらも病原体だけでなく、死んだ細胞や老廃物も食べて処理します。

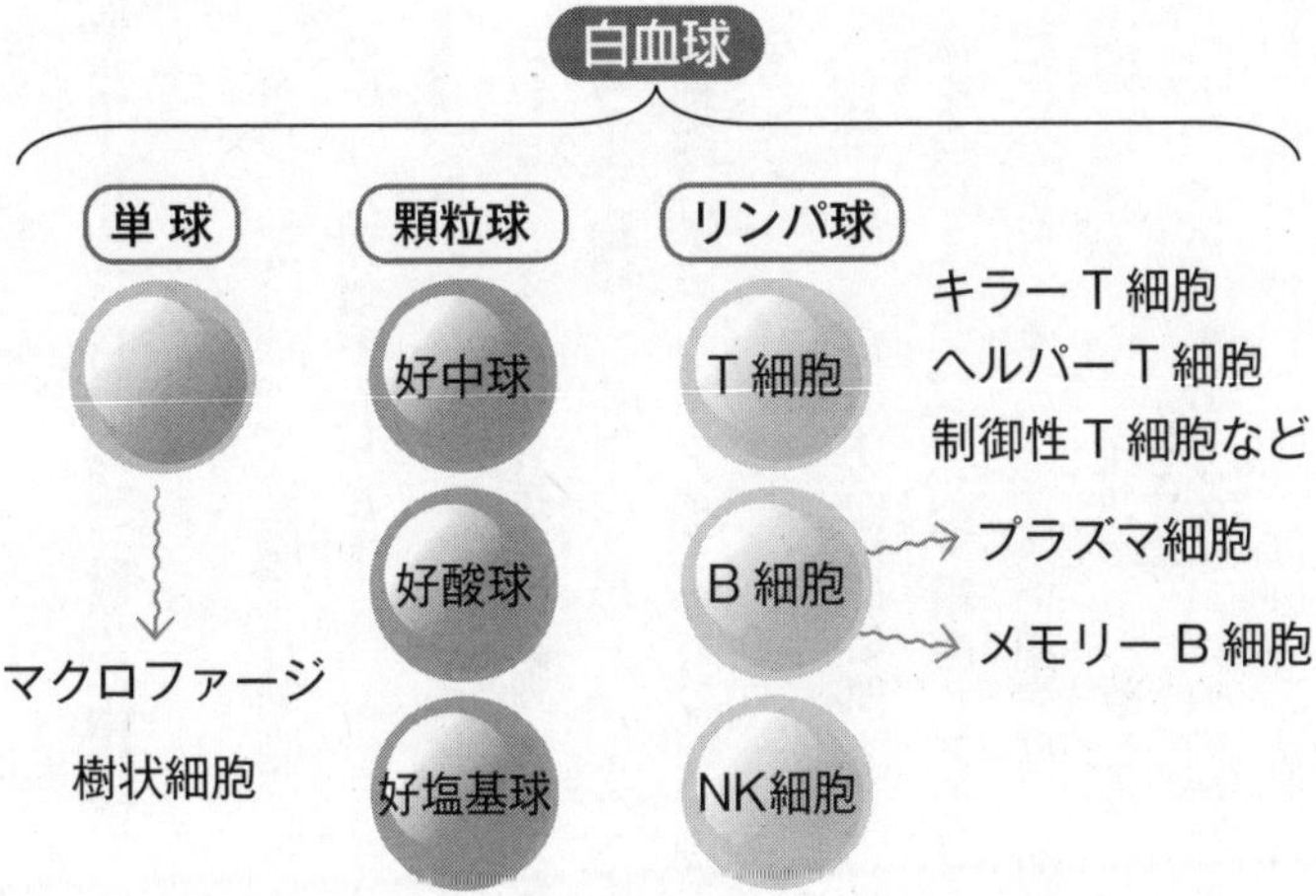

▲「白血球」の「免疫細胞」のおもな種類。ただし、このほかにも免疫細胞はいくつもあり、また、血液以外にも免疫にかかわる細胞はある。

好中球、好酸球、好塩基球

顆粒球には、**好中球《こうちゅうきゅう》**、**好酸球《こうさんきゅう》**、**好塩《こうえん》基《き》球《きゅう》**という3種類があります。

好中球は、白血球の中で一番多い細胞で、高い貪食能力をもち、病原体を食べて殺します。殺した後、自分も死んでしまうのですが、それが私たちが見る膿《うみ》の主成分となります。

好酸球も貪食能力をもちますが、好中球ほど強くはありません。ただし、好酸球は寄生虫感染に対抗する機能をもっています。また、異物と戦う際に炎症を起こす物質を出したり、炎症を抑える物質を出したりして、アレルギーに関与します。好塩基球は貪食能力が弱く、これもアレルギーにかかわります。

T細胞、B細胞、NK細胞

リンパ球には、**T細胞**、**B細胞**、**NK細胞**といった種類があります。

T細胞の中にも、いろいろな役割の専門家がいます。病原体の**抗原**を識別して攻撃する**キラーT細胞**、仲間の活動を支える**ヘルパーT細胞**、免疫のバランスを取る**制御性**《せいぎょせい》**T細胞**などです。

B細胞は、病原体の抗原に関する特定の刺激を受けると、**プラズマ細胞**と**メモリーB細胞**に分かれます。プラズマ細胞は、病原体の抗原に合う抗体を作り出し、敵を攻撃します。一方、メモリーB細胞は、抗原の情報を記憶して体内に残り、同じ抗原が次に侵入したとき迅速に対応できるように備えます。

NK細胞は、**ナチュラルキラー細胞**ともいいます。体内で生じた**がん細胞**などの異常な細胞を壊すために活躍します。

免疫細胞たちのチームプレー

このような免疫細胞たちが、どう連携するのかを見てみましょう。私たちが意識していないところで、非常に見事なチームプレイが行われています。

まず**自然免疫**では、病原体が体に侵入すると、その場所に好中球やマクロファージ、樹状細胞などが集まり、病原体を食べて分解します。その際、マクロファージや樹状細胞は、

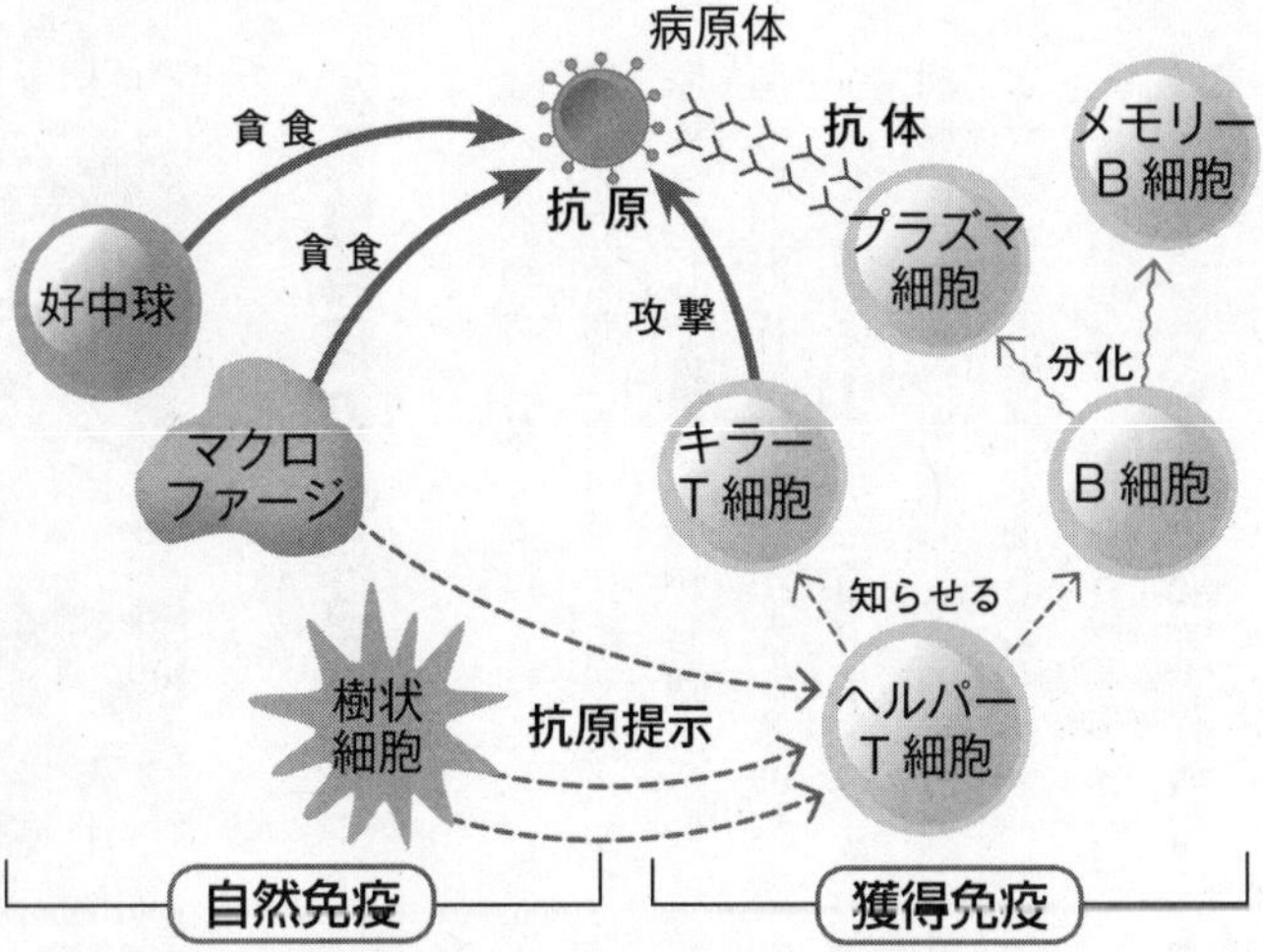

▲「自然免疫」と「獲得免疫」を通して、免疫細胞たちは互いに協力して病原体などと戦う。

抗原に関する情報を仲間に伝える抗原提示の役割も果たします。

そこから、**獲得免疫**の段階につながります。抗原の情報を提供されたT細胞とB細胞が、その病原体に特化した反応を開始するのです。

特にヘルパーT細胞は、抗原の情報をもとにB細胞を活性化させ、抗体を生成するプラズマ細胞と、抗原の情報を記憶するメモリーB細胞へと分化させます。同時に、ヘルパーT細胞はキラーT細胞も活性化させ、抗原をもつ細胞への直接攻撃を行います。

ここまで、血液中の免疫細胞である白血球のおもな種類を紹介しましたが、免疫にかかわる細胞はこれだけではありません。たとえば皮膚の細胞なども、免疫システムと協力して人体を守っています。

08

「いきなり強敵との実戦」を避ける！

ワクチンはなぜ効くのか

Keywords
獲得免疫
予防接種
抗体

獲得免疫の「予行演習」

人体の免疫システムはすばらしいものですが、弱点もあります。初めて侵入してきた病原体に対して**獲得免疫**が発動するには、数日から数週間程度の時間がかかるのです（かかる時間は病原体ごとに違います）。その間に、病原体が急速に増殖し、体内に深刻なダメージを与える可能性があります。

それならば、「初めての病原体だ」とパニックにならないように、「予行演習」をしておけばよいのではないでしょうか？

▼「予防接種」の基本的な考え方。

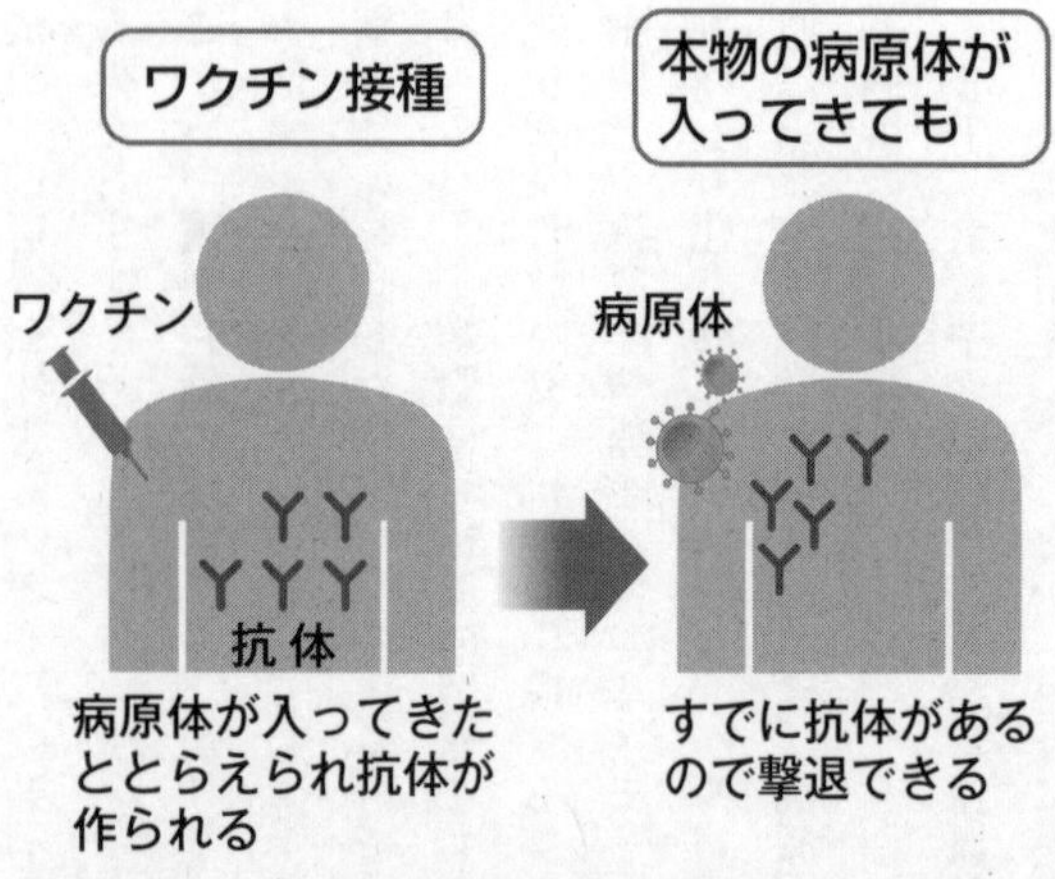
ワクチン接種
ワクチン
抗体
病原体が入ってきたととらえられ抗体が作られる
本物の病原体が入ってきても
病原体
すでに抗体があるので撃退できる

その「予行演習」を行うのが、**予防接種**《よぼうせっしゅ》です。ギリギリの戦いにならないように、たとえば弱めた病原体などを体内に入れ、余裕のある状態で免疫システムに**抗体**を作らせるのです。予防接種の際に注射などで体内に入れられる物質を、**ワクチン**といいます。

近代的な予防接種は1796年、イギリスの医学者**エドワード・ジェンナー**（1749～1823年）によって初めて行われたとされます。当時は**天然痘**《てんねんとう》という非常に恐ろしい病気が流行していたのですが、ジェンナーは、**牛痘**《ぎゅうとう》という病気の膿で予防接種を行い、効果をあげました。牛痘は天然痘よりも軽い病気なのですが、病原体は似た種類のウイルスです。そのため、牛痘への抗体が作られれば、その抗体は天然痘をも防いでくれるのです。

さまざまなワクチン

現在、ワクチンには多くの種類があります。**生ワクチン**は、感染力を弱めた病原体を使用し、体内で一部増殖させることで免疫力を高めます。**不活化**《ふかつか》**ワクチン**は、感染力を失った病原体を使用し、繰り返し接種することで免疫力を獲得します。**トキソイド**は、毒素を無毒化したものを使用し、毒素に対する免疫力を高めます。

新型コロナウイルスへの対策には、**遺伝子ワクチン**の一種、**mRNAワクチン**が使われています。これはウイルスの遺伝子の一部だけを利用するので、ウイルス自体に感染することはなく、安全性が比較的高いとされます。

09

アレルギーはなぜ起こるのか

人体を守る免疫も、いきすぎると苦しみに！

Keywords
アレルゲン
IgE抗体
ヒスタミン

アレルゲンとIgE抗体

免疫システムは、体内に侵入した病原体を攻撃する仕組みですが、本来は無害な物質まで攻撃対象としてしまうことがあります。そのような**免疫の過剰反応**が**アレルギー**です。

免疫システムを過敏に反応させる物質は、アレルゲンと呼ばれます。花粉や食べ物など、さまざまな物質がアレルゲンになりえます。

アレルゲンが体内に入ると、免疫システムがそれを有害な病原体だと誤認し、**B細胞**（146ページ参照）がIgEという特殊な**抗体**を作り出します。IgE抗体は、**マスト細胞**という細胞や**好塩基球**（145ページ参照）にくっつきます。

そこにアレルゲンがやってきて付着すると、マスト細胞や好塩基球が刺激され、**ヒスタミン**などの化学物質を放出します。くしゃみや鼻水、かゆみといったアレルギー症状が出るのは、このヒスタミンのせいです。

現代社会では、アレルギーをもつ人が増えているといわれます。その原因は複数考えられ、食生活の変化や環境汚染などが挙げられます。生活環境が清潔になりすぎて免疫が過剰になっているのではないかともいわれます。

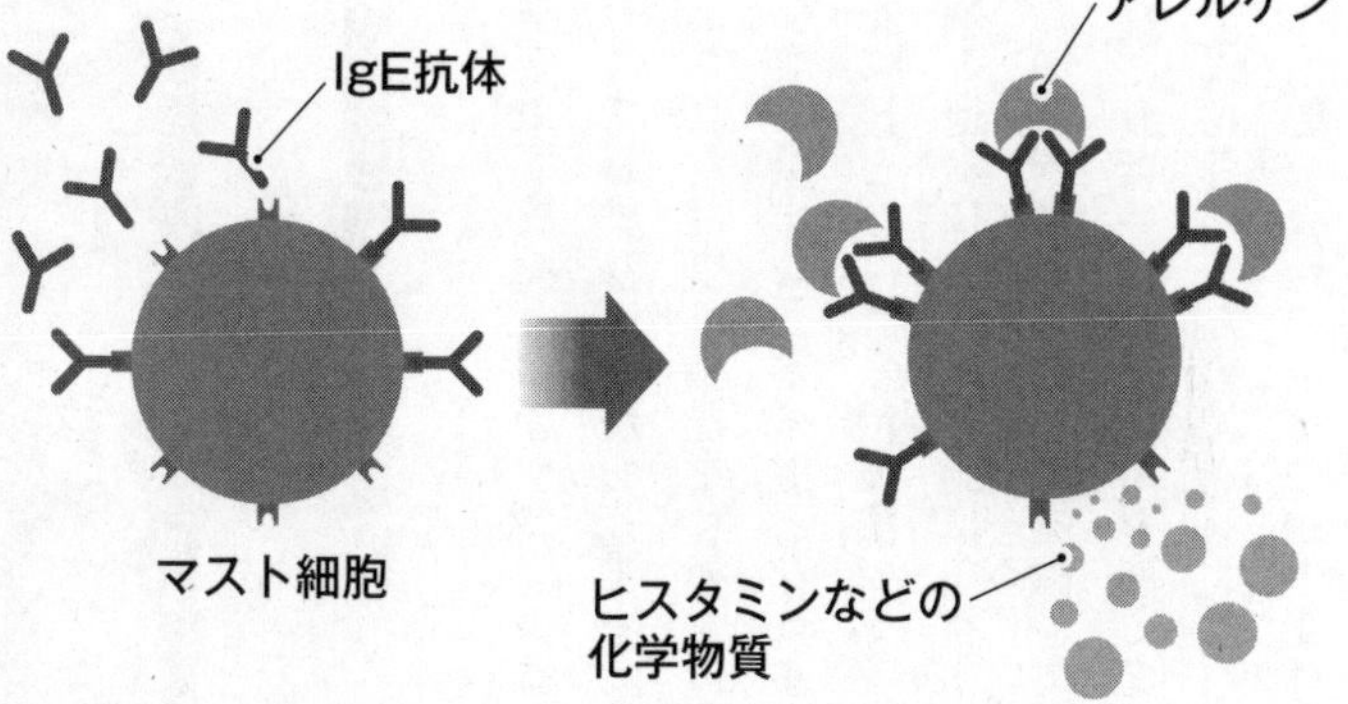

▲免疫システムが「アレルゲン」に反応して作った「IgE 抗体」が「マスト細胞」などに付着し、そこにアレルゲンがやってくると、マスト細胞は「ヒスタミン」などの化学物質を放出する。これがアレルギーの原因である。

アレルギーへの対処

近年、アレルギーの治療法は大きく進歩しました。たとえば**免疫療法**では、体がアレルゲンに適応するように、少しずつアレルゲンを投与し、免疫システムの反応を穏やかにすることを試みます。この治療法は、特に花粉症に効果的であることが示されています。また、特定の免疫反応を抑えてアレルギー反応を和らげる薬剤も開発が進んでいます。

アレルギーは強く出ると、命にまでかかわることもあります。**自分が何に対してアレルギーをもっているのかを特定し、アレルゲンを避ける**ことができます。必要に応じて医師の診察を受けるなどして対応します。

10 免疫と臓器移植

移植された臓器も「異物」とみなされてしまう

Keywords
レシピエント、ドナー
拒絶反応
免疫抑制剤

臓器移植と拒絶反応

病気や事故などによって、臓器の機能が損なわれてしまうことがあります。そんなとき、提供された健康な臓器を移植することで、機能を取り戻すことが可能となります。これが**臓器《ぞうき》移植《いしょく》**と呼ばれる治療法です。20世紀後半、医療の進歩によって可能になりました。

この技術は多くの生命を救ってきましたが、解決されていない問題も存在します。臓器移植を成功させるためにクリアしなければならない主要な課題のひとつが、受け取る側（レシピエント）の**免疫**です。

免疫システムは、細菌やウイルスといった外部の異物から人体を守ります。この免疫が、移植された臓器も「異物」とみなし、攻撃対象としてしまうのです。これを**拒絶反応《きょぜつはんのう》**といいます。

免疫をクリアする方法の模索

この問題を解決するために、**免疫抑制剤《めんえきよくせいざい》**が使用されます。免疫システムの反応を抑え、拒絶反応を起こさないようにする薬です。し

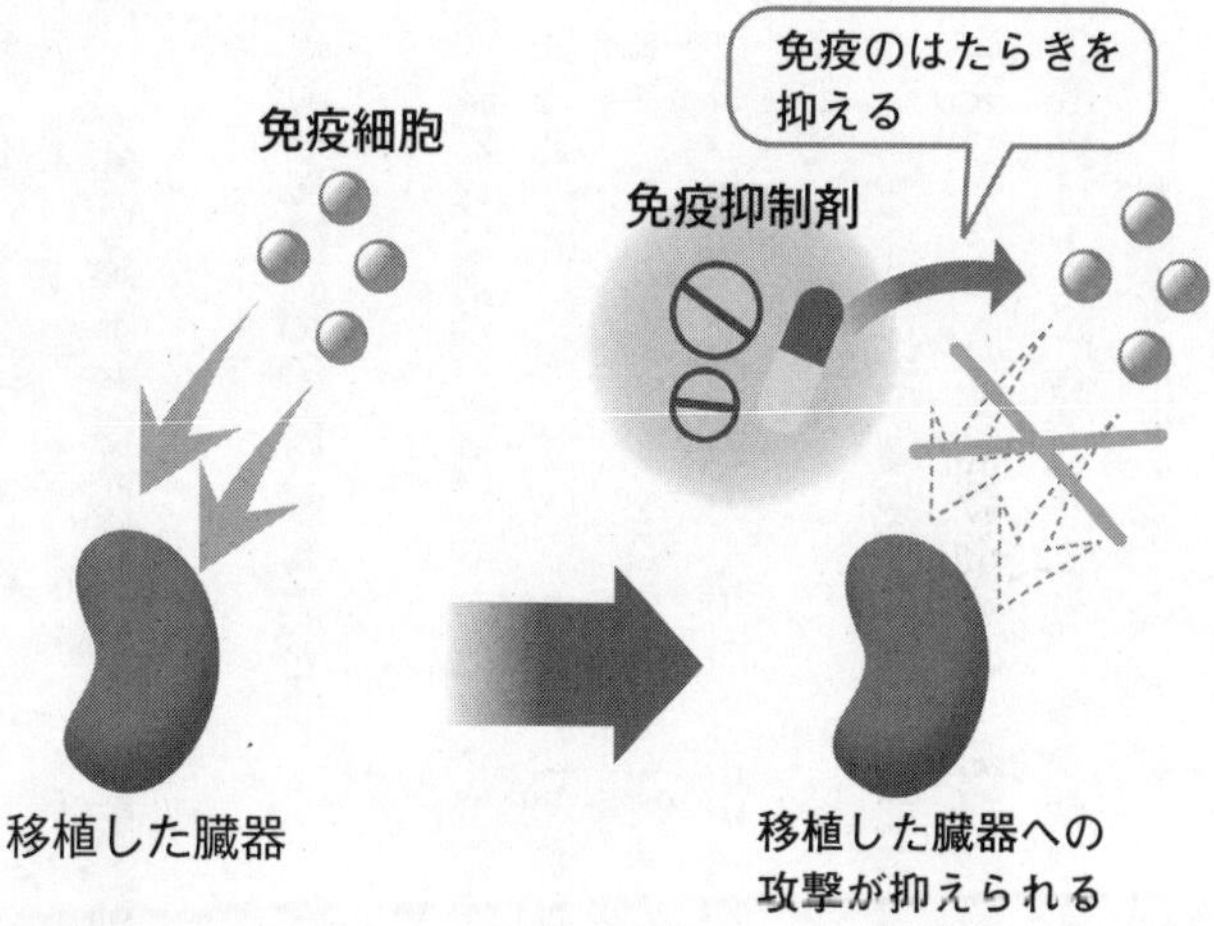
免疫細胞
免疫のはたらきを抑える
免疫抑制剤
移植した臓器
移植した臓器への攻撃が抑えられる

▲「臓器移植」にとって大きな壁のひとつとなるのは、皮肉なことに、人体を守ってくれている「免疫」のはたらきである。

かし、免疫が抑えられるということは、**感染症に対する抵抗力が弱まる**リスクを負うことでもあります。

近年の臓器移植の研究では、免疫抑制剤に頼らずにすむ方法が探求されています。

たとえば、レシピエントの免疫細胞にはたらきかけて、移植された臓器を「自分のもの」と認識させる方法です。また、**ゲノム編集**（216ページ参照）の技術を用いて、異物とみなされないような臓器を作る方法も模索されています。

ちなみに、臓器移植には倫理的な課題もあります。誰がどのような基準で移植の対象となるのか、臓器の提供者（**ドナー**）はどのように選ばれるべきかなど、社会全体で考えるべき問題が多く存在します。

11

がんの免疫療法

免疫細胞を強めてがんを攻撃させる！

Keywords
- がん
- T細胞
- 免疫チェックポイント阻害薬

がん細胞の脅威と戦う

臓器移植の例を見ても、免疫が発動するのは感染症に対してだけではないことがわかります。じつは、人類を長年苦しめてきた**がん**についても、免疫の力を用いた治療法が用いられています。

がんとは、**体の細胞が異常に増えつづける**病気です。その異常な増殖は、**細胞の遺伝子の変異**によって起こります。わかりやすくいうと、遺伝子に傷がつくことにより、細胞が制御不能に増えていってしまうのです。

従来のがん治療は、**抗がん剤**や**外科手術**などが主流でしたが、抗がん剤は副作用が大きく、外科手術にもリスクがともないます。

しかし近年、新たな希望として、**がんの免疫療法**が登場しました。これは、体の防御システムである免疫の力を用いて、**がん細胞**を攻撃するものです。

特に**T細胞**（146ページ参照）は、がん細胞を見つけて攻撃する能力をもちます。しかしがん細胞のほうでも、T細胞から逃げるための工夫をします。その工夫を無効化し、T細胞ががん細胞を攻撃できるようにするのが、がんの免疫療法なのです。

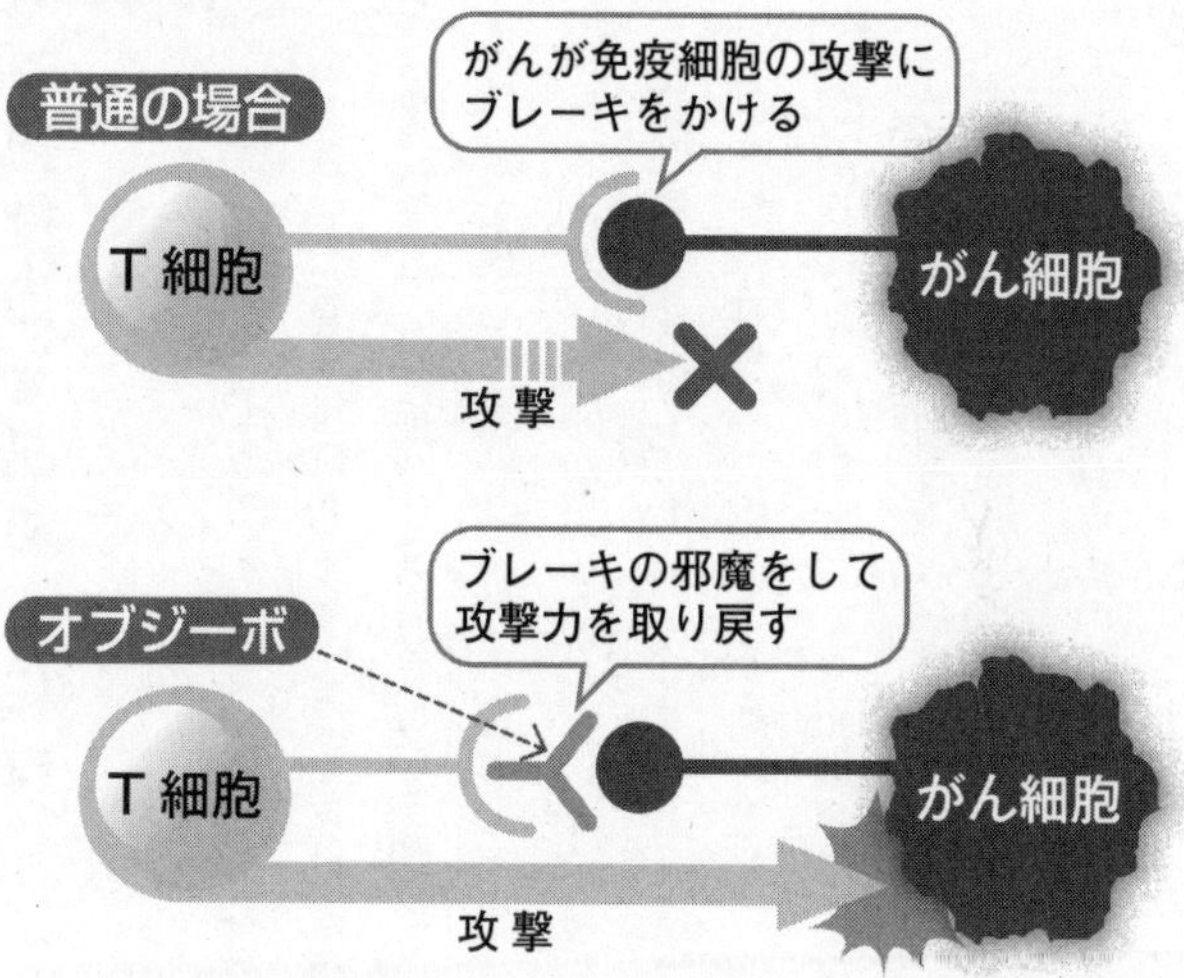
普通の場合
がんが免疫細胞の攻撃にブレーキをかける
T細胞
がん細胞
攻撃
オブジーボ
ブレーキの邪魔をして攻撃力を取り戻す
T細胞
がん細胞
攻撃

▲「オブジーボ」は、「免疫チェックポイント」という「ブレーキ」がかかるのを妨げることで、「T細胞」にがん細胞を攻撃させ、がんを治療する。

希望の薬オブジーボ

特に注目されているのが、日本の医師**本庶《ほんじょ》佑《たすく》**（1942年〜）が開発に携わった、**オブジーボ**という**免疫チェックポイント阻害薬《そがいやく》**です。免疫細胞には、**免疫チェックポイント**と呼ばれるブレーキのようなものがあるのですが、そのブレーキを外すことで、がん細胞に対する攻撃力を強めます。

さまざまな種類のがんに効果があり、副作用も比較的少ないオブジーボは、これから多くのがん患者の生命を救い、生活の質を高めることが期待されます。この革新的な治療薬の開発により、本庶は2018年度のノーベル生理学・医学賞を受賞しました。

COLUMN 05

免疫力を高めるには

免疫力が低くなると、日々の仕事や生活に大きな影響を及ぼします。感染症にかかりやすくなり、重症化するリスクも高まります。体調を崩しやすいせいで、仕事のパフォーマンスに悪い影響が出ますし、日々の暮らしの楽しさも半減してしまいます。

それに対して、免疫力が高まると、病気にかかりにくく、かかっても回復が早くなります。これは、仕事をするうえでもプライベートを楽しむうえでも、大きなメリットです。

免疫力を高めるための考え方は、ほかのあらゆる健康法と、基本的には同じです。適切な食事、健康的な生活習慣、適度な運動、そして精神的な健康を保つことです。

特に食事は、免疫力に大きな影響を与えます。**ビタミンC**、**ビタミンD**、**亜鉛《あえん》**、**食物繊維**、**発酵食品**などが重要です。

ビタミンCは、果物だと**柑橘類《かんきつるい》**や**イチゴ**、緑黄色野菜の**ピーマン**や**ブロッコリー**や**ほうれん草**などに豊富です。熱に弱いので、過熱しすぎないようにしましょう。ビタミンDは、**魚介類**、**キノコ**、**卵**に豊富です。亜鉛は**牡蠣《かき》**に多く、**肉類**や**豆類**、**全粒穀物《ぜんりゅうこくもつ》**などでも摂れます。それらを摂れば食物繊維もついてきます。発酵食品は**味噌《みそ》**や**納豆《なっとう》**、**漬物《つけもの》**などです。

また、**笑うと免疫力が高まる**ともいわれていますので、家族や友人との楽しい会話を心がけましょう。コメディやお笑いを見るのも効果があるかもしれません。

第6章

脳のはたらきと感覚・運動

01

電気信号と化学物質で情報を伝える

神経細胞と神経伝達物質

Keywords
神経細胞
シナプス
神経伝達物質

情報を伝える神経細胞

第6章では、脳と神経系のはたらきを見ていきましょう。

脳と全身の神経は、情報を伝えるはたらきをします。そのため脳や神経には、情報を受け取ったり渡したりできる特殊な細胞が見られます。そのような細胞を、**神経細胞**《しんけいさいぼう》（**ニューロン**）といいます。

神経細胞の本体は**細胞体**《さいぼうたい》と呼ばれ、そこから、枝分かれしながら伸びる何本もの**樹状突起**《じゅじょうとっき》と、1本の長い**軸索**《じくさく》が出ています。軸索の末端は枝分かれしており、**神経終末**《しんけいしゅうまつ》と呼ばれます。

樹状突起は、ほかの神経細胞から情報を受信する役割を果たします。受け取った情報は**電気的な信号**として軸索を進み、神経終末で、次の神経細胞の樹状突起へと渡されます。いわば、樹状突起がコネクタの受信側ジャック、軸索がケーブル、神経終末がコネクタの送信側プラグとなっているのです。

ただし、ひとつの神経細胞の神経終末と、次の神経細胞の樹状突起は、接触していません。そこには微小なすき間があります。そのすき間は**シナプス**と呼ばれます。

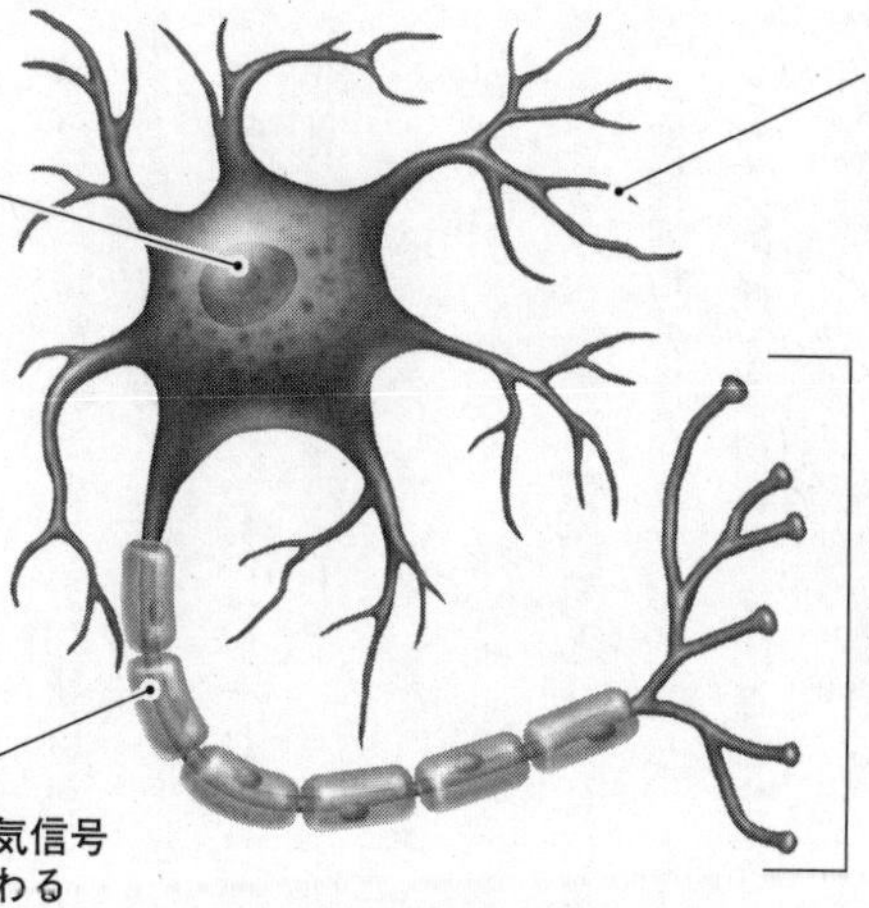
細胞体《さいぼうたい》
神経細胞の本体
樹状突起《じゅじょうとっき》
ほかの神経細胞から情報を受け取る
神経終末《しんけいしゅうまつ》
ほかの神経細胞に情報を渡す
軸《じく》索《さく》
情報が電気信号として伝わる

▲「神経細胞」は、ほかの神経細胞からの情報を「樹状突起」で受け取り、「軸索」を通して、「神経終末」からほかの神経細胞に伝える。

シナプスと神経伝達物質

物理的につながっていないのに、ひとつの神経細胞から次の神経細胞へ、どのようにして情報が伝わるのでしょうか？

ここが非常に面白いところです。ひとつの神経細胞の中を電気信号として進んできた情報は、シナプスでは**化学物質に変換されてやり取りされる**のです。

送信側の神経終末は、電気信号が来たのを合図に、化学物質を分泌してシナプスのすき間に放出します。受信側の樹状突起は、その化学物質を受け取ると、電気信号に変えて自分の軸索へ送るのです。このやり取りに使われる化学物質を、**神経伝達物質**《しんけいでんたつぶっしつ》といいます。

まるで脳の中のホルモン

神経伝達物質はさまざまな種類があり、現在、１００種類以上が知られているといいます。そして興味深いことに、それぞれが独自の役割をもっているのです。

たとえば、苦労して準備したプレゼンテーションがうまくいき、称賛されたとします。そんなとき、脳内の**報酬系**《ほうしゅうけい》と呼ばれるシステム（神経細胞の連なり）が活動し、**ドーパミン**という神経伝達物質が放出されます。このドーパミンを、神経細胞の樹状突起などにあるドーパミン受容体が受け止めると、快感がもたらされ、「頑張ってよかった、また頑張ろう」といった気持ちが湧いてきます。

緊張やストレスを感じたときなどに放出される**ノルアドレナリン**は、人体を活性化させ、戦うか逃げるかするためのパワーをくれます。また、ドーパミンやノルアドレナリンを制御して穏やかな心身の状態をもたらす、**セロトニン**という神経伝達物質もあります。

情報伝達に用いられながら、絶妙に体と心を調整する神経伝達物質は、**ホルモン**（１２０ページ参照）に似ています。実際、ここで例に挙げたドーパミン、ノルアドレナリン、セロトニンなどは、内臓の臓器からも分泌され、ホルモンとしてもはたらきます（それぞれ、もっと多様なはたらきをもっています）。しかし厳密には、臓器から分泌されるホルモンと、神経細胞から放出される神経伝達物質は区別されています。

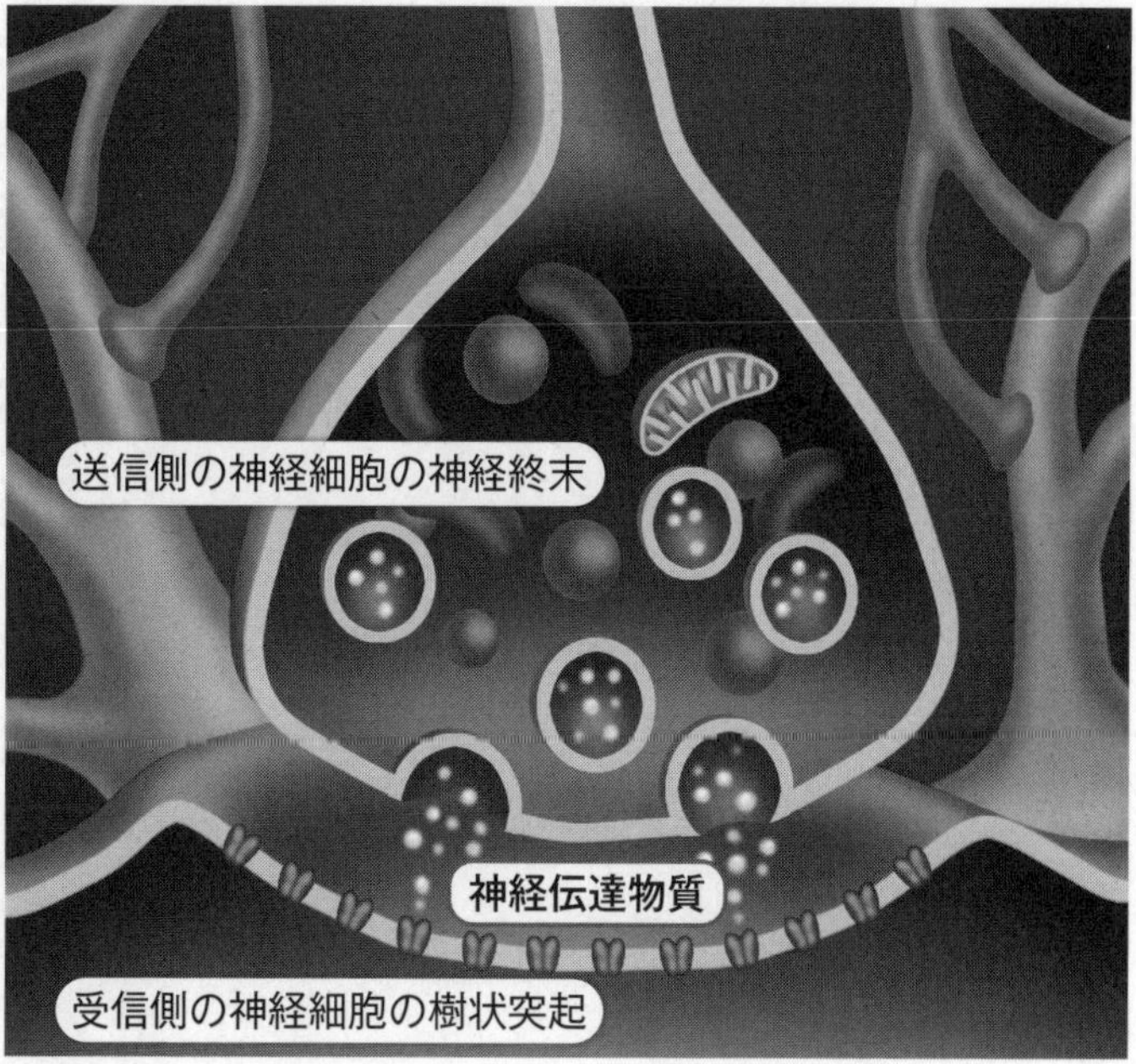

▲神経細胞どうしが接する部分「シナプス」の模式図。上側の神経細胞から「神経伝達物質」が放出され、下側の神経細胞がそれを受け取る。

複雑な情報伝達

ごく最近まで、「ひとつの神経細胞が出す神経伝達物質は1種類だけ」という**デールの原理**が信じられていました。

しかし近年の研究で、ひとつの神経細胞が何種類もの神経伝達物質を出す能力をもつことがわかってきました。

多くの神経伝達物質をやり取りすることで、神経細胞全体のネットワークは、非常に複雑な情報伝達を行っているのです。

02

ただの「接着剤」だと思ったら大間違い！

高機能なグリア細胞

Keywords
オリゴデンドロサイト
アストロサイト
ミクログリア

神経細胞以外の総称

神経系には、**神経細胞**以外にも、ほかの器官ではほとんど見られないような特徴的な細胞がたくさんあります。それらは**グリア細胞**と総称されます。

たとえば、脳や脊髄（中枢神経）の神経細胞の軸索は、とびとびにカバーのようなものがかかっています。これは**髄鞘**《ずいしょう》というもので、グリア細胞の一種である**オリゴデンドロサイト**から作られています。

末梢神経では、軸索の髄鞘は**シュワン細胞**というグリア細胞でできています。ほかにも、中枢神経で神経細胞を支える**アストロサイト**や、脳の免疫を担当する**ミクログリア**などがあります。

じつはさまざまな機能がある！

「グリア」とはギリシャ語で「膠《にかわ》」という意味で、接着剤のようなものです。神経細胞にくっついたり、まわりで支えたりしているように見えることから名づけられました。

しかし研究が進むと、グリア細胞がさまざ

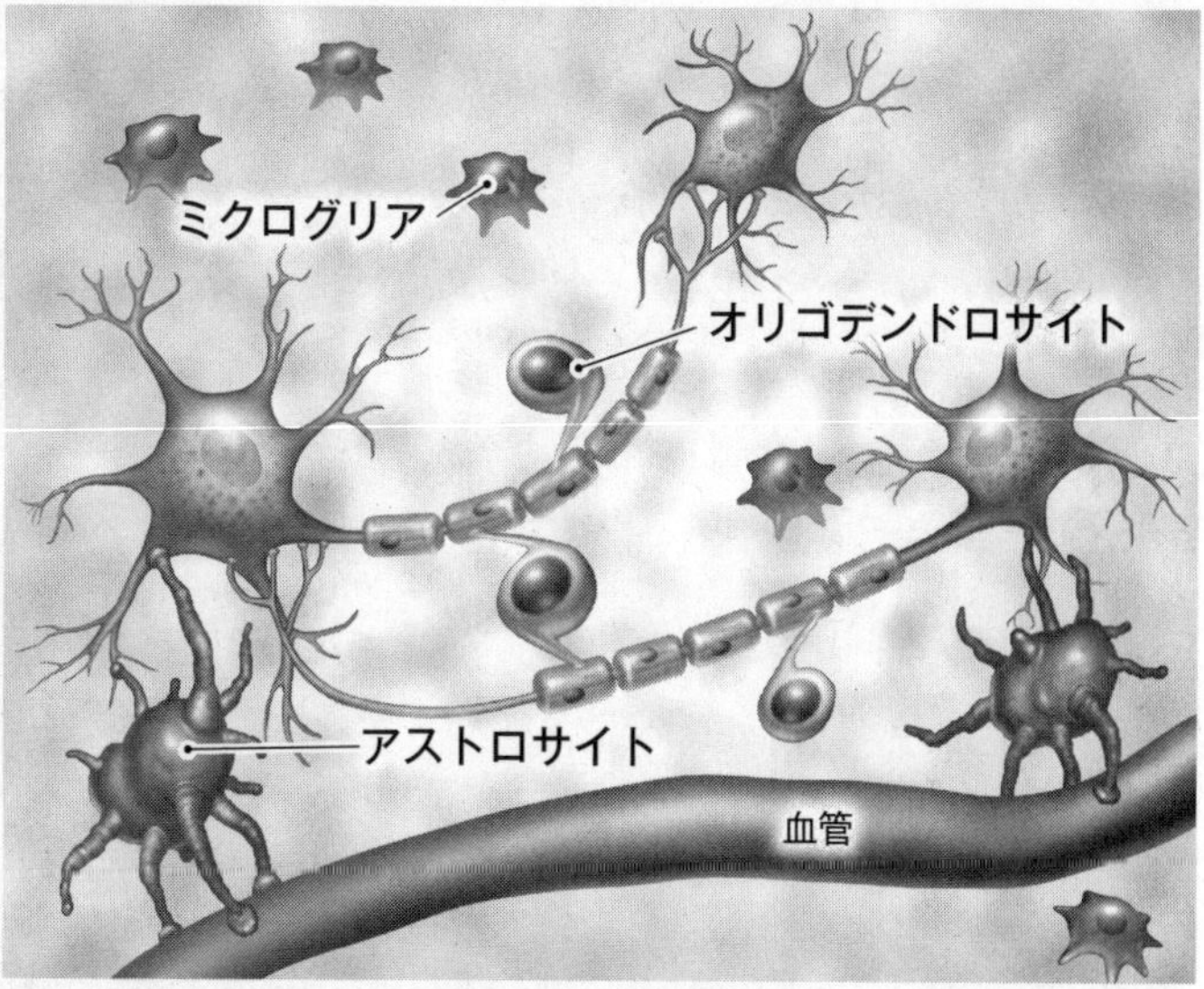

▲神経系に特徴的に見られる細胞のうち、神経細胞以外を「グリア細胞」と総称している。「オリゴデンドロサイト」「アストロサイト」「ミクログリア」など多様なグリア細胞は、人間の脳では、神経細胞よりも多く存在しているという。

まな機能をもっていることが明らかになりました。

たとえば、オリゴデンドロサイトやシュワン細胞が作る髄鞘は、**電気信号が軸索を伝わる時間を短縮**する役割を果たしています。アストロサイトは、神経細胞への栄養供給や、**情報伝達物質**の取り扱いをサポートしています。

近年の研究では、グリア細胞が、**記憶の形成**にも関与していることがわかってきています。また、記憶や認知機能が低下する**アルツハイマー病**や、脳からの命令が全身にうまく伝わらなくなる**パーキンソン病**といった**神経疾**《しんけいしっ》**患**《かん》にも深く関与しているようで、今後の研究の進展が期待されています。

03

神経細胞が集まって高度な中枢が作られた

脳はこのようにできている

Keywords
大脳
小脳
脳幹、間脳

神経細胞が密集した脳

すべての生物が**神経細胞**をもっているわけではありません。進化の歴史の中で初めて神経細胞をもったのは、おそらく5億年以上前、現在のクシクラゲやクラゲのような腔腸動物《こうちょうどうぶつ》だったのではないかといわれていますが、まだ不明な点が多いのが現状です。

最初、神経細胞は体中に散在していました。それが、進化するにつれて集中する箇所ができてきて、**脳**が形成されました。

人間の脳は、約８６０億個の神経細胞からなり、高度な思考や創造性を発揮することができます。ちなみにほかの動物の脳の神経細胞の数は、ゾウは約２５０億個、クジラは約２３０億個、イルカは約37億個、ネコは約10億個、昆虫は約10万～１００万個とされます。

脳を大きく分けるとこうなる

人間の脳は、大きく**大脳**《だいのう》、**小脳**《しょうのう》、**脳幹**《のうかん》、**間**《かん》**脳**《のう》に分けられます。間脳を脳幹に含める分類の仕方もあります。

脳の中でも最も大きな部分を占める大脳は、

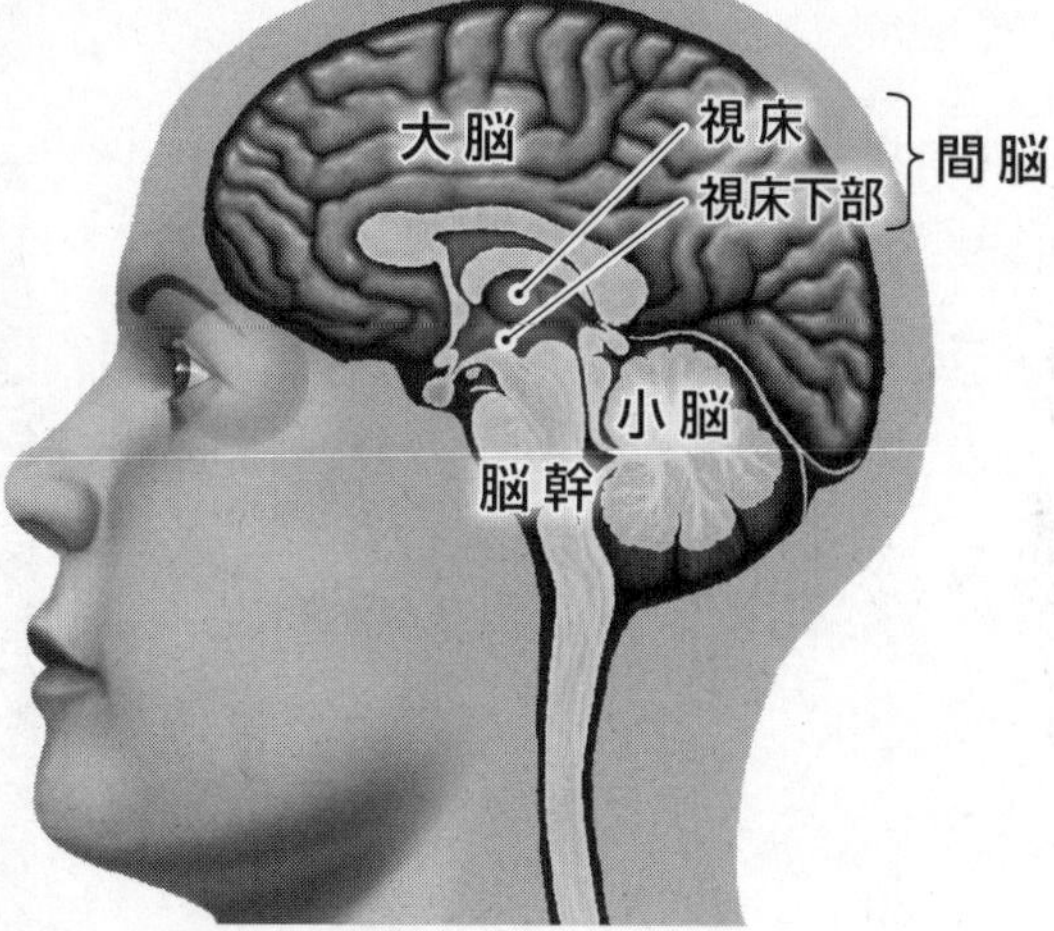

▲進化の過程で、基本的な生命維持にかかわる「脳幹」が最も古く、そののち、運動にかかわる「小脳」や、記憶・思考などにかかわる「大脳」ができていったと考えられている。脳の機能は複雑で、それぞれが関連し合っている。

感覚の解釈や**感情**、**記憶**、**思考**などを担当しています。これについては、次のページからあらためてくわしく扱います。

大脳の下に位置する小脳は、**体をスムーズに動かす**ために必要な部分です。運動を調節したり、バランスを取ったり、新しい動きのパターンを覚えたりする機能をもちます。

脳の中で一番下にある脳幹は、呼吸や心拍、無意識的な反射など、**生命維持に必要な、最も基本的な機能**を制御しています。覚醒状態を保っているのも、脳幹のはたらきです。

脳幹と大脳の間にある間脳は、**視床**《ししょう》と**視床**《ししょう》**下部**《かぶ》からできています。視床は、脳に送られてきた**視覚**・**聴覚**・**触覚**の情報を、大脳の担当箇所へ送ります。視床下部は、**自律神経**を制御し、**ホルモン**を調整しています。

04

記憶や思考をつかさどる「意識」の源

大脳の中はどうなっている？

Keywords
大脳皮質
白質
大脳基底核、大脳辺縁系

大脳皮質と白質

感情、記憶、思考などをつかさどる**大脳**は、私たちの「意識」の源ともいえる器官です。この大脳を、くわしく見ていきましょう。

大脳を割って断面を見てみると、表面近くは灰色の層、内側は白い層となっています。灰色の層は**大脳皮質**《だいのうひしつ》といい、感覚の情報を処理して運動の命令を発したり、記憶したり、言語を使って思考したりといった、高度な機能を担当します（後述します）。白い層は**白**《はく》**質**《しつ》といって、脳内の情報通路です。

▼「大脳皮質」と「白質」。また、白質の中に大脳皮質と同じような灰色の部分が見られるところが「大脳基底核」である。

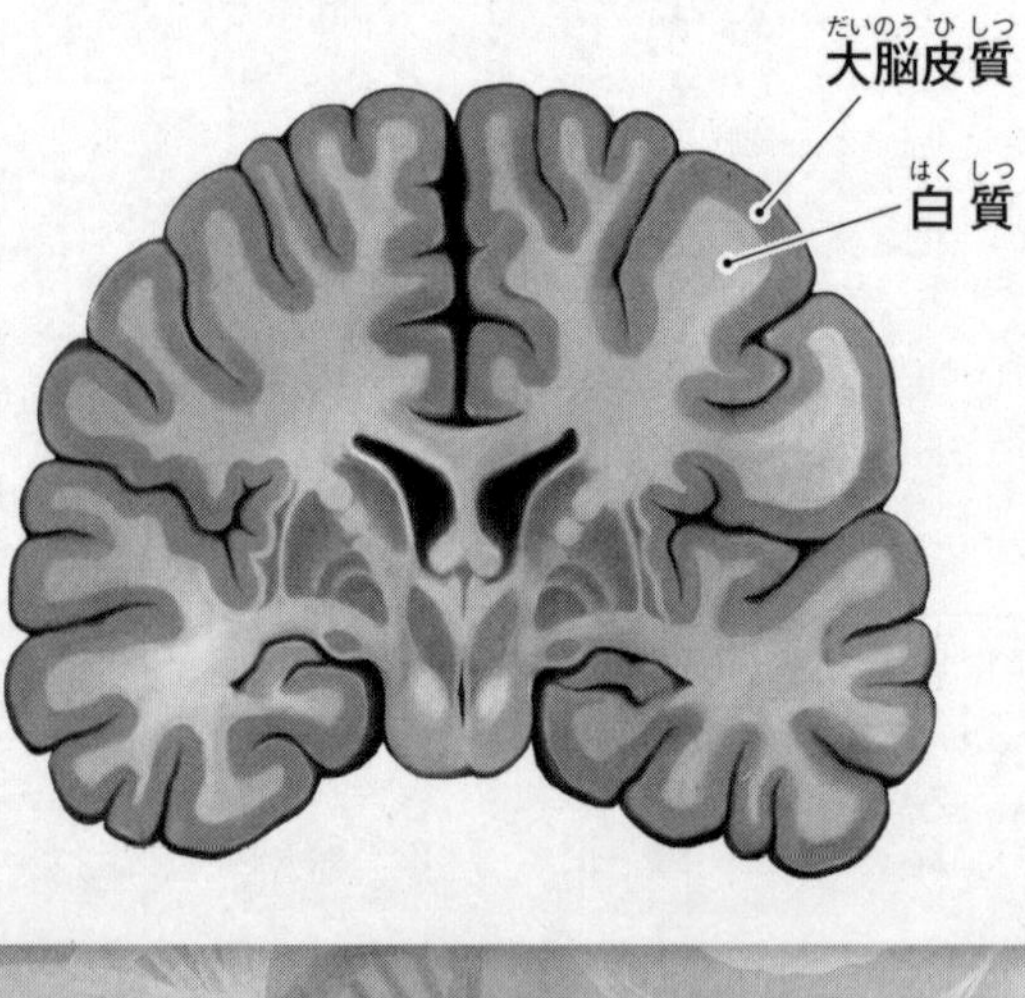

大脳基底核と大脳辺縁系

この分類とは別に、特殊な部分として、**大**《だい》**脳基底核**《のうきていかく》と**大脳辺縁系**《だいのうへんえんけい》があります。

大脳基底核は、白質の中にとびとびに存在している灰色の部分です。大脳皮質からの指示で、動きの開始や終了の指示など、**運動のコントロール**を担当します。また、大脳基底核は**報酬系**（160ページ参照）とも密接に結びついています。報酬系は、**学習**のシステムでもあります。生物は**ドーパミン**という「ごほうび」によって、「こうすれば快感が手に入るんだ」と体で学び、習慣を作るのです。

大脳辺縁系は、頭部の奥深く、大脳が間脳と接するあたりに位置し、ユニークなはたらきをします。特に重要なのが、**扁桃体**《へんとうたい》と**海馬**《かいば》というふたつの重要な器官です。

扁桃体は感情の中枢で、海馬は新たな記憶を形成する際に大きく貢献します。たとえば恐怖を感じた場合、扁桃体が反応し、その記憶は海馬によって保存されます。このような共同作業で、感情的な記憶が作られるのです。

▼間脳と接する「大脳辺縁系」には、感情の中枢である「扁桃体」や、記憶と深くかかわる「海馬」がある。

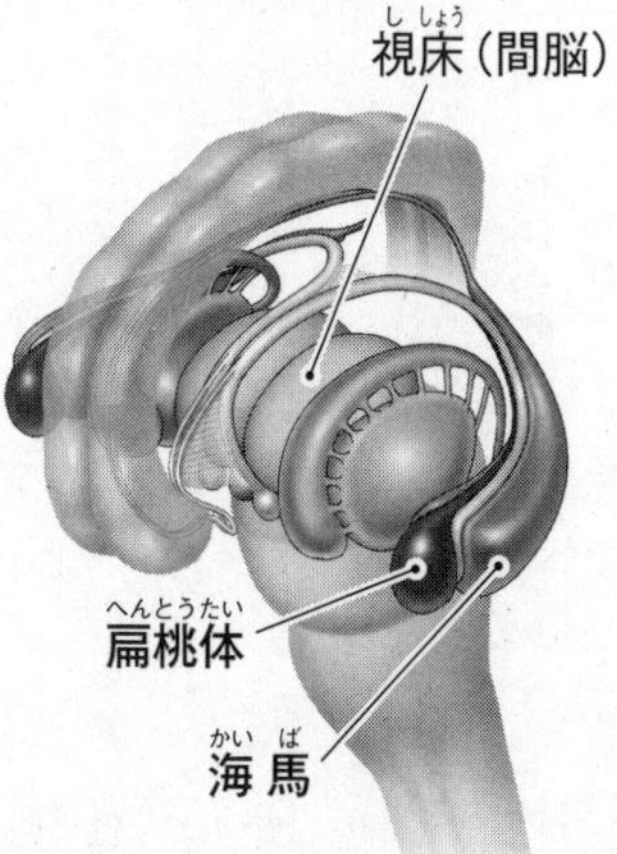

大脳皮質の4つの領域

大脳の表面、脳の最も外側の大脳皮質は、意識、言語、思考など、人間の特徴とみなされる頭脳活動の大部分を統御しています。

その秘訣《ひけつ》のひとつはおそらく、**神経細胞の密度**です。大脳皮質は非常に多くの神経細胞を含んでおり、それらは複雑につながり合っています。その密な回路が、高度な思考をも可能にしているのでしょう。

大脳皮質は広い面積をもっており、場所ごとに特定の機能を分担しています。その区分は非常に細かいのですが、大きく分けると、次の4つの領域に分かれます。

まず、頭の前側の**前頭葉《ぜんとうよう》**です。ここは、意志をもつこと、言語で表現すること、計画を立てること、他者とかかわって社会的に行動することをつかさどっています。抽象的な思考を行うときや、複雑な問題を解決するときに、私たちは前頭葉を使っています。人間関係の中で「自分」と「他人」をとらえることも、前頭葉のはたらきだといえます。

次に、頭の横側の**側頭葉《そくとうよう》**です。ここでは、聞いた音を何の音なのか解釈したり、聞こえた言葉や読んだ言葉を理解したり、物体を認識したり、海馬で記憶を形成したりします。

頭の後ろ側の**後頭葉《こうとうよう》**は、おもに視覚情報を処理しています。

そして頭の上側の**頭頂葉《とうちょうよう》**は、視覚・聴覚・触覚を統合します。空間の認識や身体感覚は、頭頂葉に支えられています。

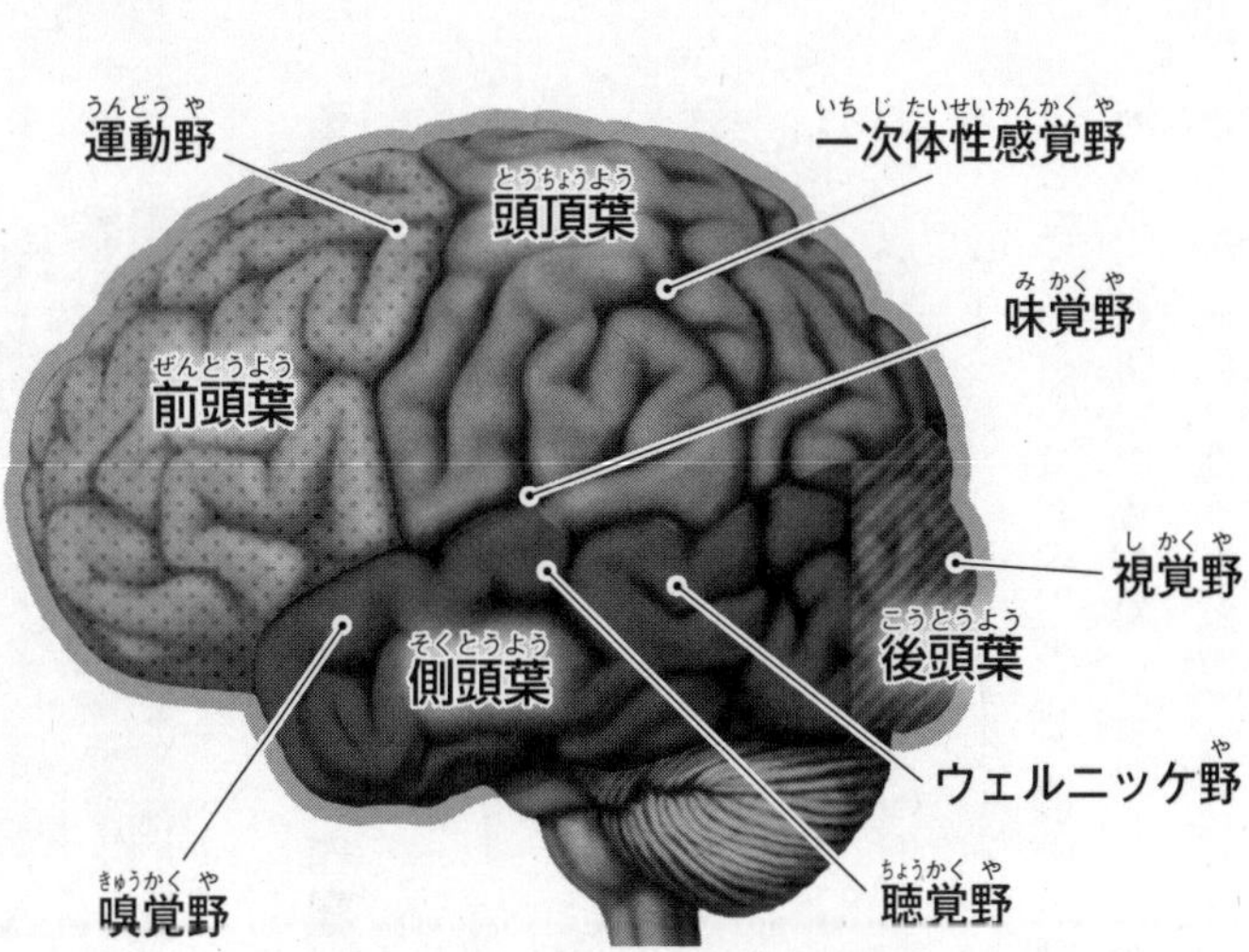

▲大脳の表面の「大脳皮質」は、「前頭葉」「側頭葉」「後頭葉」「頭頂葉」の４つの領域に分けることができ、さらに細かく、感覚や運動をつかさどる場所がある。

大脳皮質の神経可塑性

大脳皮質は、もっと細かく場所ごとに役割分担しているのですが、それぞれが独立して勝手にはたらいているわけではありません。別々の場所どうしが連携してネットワークを作り、さまざまな情報を処理しています。

もうひとつ、大脳皮質は興味深い特性をもっています。それは、経験と学習によって神経細胞のつながりやはたらきを変えることができる性質です。これを**神経《しんけい》可《か》塑性《そせい》**といいます。私たちが何かを記憶できるのも、新しいスキルを習得できるのも、また、脳を損傷してもリハビリテーションで回復する可能性があるのも、神経可塑性のおかげなのです。

05

外界をサーチする超精巧なセンサー

目が見えるとはどういうことか

Keywords
網膜
錐体細胞
桿体細胞

感覚を成立させる神経の作業

私たちは、外界などからさまざまな刺激を受け取り、それを情報として処理しています。

たとえばものを見るとき、まずは目という**感覚器官**《かんかくきかん》が、ものから反射してきた光という刺激を受け取り、**感覚情報**《かんかくじょうほう》に変えます。その感覚情報は**神経**を通じて**脳**へ送られ、処理されて、たとえば「犬だ」と知覚されるのです。

私たちの多くは普段、当たり前のようにものを見たり聞いたりしていますが、人体の現場では、刺激を感覚に変えて脳へ送り、処理して解釈するという高度なネットワーク作業が行われているのです。

光を網膜に届ける

地球上の生物はもともと、目をもっていませんでした。しかし、たまたま外界の光を感じるセンサーをもった生き物が現れ、そのセンサーによって外界の様子を知ることで、生存に有利になりました。そこから進化を重ねて、私たちの目ができたのです。

現在の私たちの目と、そこで受け止めた情

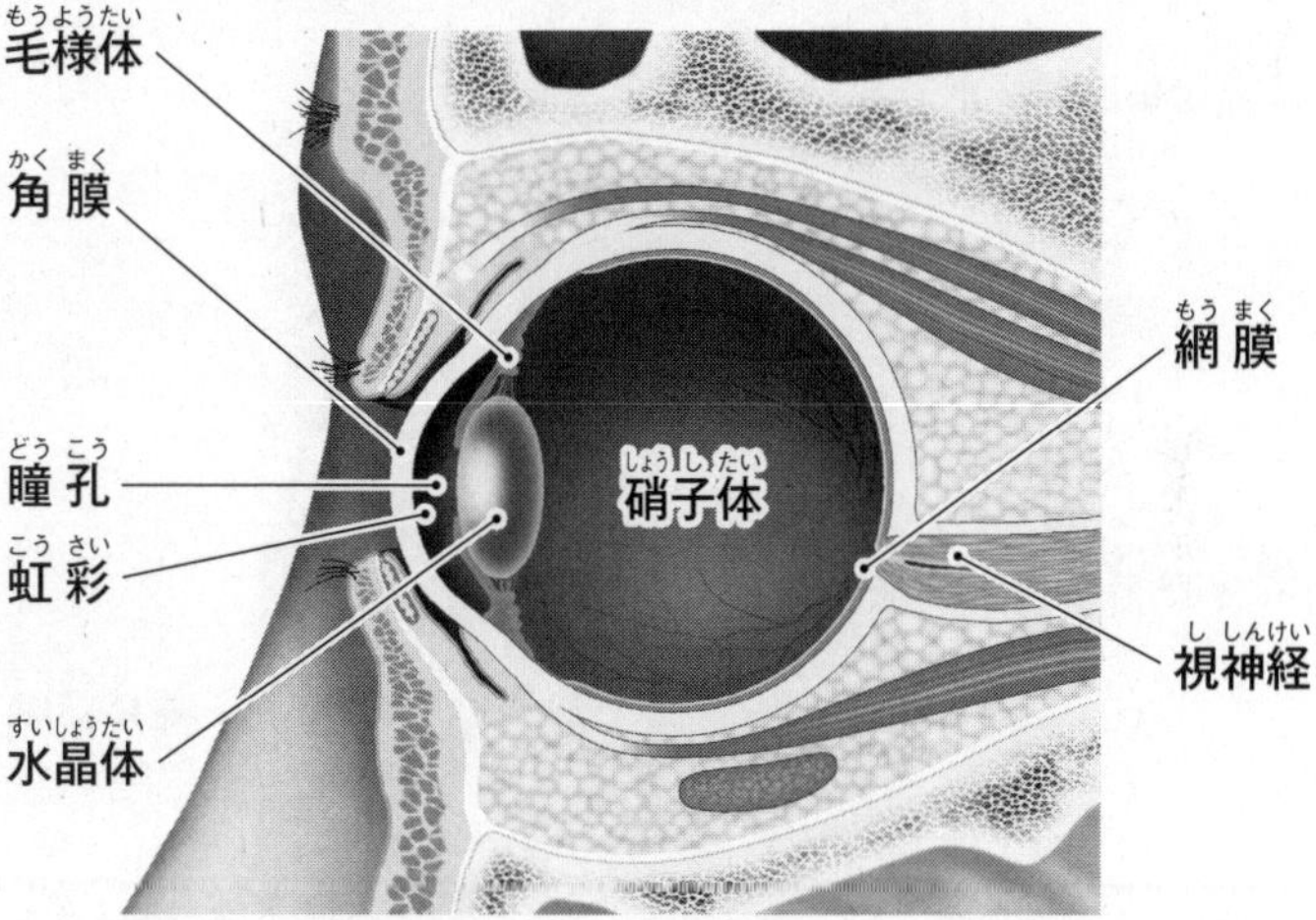

▲人間の目の構造。光を「角膜」と「水晶体」で屈折させ、「網膜」に上下逆向きの像を映し、それを感覚情報に変換して「視神経」から脳へと送る。

報を処理するシステムは、非常に精妙にできています。

まず、眼球の外側についている透明な**角膜**《かくまく》が、光を屈折させながら通します。光は、いわゆる黒目の部分である**虹彩**《こうさい》の真ん中、**瞳孔**《どうこう》という開口部を通って眼球の中に入ります。このとき、虹彩が瞳孔の大きさを変えることによって、眼球内に入る光の量を適切に調整します。

眼球に入った光は、**水晶体**《すいしょうたい》と呼ばれるレンズによって屈折され、眼球の奥の**網膜**《もうまく》という場所が焦点になるようにしぼられます。このとき、ちょうどピントが合うように、**毛様体**《もうようたい》という筋肉が水晶体の厚みを調整します。

そして光は、眼球内部の**硝子体**《しょうしたい》というゼリー状の物質の中を進み、網膜にやってきます。

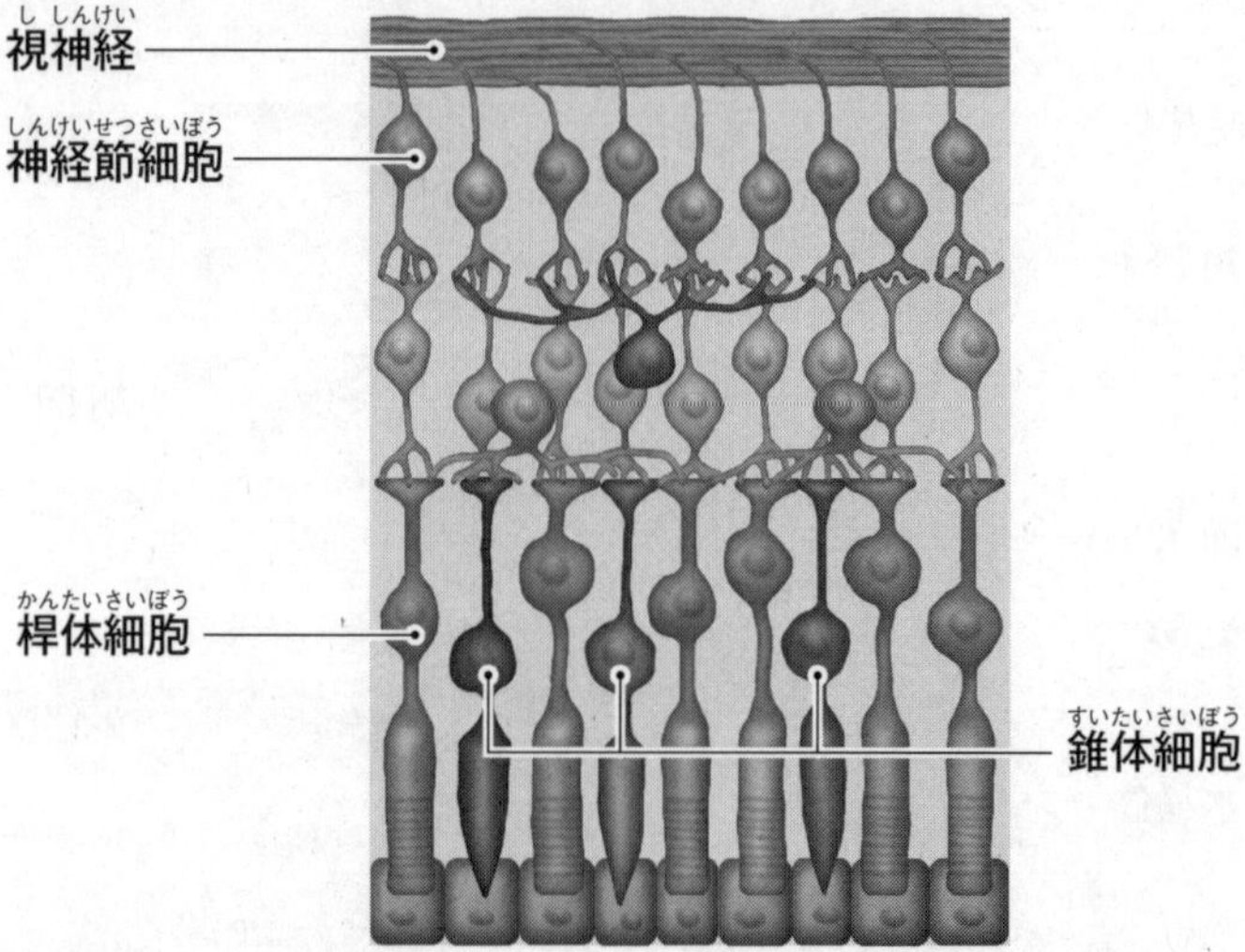

▲「錐体細胞」と「桿体細胞」は、網膜に集まった光の刺激を視覚情報に変換する。その情報は「神経節細胞」に届けられ、「視神経」から脳へと送られる。

刺激を情報に変換する

屈折して進んできた結果、光は網膜に、上下逆向きの像を映します。これを網膜の**視細《しさい》胞《ぼう》**という細胞が、電気的な信号に変換します。この信号が視覚情報です。

視覚情報を作り出す網膜の視細胞には、**錐《すい》体細胞《たいさいぼう》**と**桿体細胞《かんたいさいぼう》**の2種類があります。この2種類は、それぞれ違う役割を担っています。

網膜の中心部に多く集まっている錐体細胞は、色を識別することのスペシャリストで、非常に多くの色を感じ分けることができます。ただし、明るい光のもとでなければ、効果的にはたらくことができません。

それに対して、網膜の周辺部に多く存在す

る桿体細胞は、おもに白黒ではありますが、かなり暗くても見ることができます。ほんのわずかな明るさでも、ものの形や動きがわかるのは、桿体細胞のおかげなのです。

この2種類の視細胞が、それぞれの長所を活かしながら、光の刺激を視覚情報に変えます。その情報は**神経節細胞**《しんけいせつさいぼう》という細胞に届けられ、そこから**視神経**《ししんけい》を経て脳へと向かうのです。

脳が情報を処理する

視神経は、**大脳皮質**の**後頭葉**の**一次視覚野**《いちじしかくや》という場所につながっているのですが、その前に、脳の底にある**視交叉**《しこうさ》というところで、面白い分岐をします。両目の視神経それぞれの半分が交差して、右目から来た視神経の半分は脳の左半球に、左目から来た視神経の半分は脳の右半球に接続されるのです。このことにより、左右の目の情報を重ね合わせて、立体的な像を作ることができるのです。

一次視覚野では、視覚情報から、色、形、動きなどの基本的な特徴が抽出されます。それらの情報は、視覚を担当するほかの多くの部署へ送られ、分担して処理されます。そのうえで、バラバラの情報がネットワークによって統合されて解釈され、ものを「見た」という視覚体験が成立するのです。

ちなみに、ものの像は、網膜には上下逆に映っていましたが、脳の解釈によって正しい向きとして認識されます。

06

音は外界ではなく脳内で鳴っている!

耳で音を聞く仕組み

Keywords
外耳
中耳
内耳

空気の振動を受け止める

音を感じる**聴覚**も、視覚と同じように、生物が外部の様子を知るために生まれました。そもそも、私たちの身のまわりで、「音」自体が鳴っているわけではありません。**空気の振動**を**耳**というセンサーで受け止め、その情報を**脳**で処理することによって、初めて「音」が生まれます。いってみれば、耳で受け止めた刺激をもとに、脳で音が鳴っているのです。

耳は、**外耳**《がいじ》、**中耳**《ちゅうじ》、**内耳**《ないじ》の3つの部分でできています。外耳は耳たぶや耳の穴で、ここが空気の振動をとらえて中耳に送ります。

中耳には、薄い皮膚である**鼓膜**《こまく》と、**ツチ骨**《こつ》、**キヌタ骨**《こつ》、**アブミ骨**《こつ》という3つの小さな骨があります。空気の振動によって鼓膜が動くと、その動きを受け止めた3つの骨が、振動を増幅して内耳へ送ります。

情報に変えて脳へ送る

内耳には、**蝸牛**《かぎゅう》と呼ばれる部分があります。蝸牛はカタツムリの殻のような形をしており、中には**リンパ液**と、**有毛細胞**《ゆうもうさいぼう》という細胞が

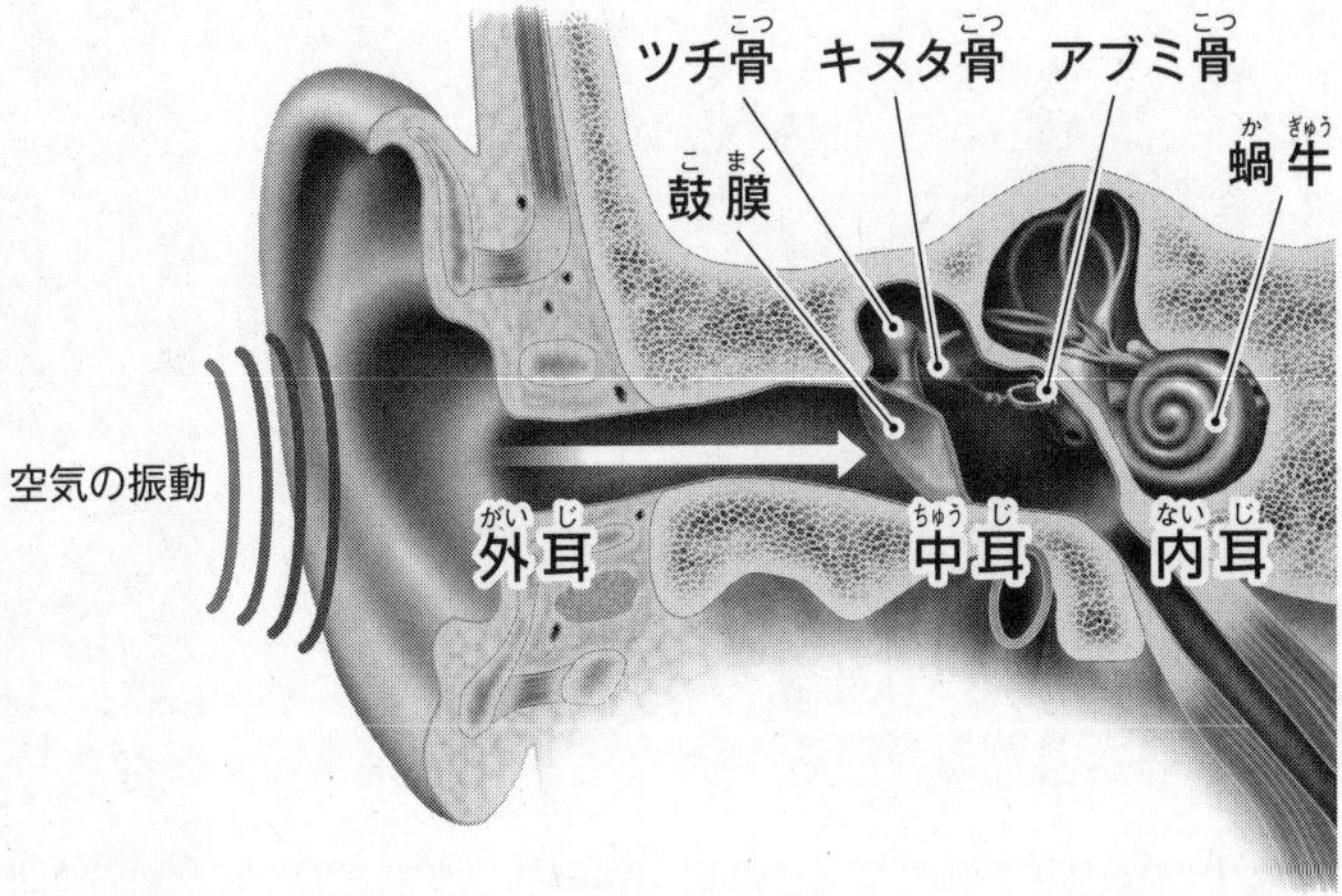

▲耳は、空気の振動を「外耳」でとらえ、「中耳」で受け止めて増幅し、「内耳」で電気信号の情報に変換している。

入っています。空気の振動が蝸牛に伝わると、リンパ液がゆれて、有毛細胞が刺激されます。その刺激を、有毛細胞は電気信号に変換するのです。これが聴覚情報です。

電気信号は**蝸牛神経**《かぎゅうしんけい》を通って脳に入り、**脳幹**の中にあるいくつかの場所で処理されたあと、**大脳皮質**の**側頭葉**の**一次**《いちじ》**聴覚野**《ちょうかくや》に送られます。一次聴覚野では、音の高さや強さなどの基本的な特徴が把握されます。

さらに、一次聴覚野の外側にある**聴覚連合**《ちょうかくれんごう》**野**《や》で処理が進み、複雑な音が認識されて意味づけられます。ここでの処理のおかげで、私たちは音楽を楽しんだり、人の話す言葉を理解したりすることができるのです。聴覚連合野の一部は、言語の理解を行う**ウェルニッケ野**という領域と重なっています。

07 どのようにバランスを感じるか

傾きや回転を電気信号に変えるシステム

Keywords
平衡覚
前庭
半規管

傾きは前庭で感じ取る

自分の体の位置、姿勢、動きなどを感じ取る感覚を、**平衡覚**《へいこうかく》といいます。いわゆるバランス感覚だと思ってください。人体の空間的な状態をつねに感じ取って微調整していなければ、私たちは激しい運動はもちろん、安全に歩くこともできません。

人体の中でつねに平衡覚を感じてくれている器官は、耳の奥の**内耳**にあります。**蝸牛**から続いている**前庭**《ぜんてい》と、そこからさらに伸びた**半規管**《はんきかん》です（半規管を前庭の一部ととらえる考え方もあります）。

前庭の中にも、蝸牛と同じように、**リンパ液**と**有毛細胞**が入っています。体が傾くと、重力によってリンパ液が流れ、それが有毛細胞を刺激します。有毛細胞は、その刺激を電気信号に変えます。この仕組みによって、**体の傾き**が情報化され、神経に送られるのです。

回転は半規管で感じ取る

半規管は、3つの半円形の管が互いに直角に組み合わさった構造になっています。3つ

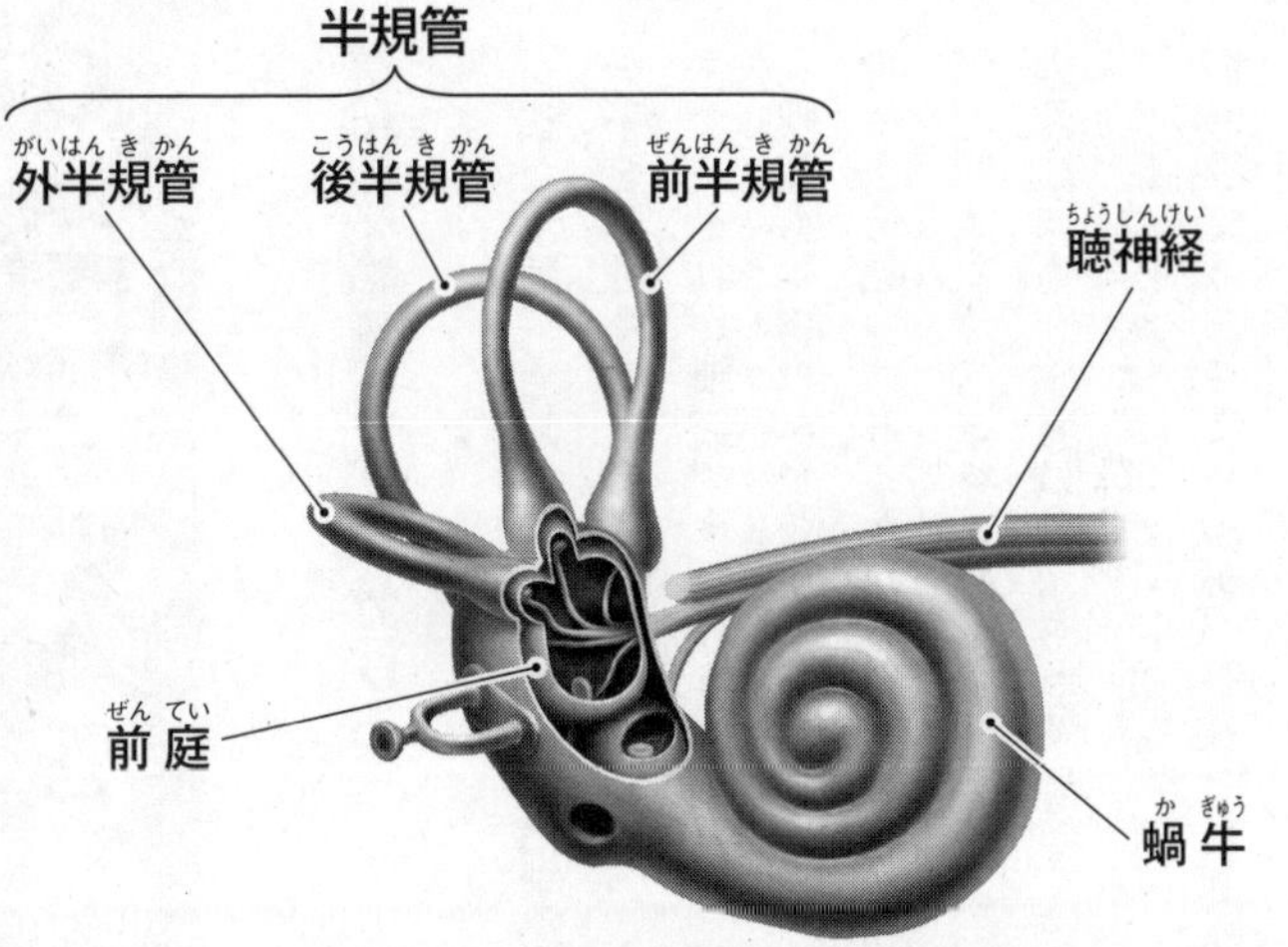

▲内耳にある「前庭」は体の傾きを、「半規管」は体の回転を感じ取る。半規管は3つの管からなるので、「三半規管」と呼ばれることもある。

の方向をもつため、空間的な3次元の動きを感じ取れるのです。

半規管が感じるのは、体の回転です。半規管の中にもリンパ液と有毛細胞があり、体の向きの変化やそのスピードが、リンパ液の動きとして有毛細胞に受け止められて、それが電気信号に変換されるのです。

前庭と半規管で得られた平衡覚の情報は、目から得た**視覚**や、皮膚や筋肉から得た**体性**《たいせい》**感覚**《かんかく》（183ページ参照）の情報とともに脳へと送られます。

脳はこれらの情報を組み合わせて、私たちがどのように動いているのか、どのような姿勢をとっているのかを理解します。その統合された情報を「バランス感覚」と呼ぶ場合もあります。

08

生物の生存を左右する重要な感覚

においを感じ取る

Keywords
化学物質
嗅上皮
嗅球

化学物質をかぎ分ける

私たちは、空気中に漂っている**化学物質の分子**を鼻で受け止めることで、においを感じます。それが**嗅覚**《きゅうかく》です。

嗅覚も生物にとって重要な感覚です。食べ物や水を見つけることにも、危険を察知することにも役立ちます。配偶者探しやなわばりの認識にも、嗅覚は利用されています。

人間の嗅覚は、ほかの哺乳類にくらべて鋭いわけではありませんが、それでも多種多様なにおいを識別することができます。

▼人間は「鼻腔」の上側の「嗅上皮」で化学物質を受け止め、その情報を、「嗅球」を通して脳へ送る。

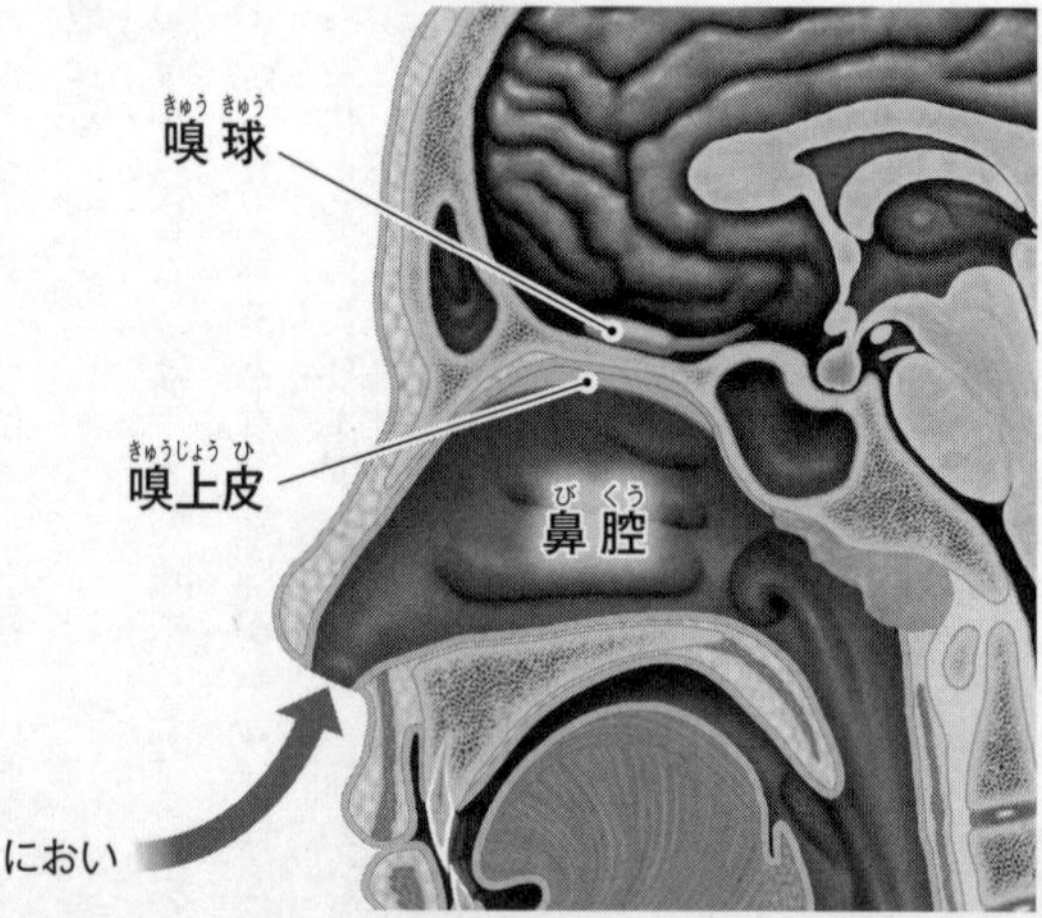

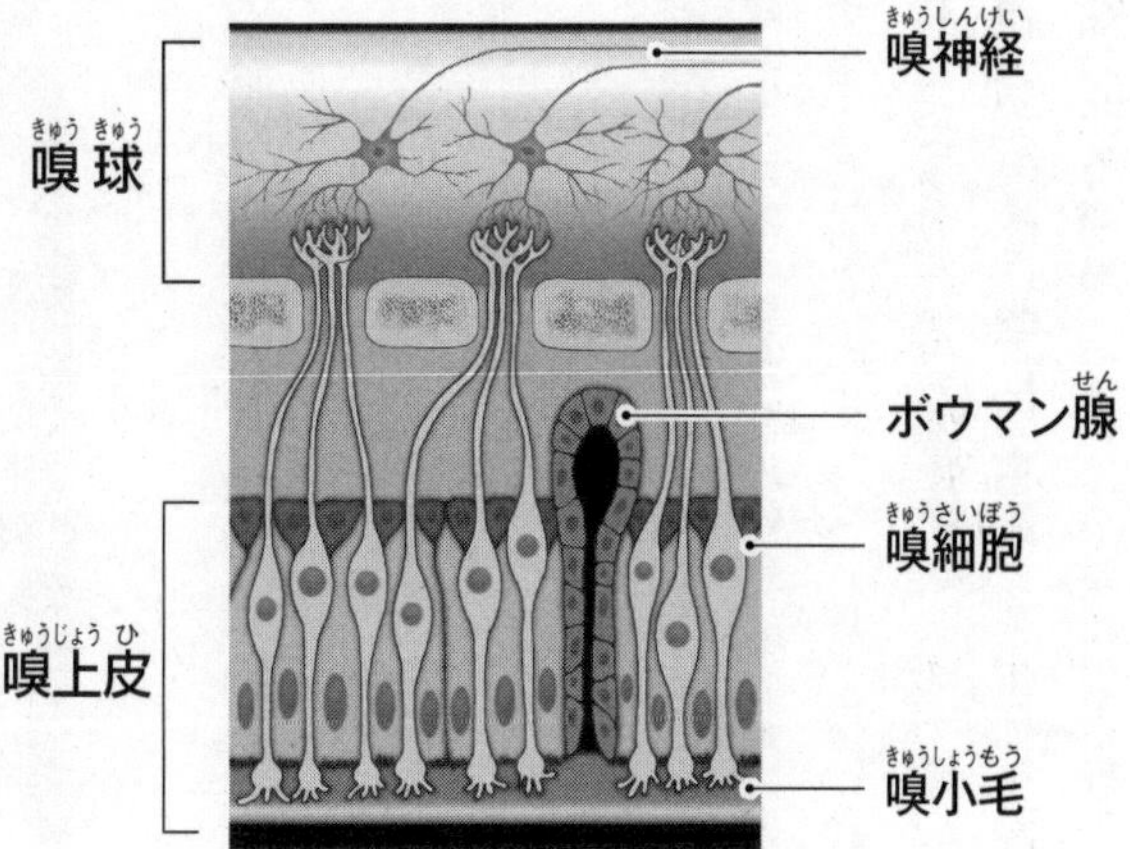

▲化学物質を受け止める「嗅上皮」は、「ボウマン腺」から分泌される粘液におおわれており、においを電気信号に変える「嗅細胞」が多数存在する。

嗅上皮から嗅球をへて嗅覚野へ

嗅覚のセンサーとなるのは、鼻の奥の**嗅上《きゅうじょう》皮《ひ》**という粘膜にある**嗅細胞《きゅうさいぼう》**です。

嗅上皮の表面には数百万個もの嗅細胞が存在し、それぞれの先には、化学物質を受け止める**嗅小毛《きゅうしょうもう》**があります。化学物質が嗅小毛にくっつくと、嗅細胞が、化学物質の種類に応じて異なる電気信号を発するのです。

その信号は、嗅上皮の上にある**嗅球《きゅうきゅう》**で処理されたのち、**大脳皮質**の**側頭葉**にある**嗅覚野《きゅうかくや》**に届けられて解析されます。さらに、ほかの領域で過去のにおいの記憶や感情と関連づけられ、たとえば「おいしそうなにおいだ」と判断されると、食欲が増すことになるのです。

09

舌は化学物質のセンサーとして進化した

味覚とは何か

Keywords
基本味
味蕾、味細胞
味覚受容体

味覚は成分を感じている

食事の味を感じる**味覚**《みかく》は、安全な食べ物を選ぶために進化してきたとされます。

私たちは通常、**甘味**《あまみ》、**酸味**《さんみ》、**苦味**《にがみ》、**塩味**《えんみ》、**うま味**という**基本味**《きほんあじ》（**五味**《ごみ》）を感じます（辛《から》味《み》や渋味《しぶみ》は、また別の物理的感覚だとされます）。それぞれの味覚は、食べ物に含まれる特定の成分を感じるためのものです。甘味は**糖分**、酸味は**酸性の物質**、苦味は**有毒な可能性のある物質**、塩味は必要な**ミネラル**、うま味は**アミノ酸**などを感じるためのものです。

▼舌の表面には「舌乳頭《ぜつにゅうとう》」という小さい突起がたくさんあり、その中や周辺に、「味細胞」のかたまりである「味蕾」が分布する。舌には、それぞれ特定の味を感じやすい場所がある。

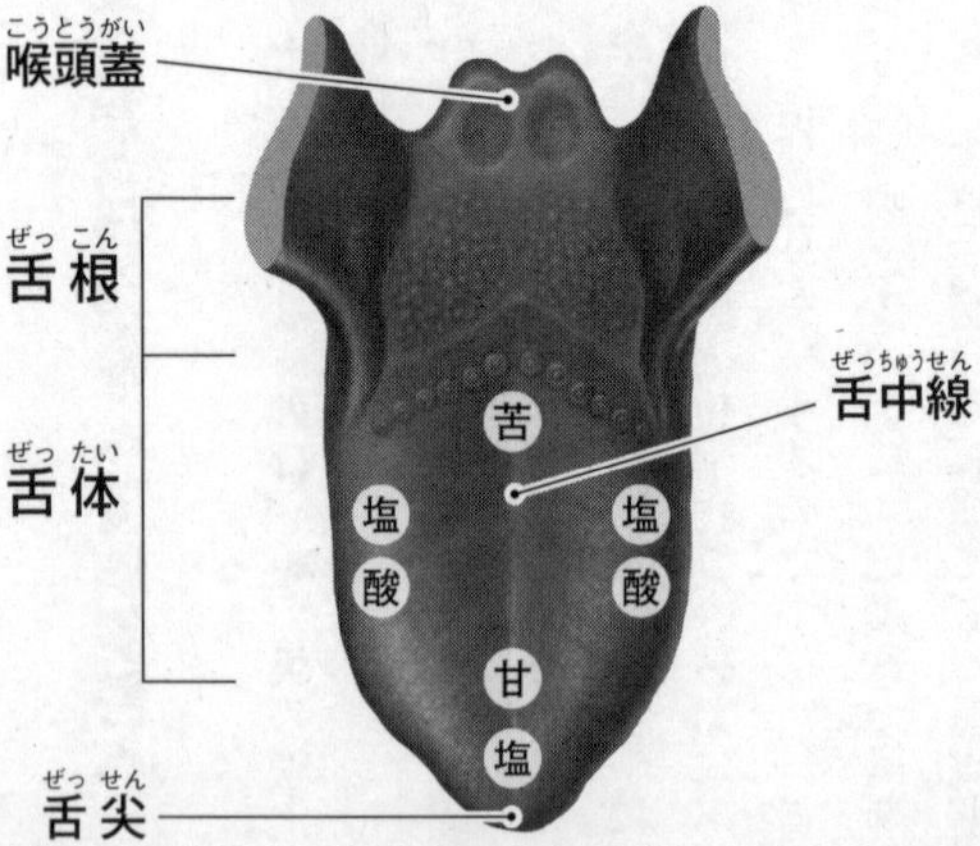

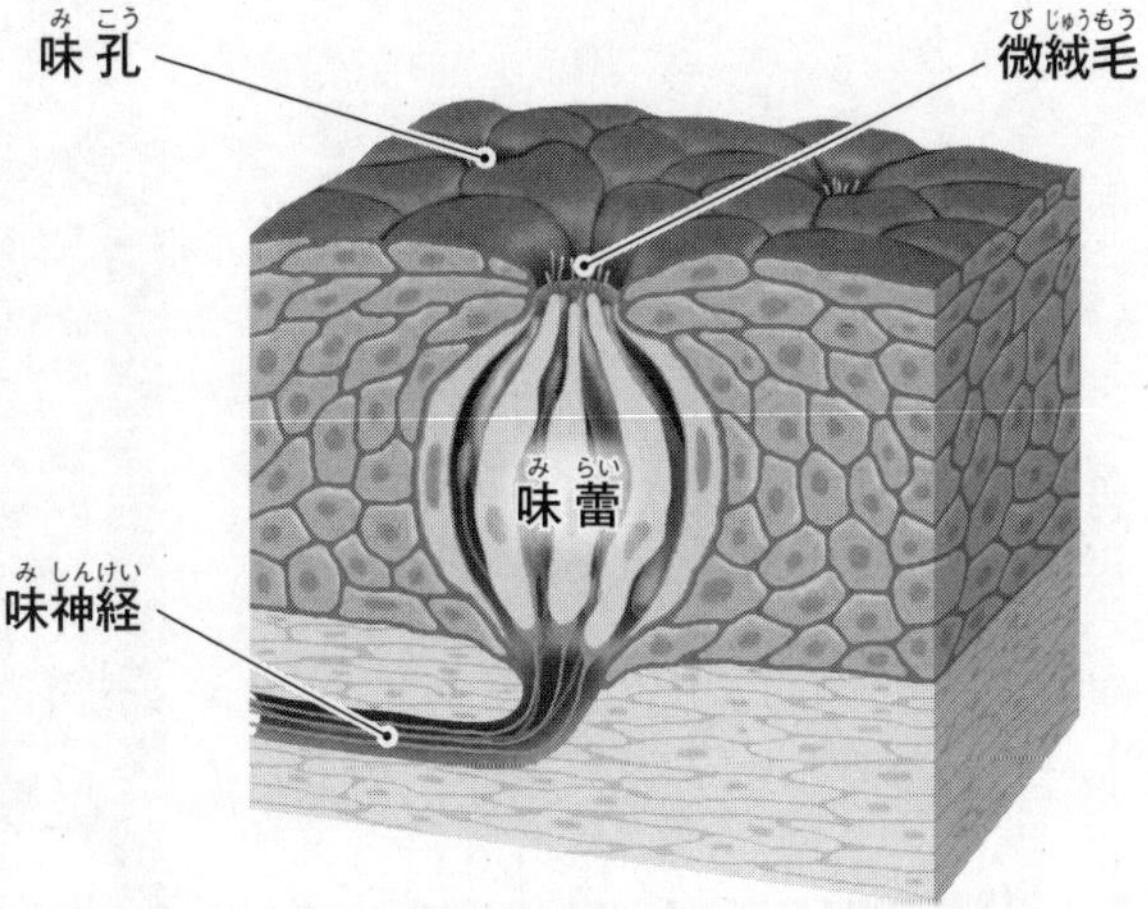

▲「舌乳頭」の中にある「味蕾」は、「味細胞」の集合体であり、「味孔」という穴から「微絨毛」を外に出して、化学物質をとらえている。

化学物質をとらえて味覚情報に

味を感じるのは、舌のあちこちに無数に存在する**味蕾**《みらい》という組織の**味細胞**《みさいぼう》です。**味孔**《みこう》と呼ばれる穴から、味蕾の先端が**微絨毛**《びじゅうもう》として生え出ており、これが食べ物の成分を化学物質としてとらえます。

味細胞には複数の**味覚受容体**《みかくじゅようたい》があり、それぞれ特定の種類の化学物質に反応します。これらの受容体が化学物質と結合すると、味細胞はその刺激を電気信号に変換します。その信号が、**味神経**《みしんけい》を通じて脳へ送られるのです。

電気信号は、脳幹の**延髄**《えんずい》から間脳の**視床**を通り、**大脳皮質**の**味覚野**《みかくや》などで処理されて、味覚として判断されます。

10

皮膚は何を感じているのか

体の表面にあるのは触覚だけではない？

Keywords
皮膚感覚
深部感覚
体性感覚

驚きの皮膚感覚

皮膚（66ページ参照）の役割は、私たちの体を保護するだけではありません。私たちは皮膚でさまざまなものにふれ、刺激を受け取ります。

ふれるときの感じ（**触覚**《しょっかく》）、押されるときの感じ（**圧覚**《あっかく》）、温かいときや冷たいときの感じ（**温冷覚**《おんれいかく》）、痛いときの感じ（**痛覚**《つうかく》）、振動している感じ（**振動覚**《しんどうかく》）などを合わせて、**皮膚感覚**《ひふかんかく》といいます。それぞれの感覚に固有のセンサーが、皮膚には存在しているのです。

さらに面白いことに、皮膚には「視覚」や「聴覚」に対応する感覚もあるようなのです。皮膚の表面に、明るさや色を受け取って電気信号に変える仕組みが存在することが、近年の研究で判明しています。

また、人間が耳で聞き取れる**可聴領域**《かちょうりょういき》の音は、20〜2万ヘルツの周波数帯だとされますが、2万ヘルツより高い周波数の音も、体表で感じ取っていることを示す実験データが複数存在します。さらに、可聴領域の音を聞くときも、皮膚が音圧を受け取って、聞き取り方を調整している可能性があることもわかってきました。

特殊感覚	視覚	➡	目
	聴覚	➡	耳
	嗅覚	➡	鼻
	味覚	➡	口
	平衡覚	➡	内耳

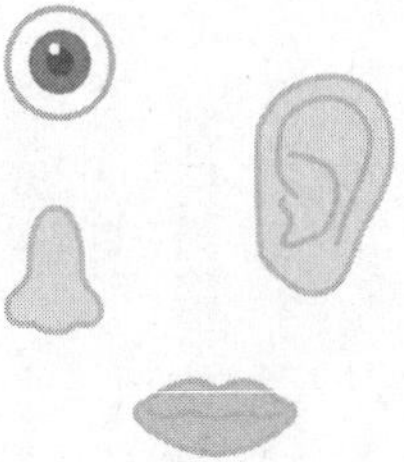

体性感覚（一般感覚）	皮膚感覚…触覚、圧覚、温冷覚、痛覚、振動覚
	深部感覚…位置覚、運動覚、重量覚

▲人体における感覚の分類。ただし、これ以外にも感覚の分類の仕方はある。

体性感覚とは何か

皮膚からの情報にもとづく皮膚感覚のほかに、関節や筋肉などからの情報にもとづく**深《しん》部《ぶ》感覚《かんかく》**という感覚もあります。

深部感覚は**固有感覚《こゆうかんかく》**ともいい、体の各部分の位置関係を感じる**位置覚《いちかく》**、体の各部分がどう動いているかを感じる**運動覚《うんどうかく》**、重さを感じる**重量覚《じゅうりょうかく》**を合わせたものです（振動覚も含める場合があります）。

そして、皮膚感覚と深部感覚を合わせて、**体性感覚《たいせいかんかく》**といいます。体性感覚は、脳の**頭頂葉**にある**一次体性感覚野《いちじたいせいかんかくや》**などに送られて処理され、視覚や平衡覚と一緒にはたらいて、体の全体的なバランスを保っているのです。

11

脳からの指令は電気信号と化学物質で伝わる

筋肉はこうして動く

Keywords
運動野
神経筋接合部
アセチルコリン

電気信号が運動神経を進む

私たちが思ったように体を動かせるのも、脳と神経のはたらきによるものです。脳の中には、体の各部位を動かすための指令を出す場所があります。これを**運動野**《うんどうや》と呼びます。

運動野が、たとえば「腕を曲げる」という指令を出したとします。指令は電気信号として、**神経細胞**を通じて**脊髄**に伝達されます。さらにそこから**運動神経**を通って、腕の筋肉の直近まで信号がやってきます。

目的の筋肉の筋肉細胞と、その手前の神経細胞が向かい合っているシナプス（158ページ参照）のようなところを、**神経筋接合**《しんけいきんせつごう》**部**《ぶ》といいます。電気信号のリレーの最後に位置する神経細胞は、神経終末から神経筋接合部へと、**アセチルコリン**という**神経伝達物質**を放出します。

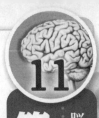

筋肉の収縮のメカニズム

筋肉細胞は、表面に**アセチルコリン受容体**をもっており、そこでアセチルコリンを受け止めます。するとそれがスイッチになって、

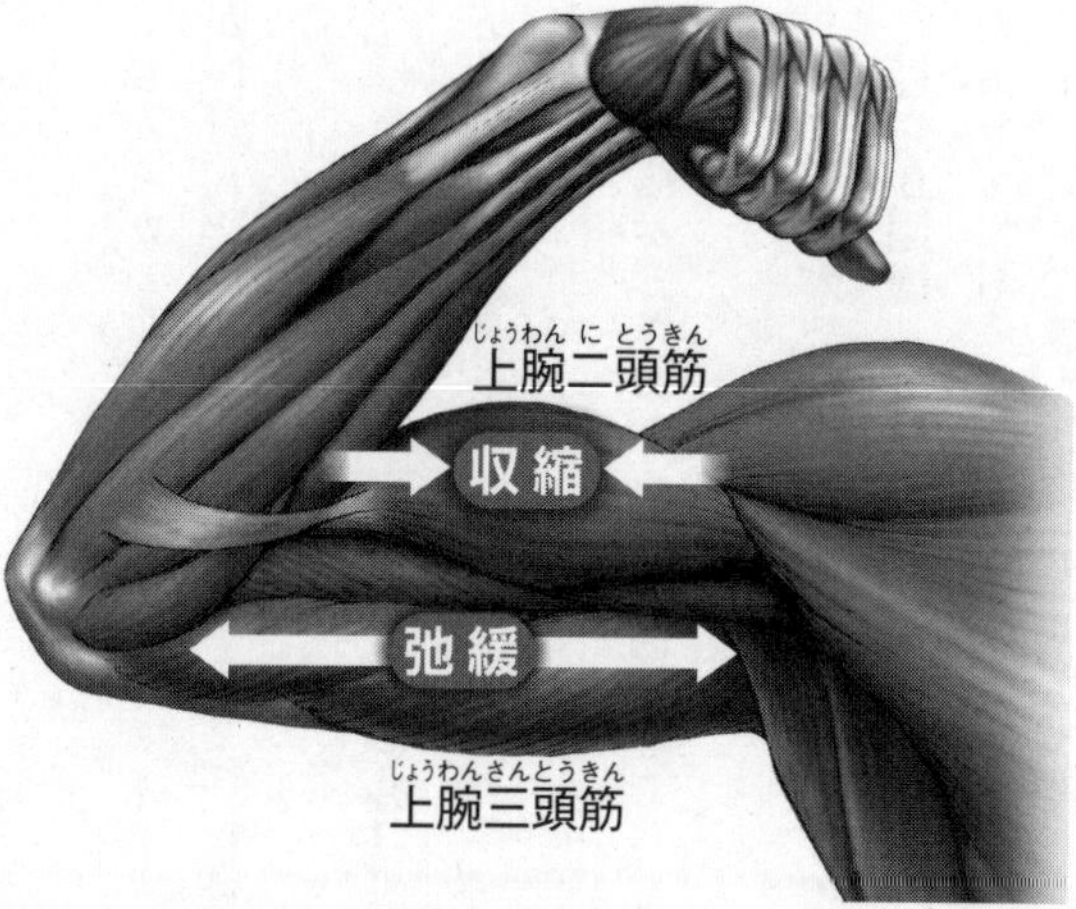

▲一方が収縮するともう一方が弛緩するような、ペアになっている筋肉を、「拮抗《きっこう》筋《きん》」という。

筋肉細胞の中で非常に複雑な反応が連鎖的に起こり、筋肉を作っている超微小な繊維が、エネルギーを消費しながら動くのです。その繊維の動きによって、筋肉が収縮します。

筋肉は多くの場合、ある筋肉が収縮するともうひとつの筋肉が弛緩するようなペアができており、一方が縮んでももう一方がゆるむことにより、それらの筋肉を含む体の部位が動きます。たとえば、二の腕の**上腕《じょうわん》二頭筋《にとうきん》**を収縮させると、ペアになっている**上腕《じょうわん》三頭筋《さんとうきん》**が弛緩して伸びます。このことにより、力こぶを作るように腕が曲がるのです。

ちなみに、脳からの指令ではなく体が動くこともあります。**感覚神経**から入った刺激が脳まで行かずに脊髄で処理されて、すぐに体の動きに返されることを、**反射《はんしゃ》**といいます。

COLUMN 06

自律神経を整えよう

私たちが特に意識していなくても体の調子が保たれているとしたら、それは**自律神経**(79ページ参照)のおかげです。

しかし、**ストレス**や**生活習慣の乱れ**が原因となって、自律神経のバランスが崩れることがあります。すると、**頭痛**や**肩こり**、**不眠**といった心身のさまざまな不調が起こってしまいます。

一方、自律神経が整うと、体がのびのびして**疲労が回復**し、**免疫力が向上**します。また、ストレスに対する耐性が高まり、心身の不調を防ぐことができます。

自律神経を整えるための方法は、ほかの観点からの健康法と同じです。バランスのよい食事、質のよい睡眠をともなった規則正しい生活習慣、適度な運動、そして過度のストレスを避けることです。

ここでは、気軽に取り組んでいただけるアクションとして、**楽に着脱できる服装**をお勧めします。

きつすぎない衣服は体に負担がかかりにくく、リラックスできるため、間接的な影響ではありますが、自律神経が整いやすくなることが期待できます。

体温が急激に変化すると、自律神経の負担が大きくなってしまいます。気温や体調の変化に応じて簡単に調節できるように、カーディガンやジャケットなどを利用するとよいでしょう。

第7章

誕生・成長・老化・そして死

01

遺伝と遺伝子

「どんな体を作るか」の情報が受け継がれていく

Keywords
DNA
塩基配列
ゲノム

遺伝の大いなる謎

この章では、人体がたどるライフサイクルや、生命が受け継がれていく仕組みを解説します。その中で非常に重要になってくるのが、「遺伝」と「遺伝子」の考え方です。あらためてしっかりと押さえておきましょう。

遺伝とは、親から子に生物の性質や特徴が伝わることです。「子どもは親に似る」ということ自体は、当然、はるか昔から知られていました。しかし、どんな仕組みで性質が受け継がれるのかは、謎に包まれていました。

隠された法則を発見!!

遺伝の仕組みを説明する理論を発見したのは、オーストリアの司祭で生物学者でもあった**グレゴール・ヨハン・メンデル**（1822〜1884年）です。彼は、見えない法則を驚異的な洞察力で見抜き、見事に計画された実験を通して手際よく証明しました。

たとえばエンドウマメには、種子が丸い形質《けいしつ》のものと、し

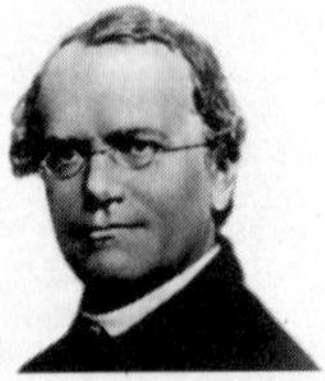
▲メンデル。

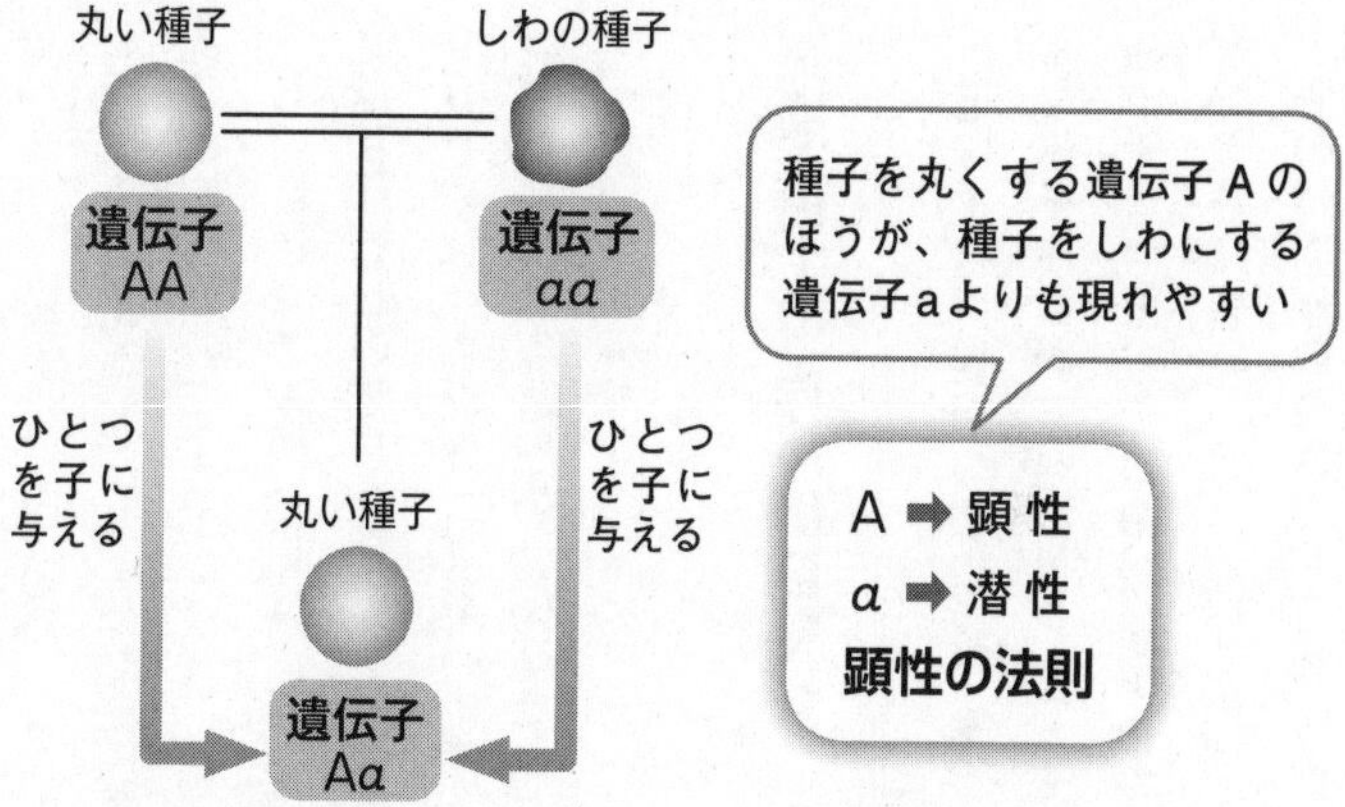

▲メンデルの発見した遺伝の法則のうちのひとつ、「顕性の法則」。ひとつの特徴（この場合は種子の形）について、現れやすい「顕性」の形質と、現れにくい「潜性」の形質があり、それにかかわる「遺伝子」の組み合わせによって、表現される形質が決まる。

わのある形質のものがあります。**形質**とは、遺伝する特徴や性質のことです。

今、丸い形質のものと、しわの形質のものをかけ合わせたら、子の世代には、丸い形質のものしか生まれなかったとしましょう。

ここから、「丸い形質は、しわの形質よりも現れやすい」ということがわかります。これが**顕性《けんせい》の法則**です。現れやすい形質を**顕性《けんせい》**、現れにくい形質を**潜性《せんせい》**と呼びます（以前は「優性」「劣性」と呼んでいましたが、優劣とは無関係なので改正されました）。

また、エンドウマメの種子は必ず丸かしわになり、中間はありません。このことから、「顕性の形質を伝える何かと潜性の性質を伝える何かは、絵の具のように混じり合うことはない」とわかります。これを**分離の法則**といいます。そして、こういった性質をもつ「遺伝する何か」が、のちに**遺伝子**と呼ばれることになるのです。

じつはメンデルの発見は、当初はあまり重要視されませんでした。しかし彼の死後、1900年に「再発見」され、その後の生物学の最も重要な基礎となったのです。

遺伝子の正体はDNA

遺伝子は、親から子に受け継がれる、「どんな体を作るか」の情報として想定されたものです。では、その情報は生物の体の中に、どのように組み込まれているのでしょうか?

その答えがDNAです。体中のあらゆる細胞の**核**に、「どんな体を作るか」の情報を含む物質として、DNAが存在するのです。

「どんな体を作るか」の情報は、文章や図として書き込まれているわけではありません。

DNAは**二重らせん構造**になっていて、**アデニン**(A)、**チミン**(T)、**グアニン**(G)、**シトシン**(C)という4種類の**塩基**が長く並んでいます(88ページ参照)。この4種類の塩基の並び方(**塩基配列**)が、まるでA、T、G、Cの4文字だけで作られた長い暗号のように、「どんな体を作るか」の細かい指定(遺伝子)を大量に含んでいるのです。

DNAは、長い情報の鎖です。その中のある部分が、たとえば「指の長さ」の情報を表したり、別の部分が「眉毛の濃さ」の情報を表したりして、遺伝子としてはたらきます。

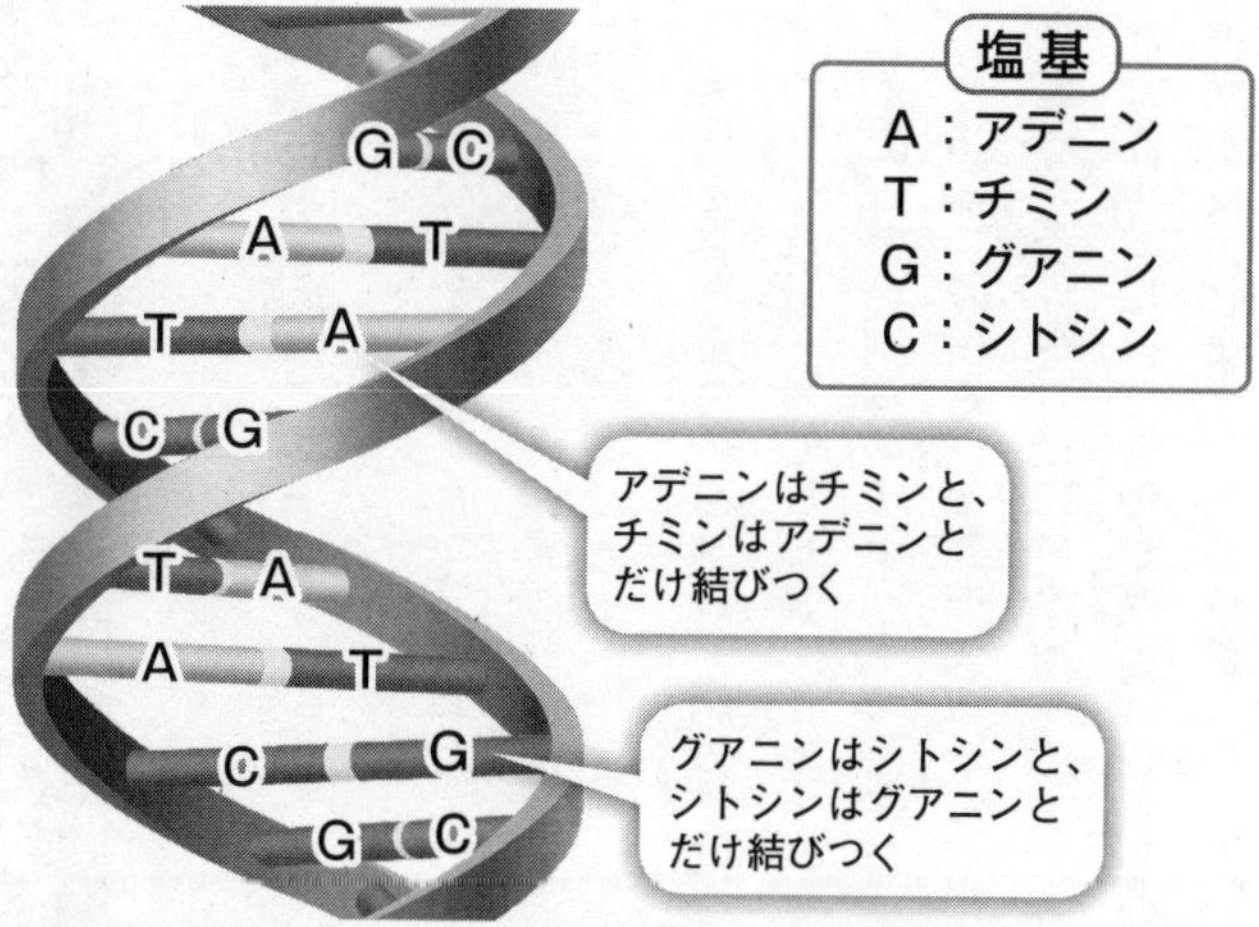

▲細胞核の中の「染色体」を作っている DNA には、「塩基の並び方」という形で、「どんな体を作るか」の情報（つまり「遺伝子」）が大量に書き込まれている。

全遺伝情報＝ゲノム

じつはDNAの中では、いわゆる遺伝子としてはたらく部分はごく一部です。「どんな体を作るか」の情報を表していないように見える部分のほうが多いのです。しかし近年の研究で、そういった部分も何らかのはたらきをしているらしいことがわかってきています。

そして、遺伝子としてはたらく部分もそうでない部分も合わせた、DNA上の**全《ぜん》遺《い》伝《でん》情《じょう》報《ほう》**のことを、**ゲノム**といいます。

人間の場合、細胞核の中には通常46本の**染色体**があります。それらをほぐすと、大量のDNAになります。そのDNAがもつすべての情報が、その人のゲノムなのです。

02

遺伝的多様性のためにランダムさを利用！

有性生殖と生殖細胞

Keywords
染色体
ランダム
遺伝的多様性

有性生殖の仕組み

「どんな体を作るか」の情報としての**遺伝子**は、親から子へ、どのようにして伝わるのでしょうか。

人間を含む多くの生物は、**有性生殖**《ゆうせいせいしょく》を行います。これは、新しい個体（子ども）が作られる際、その個体の1セットの**染色体**（人間なら46本）のうち、半数を父親から、半数を母親から受け継ぐ増殖スタイルです。

有性生殖には、**生殖細胞**《せいしょくさいぼう》と呼ばれる特殊な細胞が使われます。どう特殊なのかというと、その個体の体を作っているほかの細胞とくらべて、染色体の数が半分なのです。たとえば、人間の体の細胞の核には46本の染色体が入っていますが、生殖細胞である**精子**《せいし》（194ページ参照）や**卵子**《らんし》（196ページ参照）は、23本の染色体しかもっていません。

このような生殖細胞は、**減数分裂**《げんすうぶんれつ》という方法で作られます。減数分裂では、ある個体がもっている1セットの染色体から、**ランダムに**半数が選ばれて生殖細胞が作られるのです。

生殖細胞は成熟して、**配偶子**《はいぐうし》という細胞になります。そして父親側の配偶子と母親側の配偶子が結びつき、新しい個体となるのです。

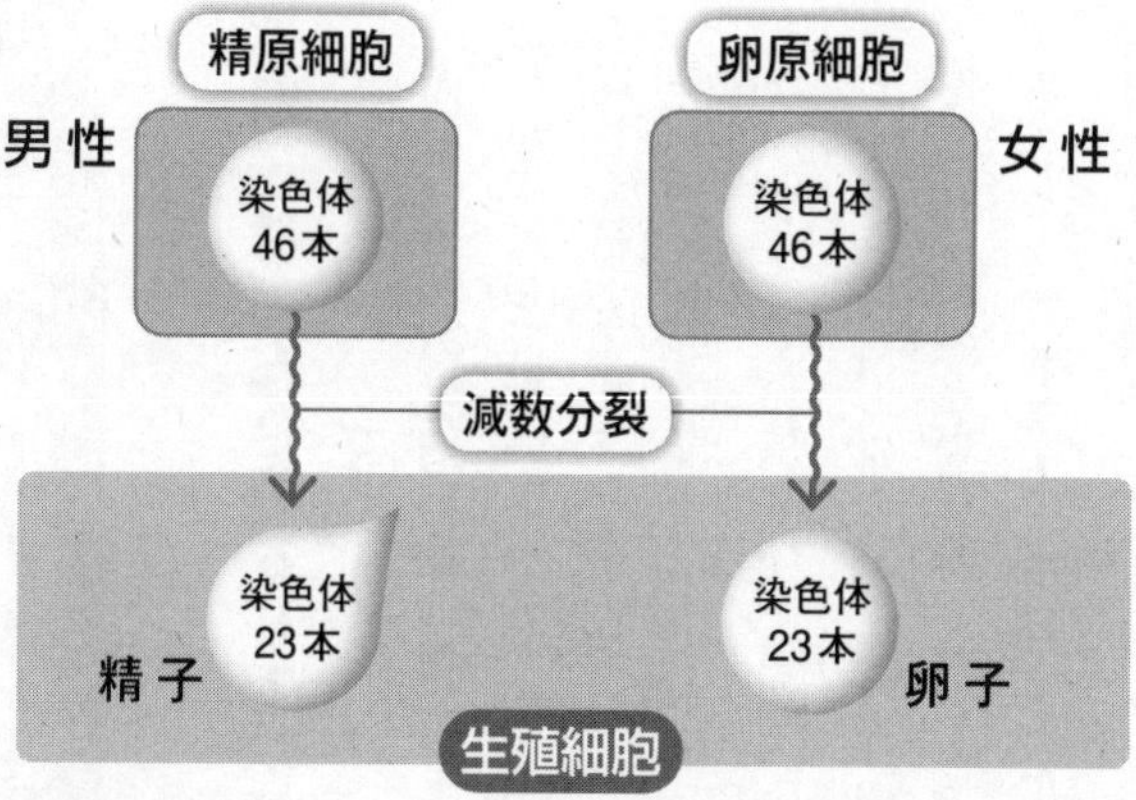

▲人間の場合は通常、生まれながら、男性ならば「精原細胞《せいげんさいぼう》」、女性ならば「卵原《らんげん》細胞《さいぼう》」という特殊な細胞をもっている。それらの細胞は、染色体の数はほかの「体細胞」と同じ46本だが、「減数分裂」によって染色体数が23本の「生殖細胞」、つまり「精子」や「卵子」を作ることができる。

種を生き残らせるために

このように有性生殖では、父親の**ゲノム**と母親のゲノムのそれぞれから、ランダムに半分ずつを取り、それらの遺伝子を組み合わせて新しいひとつの個体を作っています。

わざわざランダムな方法で増殖するのは、**遺伝的多様性**《いでんてきたようせい》のためだといわれます。遺伝的多様性とは、同じ種の中に、さまざまな特徴をもつ個体がいることです。多様性がなく、似たような性質の個体ばかりだと、環境の変化などで絶滅するリスクが増します。逆に多様性があると、危機的な状況でも生き残る個体がいる可能性が高まります。遺伝的多様性は、種の存続にとって大事なことなのです。

03

自分でエネルギーを作り出して泳ぐ
男性の体が作る精子

Keywords
第二次性徴
精巣
精原細胞

精子はどんな姿をしているか

人間の男性の**生殖細胞**は**精子**といいます。これが成熟して**配偶子**になりますが、配偶子も同じく精子と呼ばれます。

精子の大きさは約0・06ミリで、目に見えないほどです。精子は、尾部、中部、頭部という3つの部分からなります。

尾部には**鞭毛**《べんもう》という動く部分があり、運動することができます。運動するには**エネルギー**が必要ですが、そのエネルギーは中部にある**ミトコンドリア**（89ページ参照）で作ら

▼「精子」の姿。「鞭毛」を使い、女性の配偶子である「卵子」をめざして泳ぐことができる。

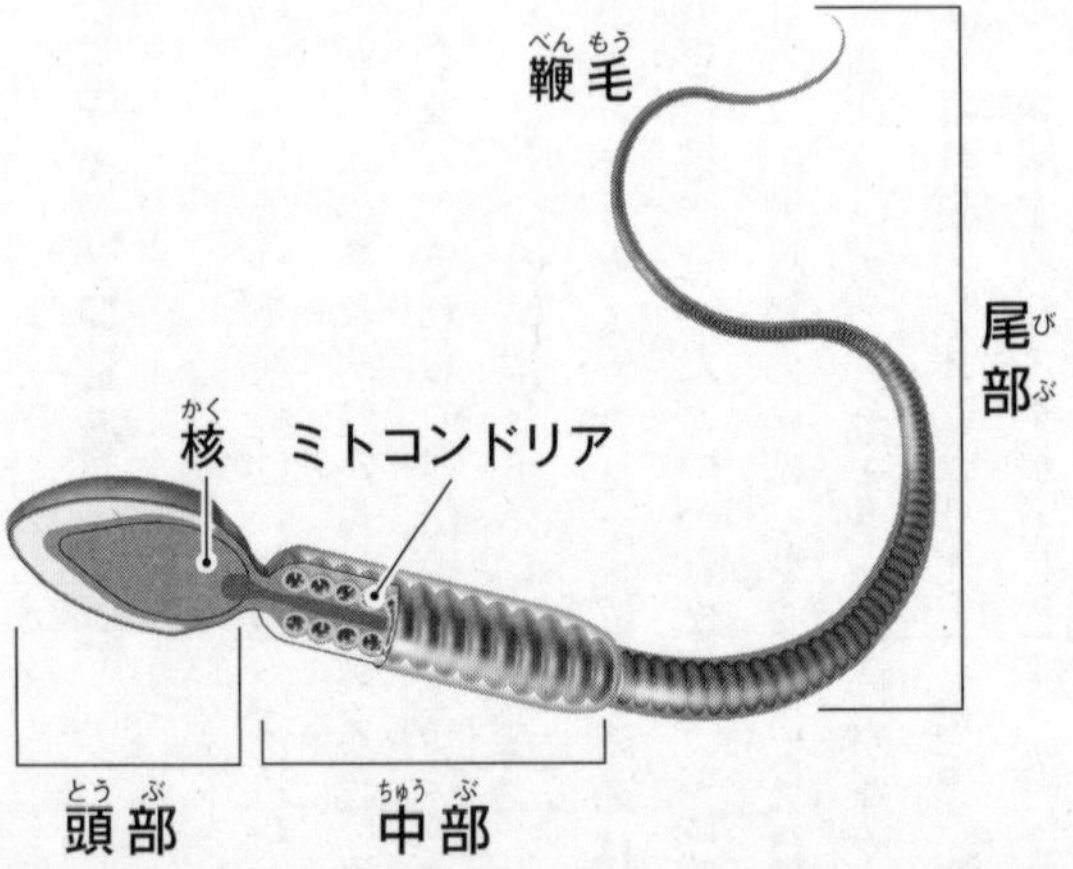

れます。
頭部には**核**があります。そこに23本の**染色体**が入っており、その**DNA**の情報が次世代に受け継がれるのです。

男性の第二次性徴

人間の男性は、生まれたときから精子を作れるわけではありません。

男性が子どもから生殖できる個体（大人）になる過程で起こる変化を、**第二次性徴**《だいにじせいちょう》といいます。そのひとつとして、**精巣**という器官が大きくなりますが、この成長した精巣こそが、いわば精子の工場となるのです。

第二次性徴を迎えた男性の精巣では、**精原細胞**《せいげんさいぼう》と呼ばれる特殊な細胞がはたらきはじめ、**減数分裂**によって精子を生み出すようになります。毎日数千万から1億もの精子が生産されます。

精子は熱に弱いという特徴をもっています。セ氏37度にもなると運動能力も生存率もかなり低くなるので、男性の体の内側で保管することはできません。そのため、体の外側についた精巣で、体温よりも少し低いセ氏33度ほどの環境に保管されています。

第二次性徴以後の男性は、性交の際などに、陰茎から**精液**《せいえき》という白い液体を出します。これを**射精**《しゃせい》といいます。精液には、精子が多数含まれており、1回の射精で数千万から数億個もの精子が出るとされます。ただし、個人差や体調による変動はあります。

04

女性の卵子と月経

体内で神秘的なリズムが生まれる

Keywords
第二次性徴
ホルモン
排卵

卵原細胞から卵母細胞へ

人間の女性の**生殖細胞**、および**配偶子**は**卵子**といいます。人体では最も大きい細胞です。

女性は生まれる前の胎児の頃から、卵子を作るための特別な細胞である**卵原細胞**《らんげんさいぼう》をもっており、それが**減数分裂**して、卵子のもととなる**卵母細胞**《らんぼさいぼう》を作ります。

その結果、女性は生まれた時点で、一生分の卵母細胞をすでに**卵巣**にもっているのです。しかし、その時点ではまだ卵母細胞は成熟しておらず、**精子**と結びつくことはできません。卵母細胞は未成熟な状態であり、**卵胞**《らんほう》と呼ばれる袋に包まれています。

卵胞・卵子の成熟と月経

思春期に入ると、女性の体は**第二次性徴**を迎えます。この時期から、**ホルモン**の影響を受けて、卵胞とその中の卵母細胞が成熟しはじめます。その成熟は、通常は一度に何個かずつ、順番に進みます。

それと連動して、女性の生殖器で、周期的な変化がくり返されるようになります。およ

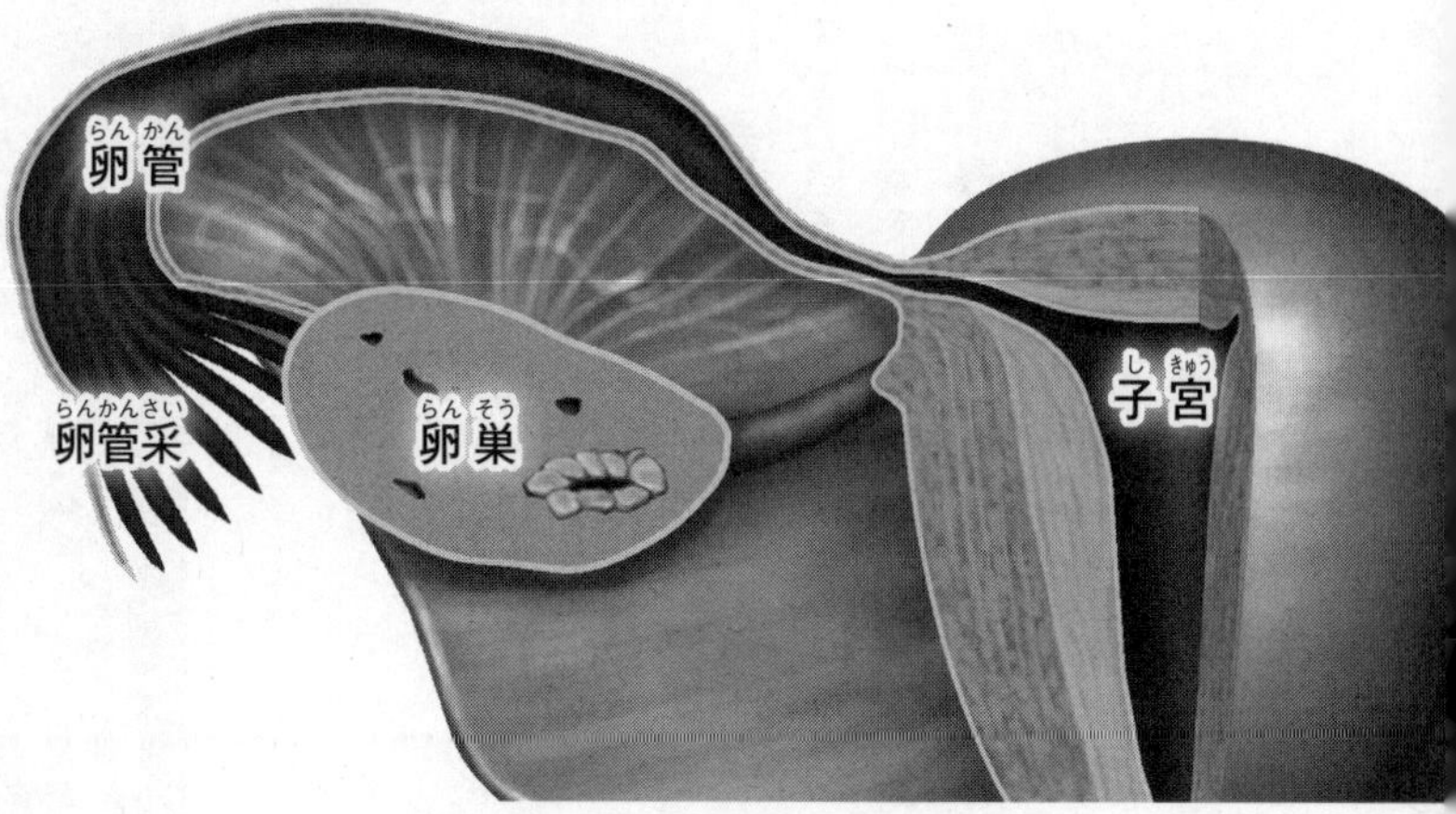

▲女性の「卵子」は、「卵巣」の中で成熟し、「卵管」へと放出される。

その28日周期のその変化を、**月経《げっけい》**といいます。

月経のとき、子宮では、子宮の内側の**子宮《しきゅう》内膜《ないまく》**が、**妊娠《にんしん》**に備えて厚くなります。それと並行して、成熟した卵母細胞が卵子となると、卵胞が破裂して、卵子を卵巣の外へと放出します。これを**排卵《はいらん》**といいます。

放出された卵子は、**卵管采《らんかんさい》**という場所から、**卵管**に取り込まれます。卵子が卵管にとどまっている間に、もし精子が卵管に入ってきたら、卵子と精子が出会って**受精**し、子宮へと進んで妊娠が起こる可能性があります。

妊娠が起こらなかった場合、子宮内膜がはがれて出血し、卵子とともに膣から体外へ排出されます。そののち、また別の卵胞が成熟し、子宮内膜が再生して、次の月経周期が始まるのです。

05 受精から出産へ

新しい命はどのように生まれてくるのか？

Keywords
受精卵
着床
妊娠

精子と卵子の出会い

成熟した男性と女性の性交から、新しい命が生まれるまでを見てみましょう。

性交の際、女性の体内に放出された多数の**精子**は、**卵子**が出す誘引物質に引き寄せられて進んでいきます。

そして**卵管**で卵子に近づいた精子は、粘っこいゼリー層を突破し、卵子の表面にある膜に接触します。

ここで、一番早かった1体だけが、卵子の中に入れます。それが**受精**です。最初の1体の精子が入ってくると、卵子は特殊なタンパク質を出して、2体目以降の進入を防ぎます。

受精によって、卵子の核と精子の核が融合して、**受精卵**《じゅせいらん》ができます。精子の**ミトコンドリア**も卵子の中に入りますが、やがて分解されてしまうので、受精卵のミトコンドリアは母親由来のものとなります。

胎内で育まれる命

受精卵は**卵割**《らんかつ》と呼ばれる細胞分裂を始めながら、卵管の中を子宮へと進んでいきます。

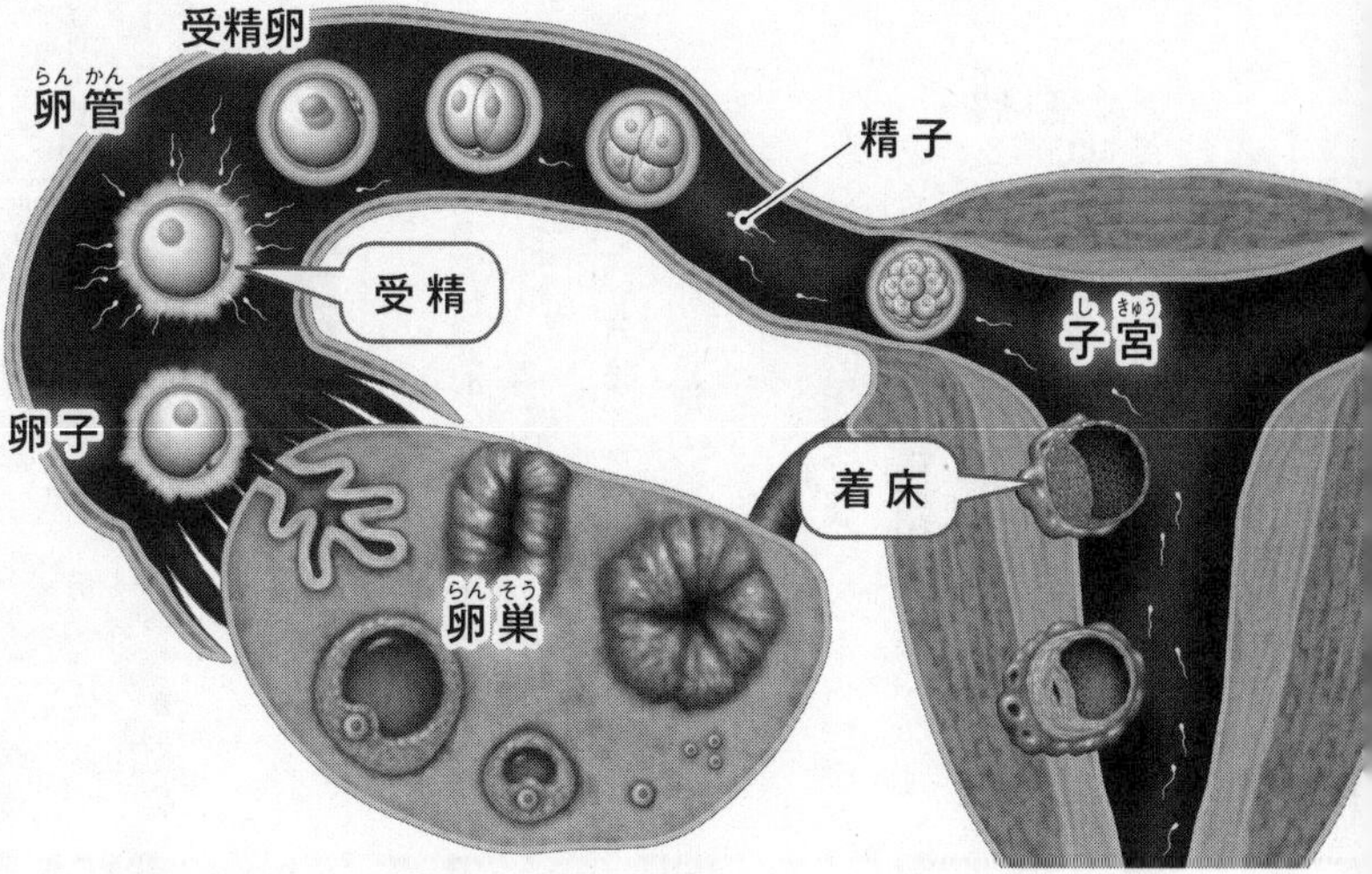

▲精子と卵子が受精して「受精卵」ができ、卵管から子宮へ移動する。「子宮内膜」に「着床」したところから、妊娠が始まる。

そして**子宮内膜**にくっつくと、そこから栄養をもらえるようになります。これを**着床**《ちゃくしょう》といいます。この着床の時点が、**妊娠**の始まりです。

卵割をくり返して細胞は増えつづけ、それぞれが特別な役割をもちはじめます。一部の細胞は心臓に、一部は脳に、また一部は骨や筋肉といった組織になるのです。細胞の数が増え、その役割が具体化していくことで、**胎**《たい》**児**《じ》は母体の中で着実に成長していきます。

子宮内膜と胎児の血管は、融合して**胎盤**《たいばん》という組織を形成します。その胎盤を通して、母親と胎児は、栄養と代謝物をやり取りするのです。

そして、受精からだいたい38週間（266日間）ほどで、出産の日がやってきます。

06

成長と体細胞分裂

染色体の数を減らさずに分裂する方法とは？

Keywords
成長
体細胞
染色体

分裂が成長をもたらす

出産される前の胎児も、母親のお腹の中で成長しますし、出産されたあとの赤ちゃんも成長していきます。

それにしても、なぜ人体は成長するのでしょうか？

それは、細胞が分裂するからです。

成長をもたらす体の細胞の分裂は、**減数分裂**（192ページ参照）とは異なる種類の分裂で、**体細胞分裂**《たいさいぼうぶんれつ》と呼ばれます。

減数分裂では、**染色体**の数が半分の**生殖細胞**が作られました。それに対して体細胞分裂では、ひとつの細胞がふたつのまったく同じ細胞に分裂し、できた細胞はふたつとも、もとと同じ数の染色体をもちます。このような体細胞分裂で増える細胞のことを、**体細胞**《たいさいぼう》といいます。

体細胞分裂のプロセス

人体の体細胞分裂のプロセスでは、まず遺伝情報をもつ**染色体**が複製されて、通常（46本）の2倍量の92本ぶんになります。そして、

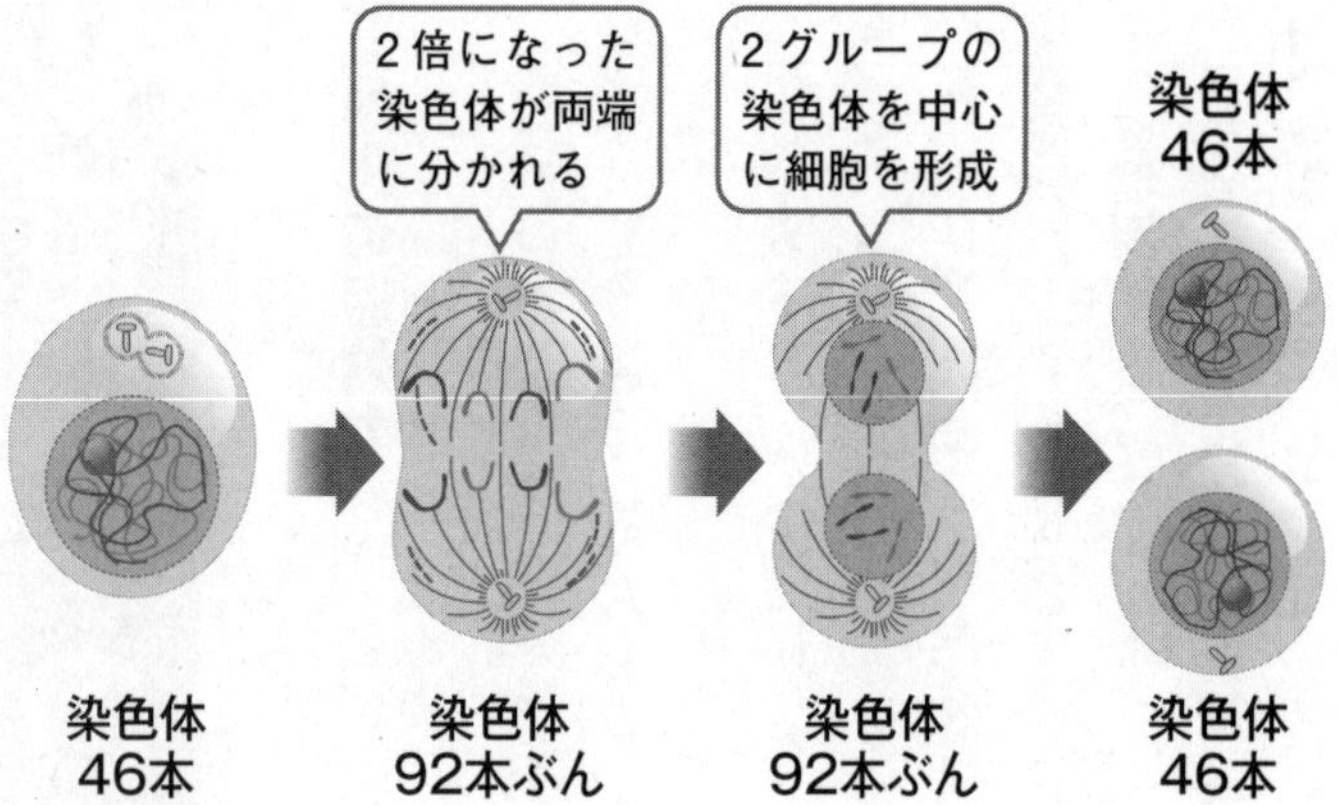

▲人体で起こる「体細胞分裂」の模式図。まず「染色体」の数が倍に増え、そののち2等分されて、同じ細胞がふたつできる。

細胞の核をおおっていた核膜がなくなり、染色体が細胞の真ん中に並んだあと、両端にひっぱられてふたつのグループに分かれます。そののち、細胞自体がふたつに分裂して、まったく同じ46本の染色体をもつ、同じ大きさの細胞ふたつになるのです。

私たちの骨や筋肉などは、このような体細胞分裂をくり返して成長します。生殖細胞の減数分裂以外の細胞分裂は、体細胞分裂です。

人体はまた、ケガや病気のせいで傷ついたり死んだりした細胞を修復するために、体細胞分裂によって新しい細胞を作り出します。さらに私たちの体は、古い細胞が機能を失ったり壊れたりする前に、体細胞分裂によって新しい細胞に置き換えることで、健康を維持しているのです。

07 遺伝子の突然変異

多様性を生み出すがリスクでもある

Keywords
DNA
遺伝的多様性
がん

進化の原動力

　私たちの細胞は、つねに分裂をくり返しています。分裂の際、**DNA**もコピーされています。

　その作業は通常は正確に行われますが、ときどき、**コピーミス**が生じることがあります。すると、DNAに保存された遺伝情報である**塩基配列**が、少し変化します。これを、遺伝子の**突然変異**といいます。

　突然変異は、**紫外線**や**放射線**を浴びたり、**有害物質**にさらされたりしたせいで生じることもあります。じつは、突然変異は珍しい現象ではありません。小規模な突然変異は、人体の中で頻繁に起こっています。

　人体に限らず生物一般の話として、精子や卵子などの**生殖細胞**で突然変異が起こった場合、その変化が次の世代に受け継がれ、**遺伝的多様性**（193ページ参照）につながる可能性があります。

　そして、遺伝子の突然変異によって偶然生まれるさまざまな個体の中から、たまたま環境に適応したものが生き残り、繁栄していくことで、生物は**進化**していきます。突然変異は、進化の原動力のひとつなのです。

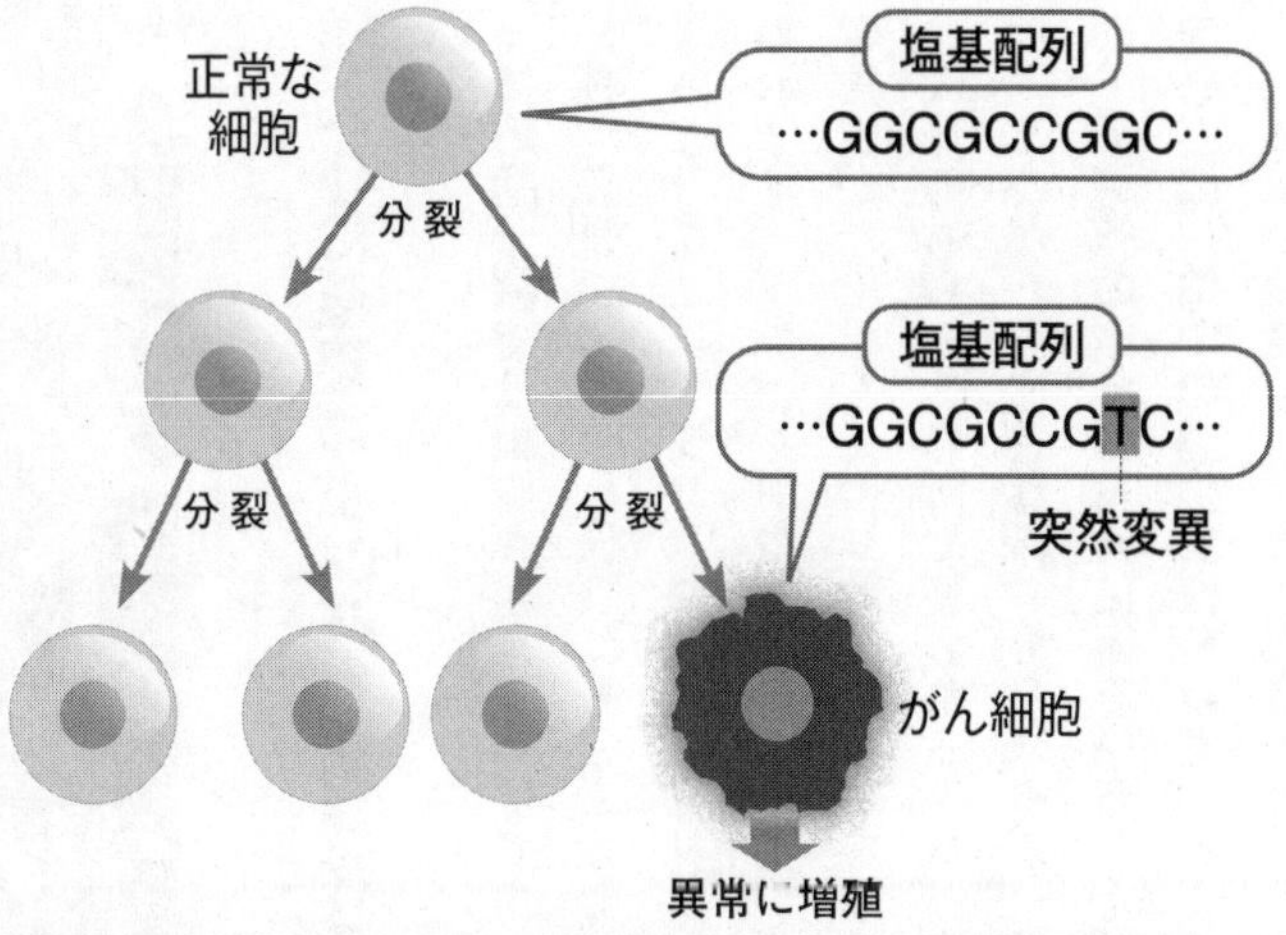

▲正常な細胞が分裂する過程で、「突然変異」によって塩基配列に変化が起こり、がん細胞が生まれてしまうことがある。

人体に及ぼす影響は？

一方、個別の**体細胞**で突然変異が起こっても、多くの場合、影響はその細胞や組織にとどまり、次の世代に遺伝することもありません。また、人体の中で突然変異を起こした細胞のほとんどは、修復されたり、悪影響を及ぼさないように破壊されたりしています。

しかし場合によっては、人体のシステムに異常をもたらし、**病気の原因**にもなります。免疫系に障害が起こったり、がんが生じたりすることがあるのです。

生殖細胞での突然変異が、次世代につながる**遺伝病**を引き起こす場合もあります。突然変異は人体にとってリスクでもあるのです。

08

体に必要なタンパク質はこうして合成される

セントラル・ドグマ

Keywords
セントラル・ドグマ
転写
翻訳

人体に必要なタンパク質を作る

体細胞分裂では細胞が増えるわけですから、材料が必要です。それ以外にも、人体ではさまざまなことに、**タンパク質**という材料が使われます。タンパク質は、**アミノ酸**という化学物質がたくさんくっついてできています。

人体のあらゆる場所で使われるタンパク質は、どこから調達されるのでしょうか。じつは、**細胞核の中のDNAに書き込まれた情報をもとに、体中の細胞で作られている**のです。

これまで何度も、DNAには「どんな体を作るか」の情報が書き込まれていると述べてきましたが、その「どんな体を作るか」とは、「どんなタンパク質を合成するか」なのです。「どんなタンパク質を合成するか」の情報が、DNA上の**アデニン**（A）、**チミン**（T）、**グアニン**（G）、**シトシン**（C）という4種類の塩基の並び方に秘められています。そして、その暗号を解読し、指定どおりにタンパク質を合成するチームが、細胞にはいるのです。

DNAの情報からタンパク質が合成されることを、**遺伝子の発現**といいます。そしてその驚くべきシステムは、分子生物学の**セントラル・ドグマ**（中心教義《ちゅうしんきょうぎ》）と呼ばれます。

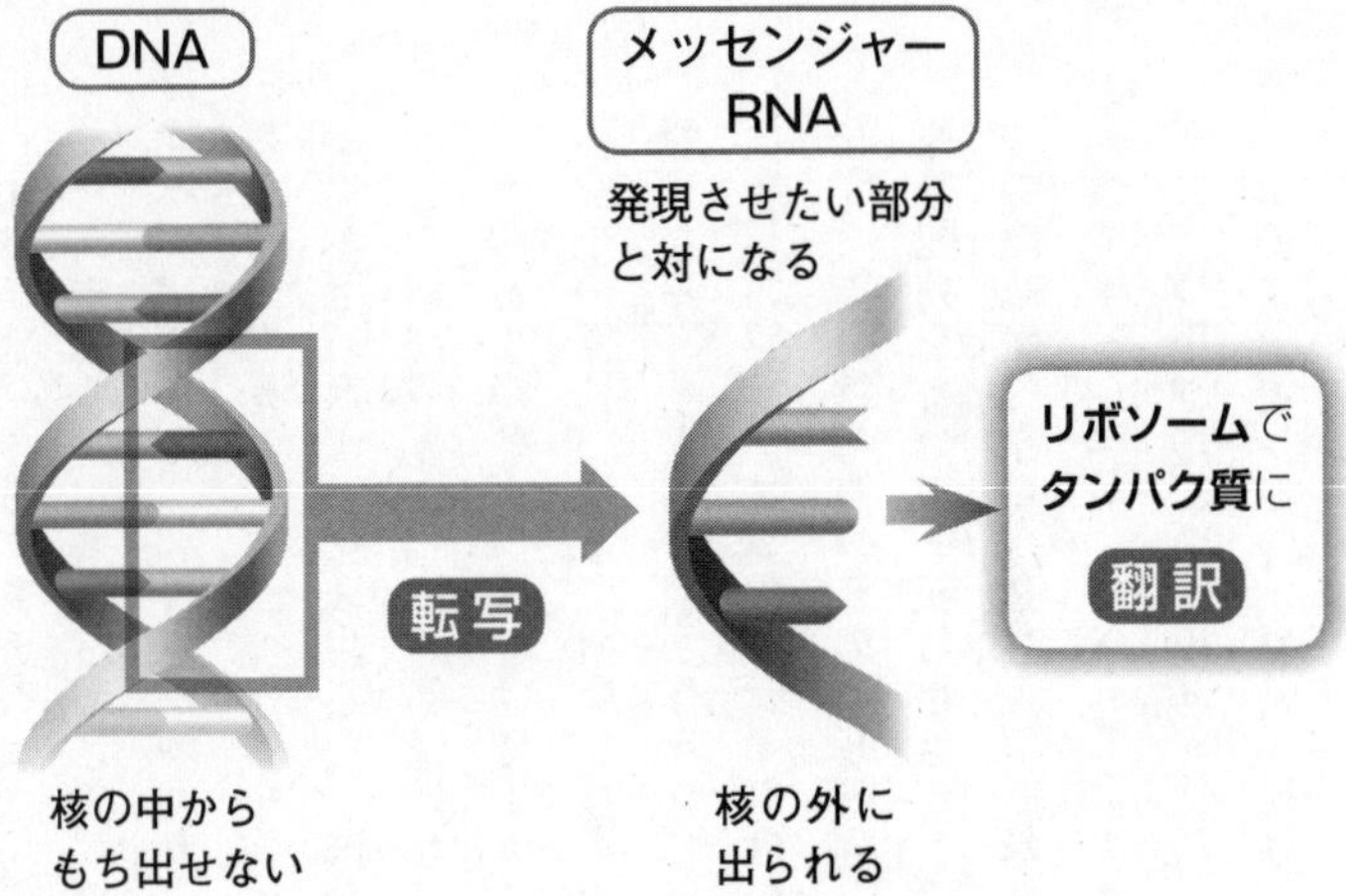

▲遺伝情報、すなわち「どういう体を作るか」という指令は、「どういうタンパク質を合成するか」といいかえることができる。DNAの「塩基配列」は、「メッセンジャーRNA」に「転写」され、核の外の「リボソーム」で、「どんなタンパク質を合成するか」という情報に「翻訳」される。

第1段階　転写

遺伝子の発現の第1段階は、核の中にあるDNAの情報のうち、必要な部分だけをコピーして、外にもち出せるようにする**転写**《てんしゃ》です。

タンパク質を作る「工場」は、核の外の**リボソーム**という細胞小器官です。そこにタンパク質の「設計図」をもっていきたいのですが、DNA自体を核の外に出すと、大事な遺伝情報が傷ついてしまうかもしれません。そこで、必要な部分だけのコピーをもってくるのです。

では、どうやってコピーを取るのでしょうか？　そのときはたらくのが、**PCR検査**の項（140ページ参照）で紹介した、不思議としかいいようのないDNAの複製機能です。

DNAは、2本の鎖が塩基どうしでつながった構造です。塩基は、AとT、GとCが必ずペアになって、普段はがっちりくっついています。しかし、タンパク質を作るべきときが来ると、遺伝子を発現したい部分の塩基どうしの結びつきが、一時的に外れます。

するとすかさず、ほどけて1本になった鎖の向かい側に、まるで樹脂で型を取るように、対になるもう1本の鎖が作られていきます。

新しい鎖は、**メッセンジャーRNA**といいます。これは、DNAの塩基配列と対になる塩基配列をもつ、反転したコピーです。DNAの塩基がGなら、RNAの塩基はCという具合です（ただし、RNAではチミンのかわりに、**ウラシル**という塩基が使われます）。

このメッセンジャーRNAは核から出て、リボソームのもとへ行くことができるのです。

第2段階　翻訳

遺伝子の発現の第2段階は、コピーしてきた情報をもとにアミノ酸を集め、目当てのタンパク質を合成する、**翻訳**《ほんやく》というプロセスです。この非常に面白い作業は高速で進みます。

コピーしてきたメッセンジャーRNA上の塩基の並び方は、暗号になっています。3つが1セットになって、ひとつのアミノ酸を指定しているのです。たとえば「GGC」と並んでいたら、「**グリシン**というアミノ酸をもってきなさい」という意味です。この3つで1セットの塩基の並びを、**コドン**といいます。

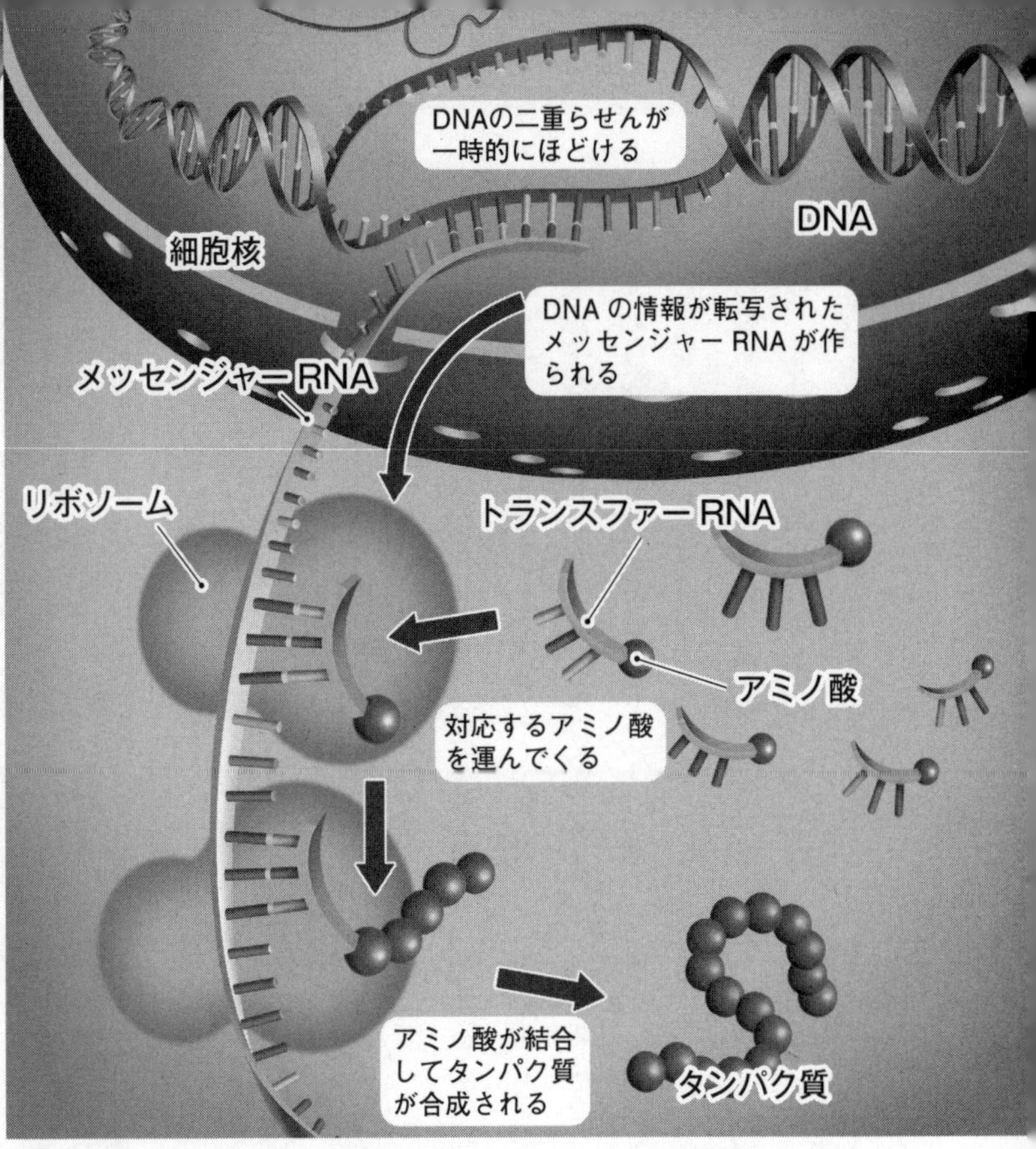
DNAの二重らせんが
一時的にほどける
DNA
細胞核
DNA の情報が転写された
メッセンジャー RNA が作
られる
メッセンジャー RNA
リボソーム
トランスファー RNA
アミノ酸
対応するアミノ酸
を運んでくる
アミノ酸が結合
してタンパク質
が合成される
タンパク質

▲細胞内でタンパク質が合成される様子。それは、DNA の「塩基配列」の情報が読み出されて利用される、「遺伝子の発現」でもある。

リボソームでは、コドンの暗号が順番に読み取られ、その指示に従って、**トランスファーRNA**という「運び手」がアミノ酸をもってきます。そしてアミノ酸が順番につながると、目当てのタンパク質が合成されるのです。

信じられないほど都合よく設計された仕組みですが、実際に私たちの細胞では、こういうプロセスがつねに進行しているのです。

09 エピジェネティクスとは何か

遺伝子の発現はゲノムの外から制御される！

Keywords
遺伝子の発現
エピゲノム
メチル化

ゲノムの上に、あとからはたらく

細胞でタンパク質を合成する**遺伝子発現**のシステムは、驚くべき精妙さをもっていますが、おかしなところがあります。**遺伝子を発現するタイミング**や、「**DNA上の、どの部分の遺伝子を発現するか**」は、**セントラル・ドグマ**の仕組みでは説明されていないのです。

そもそも、これまでも述べたように、どの細胞のDNAも、基本的には同じ塩基配列ですから、それぞれの細胞が勝手に遺伝子を発現したら、大変なことになってしまいます。

そこで、遺伝子の発現は、**DNA以外のところから与えられる指令**によってコントロールされているのではないかと推測できます。実際、そんな指令としてはたらく情報が見つかっています。つまり、**DNAの塩基配列を変えることなく、遺伝子の発現を制御する情報**の存在が確認されているのです。

そのような情報は、**エピゲノム**と呼ばれます。「エピ」とは「上に」や「あとに」を意味しており、「**ゲノム**の上に、あとからはたらきかける情報」といった意味になります。そして、エピゲノムがDNAのゲノムに作用する仕組みを**エピジェネティクス**といいます。

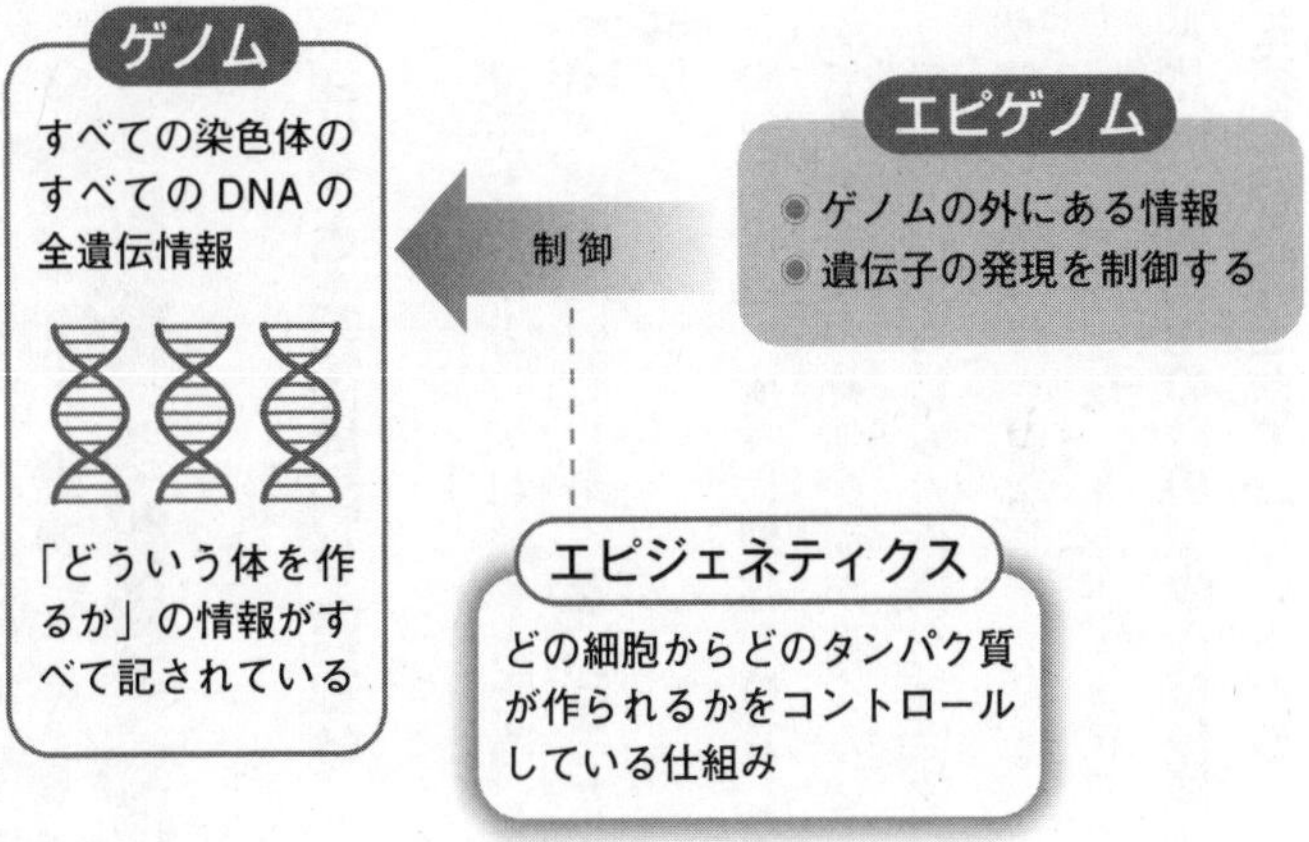
ゲノム
すべての染色体のすべてのDNAの全遺伝情報
「どういう体を作るか」の情報がすべて記されている
制御
エピゲノム
ゲノムの外にある情報
遺伝子の発現を制御する
エピジェネティクス
どの細胞からどのタンパク質が作られるかをコントロールしている仕組み

▲DNAの塩基配列を変えることなく、遺伝子の発現を制御する仕組みを、「エピジェネティクス」という。この名称は、「エピゲノム」のはたらきを調べる研究分野の名前でもある。近年、急速に研究が進みつつある分野である。

DNAのメチル化

エピジェネティクスでは、DNAにくっつく小さな化学物質やタンパク質が、遺伝子の発現を調節します。代表例は**メチル化**という現象です。DNAのある部分に**メチル**という化学物質が付着すると、その部分の遺伝子がはたらきにくくなり、スイッチオフにされるのです。メチル化の効果で、細胞は自分の役割に合った遺伝子だけを使うことができます。

このメチル化は、環境の影響を受けます。つまり、生物が生まれつきもっている遺伝子は、エピゲノムを通じて、環境の影響のもとで制御されるのです。さらに、一部のエピゲノムは**遺伝する**らしいこともわかっています。

10

体が衰えるのは避けられない運命か?

老化はなぜ起こるのか

Keywords
成長
活性酸素
エピゲノム

成長と老化は隣り合わせ

誕生したあと、人は時間とともに**成長**しますが、それはいつしか、**老いること**にもつながります。

一般的には、成長は個体が発育して、器官ができあがり、身体機能が高まることを意味しており、そこに心の成熟や社会的な適応も関連してきます。

一方、老化とは、体が衰《おとろ》えることであり、具体的には**細胞の数の減少**や**修復機能の低下**、**生殖能力の減退と消失**といった形を取ります。

人の成長と老化の境目は、科学的には定義されていません。ふたつのプロセスは連続的なものと考えられています。

老化の原因は?

老化を引き起こす原因は複数考えられており確定していませんが、たとえば、体内でさまざまな反応を起こす**活性酸素**《かっせいさんそ》により、細胞がだんだん「錆《さ》びていく」ことなどが挙げられています。

また、遺伝学や老化研究の世界的権威であ

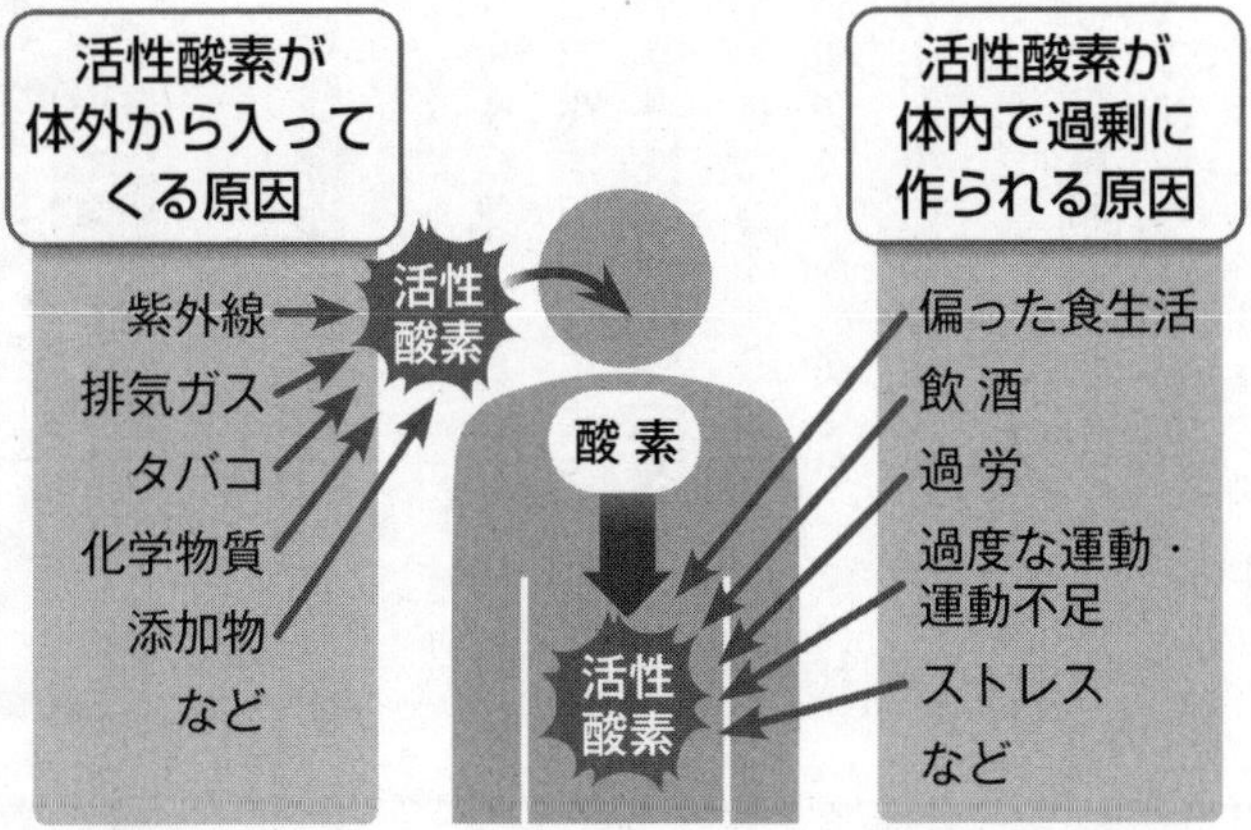

▲「活性酸素」は、さまざまな原因から発生し、人体の「老化」を進めると考えられている。

るオーストラリア出身の**デイヴィッド・アンドリュー・シンクレア**（1969年〜）は、老化の原因は**エピゲノムの劣化**であると論じています。遺伝子の発現をコントロールする**エピゲノム**が衰えると、それぞれの細胞が「自分は何の細胞なのか」「どんなタンパク質を合成するのか」がわからなくなり、組織や臓器が機能しなくなるといいます。

そのうえでシンクレアは面白いことに、エピゲノムを活性化すれば老化を「治療」できると主張しています。シンクレアによると、適度なストレスを与えることで、エピゲノムは活性化します。効果が期待できるのは、❶**食事の量や回数を減らす**、❷**アミノ酸（肉）を制限する**、❸**運動する**、❹**寒さに身をさらす**、といった取り組みだとされています。

細胞の再生する力で人体を癒す!!

11 iPS細胞と再生医療

Keywords
ES細胞
クローン
iPS細胞

ケガや病気で失われた人体の機能を、細胞の「再生する力」によって回復することをめざす医療技術を、**再生《さいせい》医療《いりょう》**といいます。老化にも対応できるようになると考えられており、研究開発に大きな期待が寄せられています。

ES細胞の技術

再生医療の重要な技術のひとつに、**ES細胞**があります。これには**胚《はい》**が使われます。胚とは、**受精卵**（198ページ参照）が成長を続ける初期の段階のものです。

人間の場合、受精から5日ほどたつと、受精卵は100個ほどの細胞に増えており、**胚《はい》盤胞《ばんほう》**という段階になります。この段階の胚を取り出して、特殊な方法で培養すると、胎児になっていくはずの細胞たちが、次のふたつの能力をもちます。

❶ さまざまな細胞に分化する能力
❷ 自分自身と同じ細胞を作り出す能力

これらは、医療に利用できるとしたら、大きな力を発揮します。たとえば心臓の筋肉の細胞に分化させて、心臓の機能が不全になった患者に移植することが考えられるでしょう。

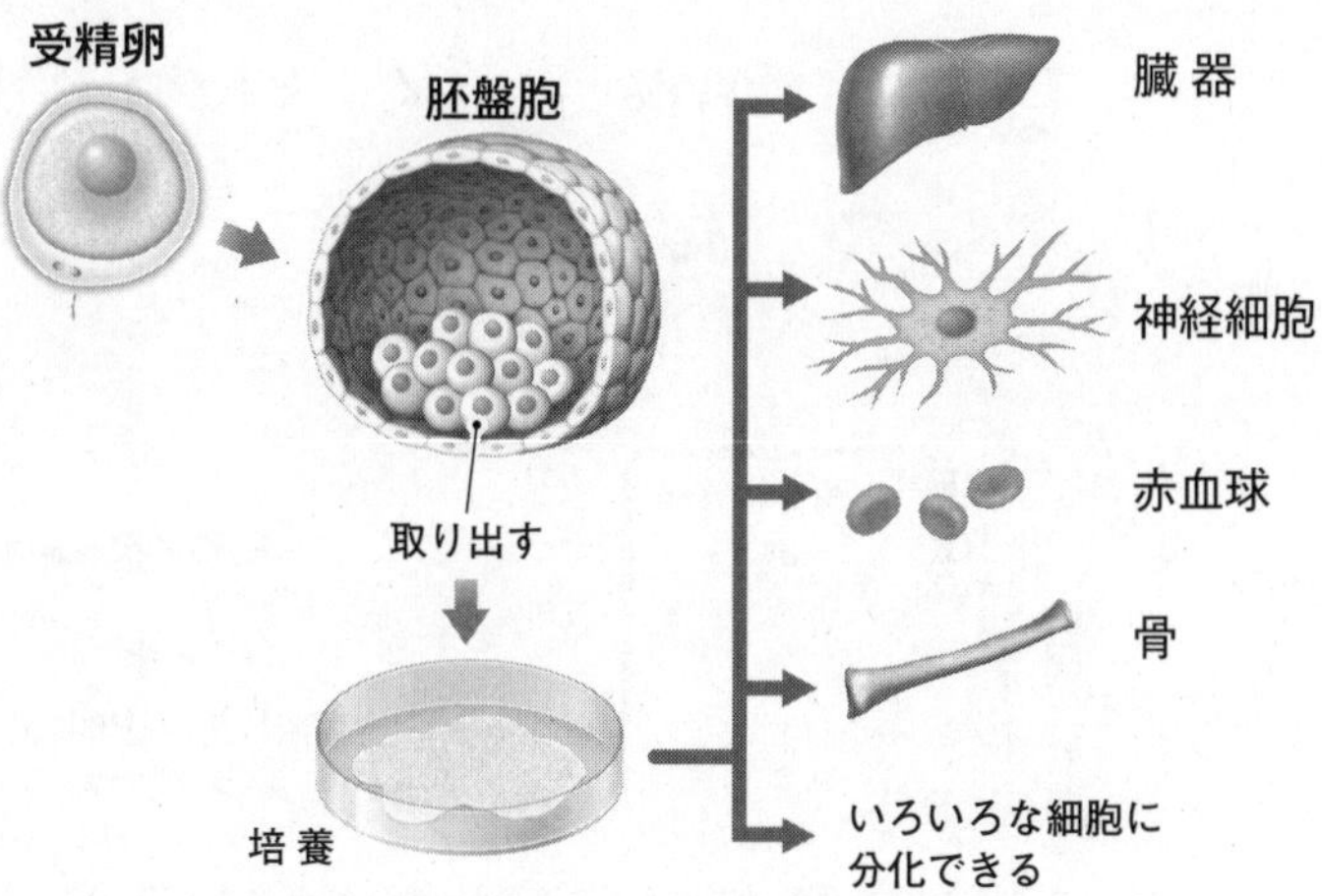

▲「ES 細胞」すなわち「胚性幹細胞」は、「胚」（発生初期の段階の個体）から作られた「幹細胞」（分化も自己複製も可能な細胞）である。さまざまな細胞に分化できるが、これを医療に利用することには、倫理的問題もある。

ES細胞の問題点

この技術は1981年に、最初はマウスで開発されました。一般に、❶「ほかの種類の細胞に分化する能力」と、❷「分裂して自分と同じ細胞を作る自己複製の能力」のふたつを兼ね備えた細胞を、**幹細胞**《かんさいぼう》といいます。胚から作られた幹細胞は**胚性幹細胞**《はいせいかんさいぼう》、英語の頭文字を取ってES細胞と名づけられました。

しかし、ES細胞は1体の胚、つまり、発生初期の個体を取り出して作られるものです。ヒトでES細胞を作ることを考えるとなると、「人間をひとり死なせるのと同じなのではないか」という倫理的問題が出てきます。また、**拒絶反応**などの技術的な問題もあります。

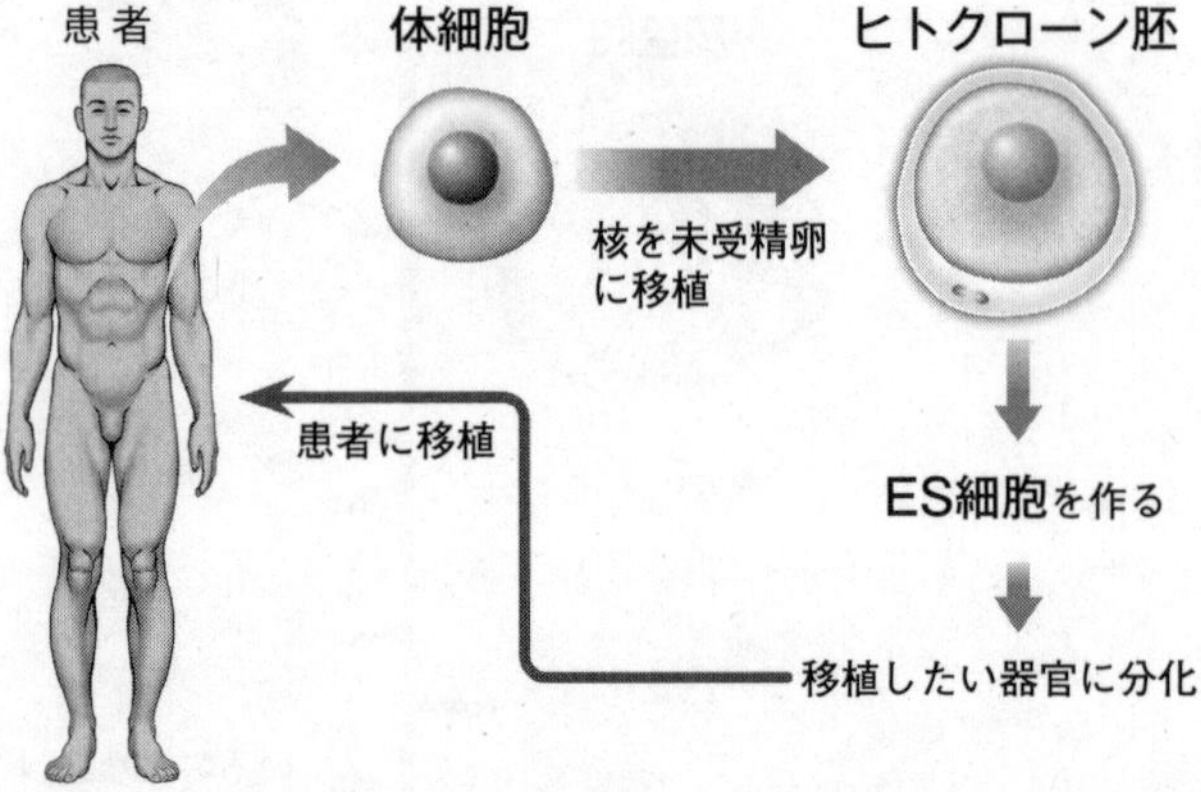

▲「クローン」の技術を医療に応用する方法の例。器官の移植を必要とする患者の体細胞から核を取り出し、未受精卵に移植して、クローンの「胚」を作る。その胚からさらに「ES 細胞」を作って、器官に分化させ、患者に移植するのである。ただし、この方法が倫理的に問題ないのかどうかについては議論がある。

クローン技術を医療に

再生医療とかかわる技術に、**クローン**があります。クローンとはまったく同じDNAをもつもののことで、自然界には普通に存在します。20世紀後半、動物のDNAが入っている**細胞核**を、別の**未受精卵**に移植して育て、人工的なクローンを作る技術が発達しました。

クローン技術を利用して人間の細胞や組織を部分的に作り、医療に用いることについては、現在、技術的可能性が模索されています。

人間まるまるひとりのクローンに関しては、まだ成功が科学的に確認された例はありません。倫理的に大きな問題があり、日本では法律で禁じられています。

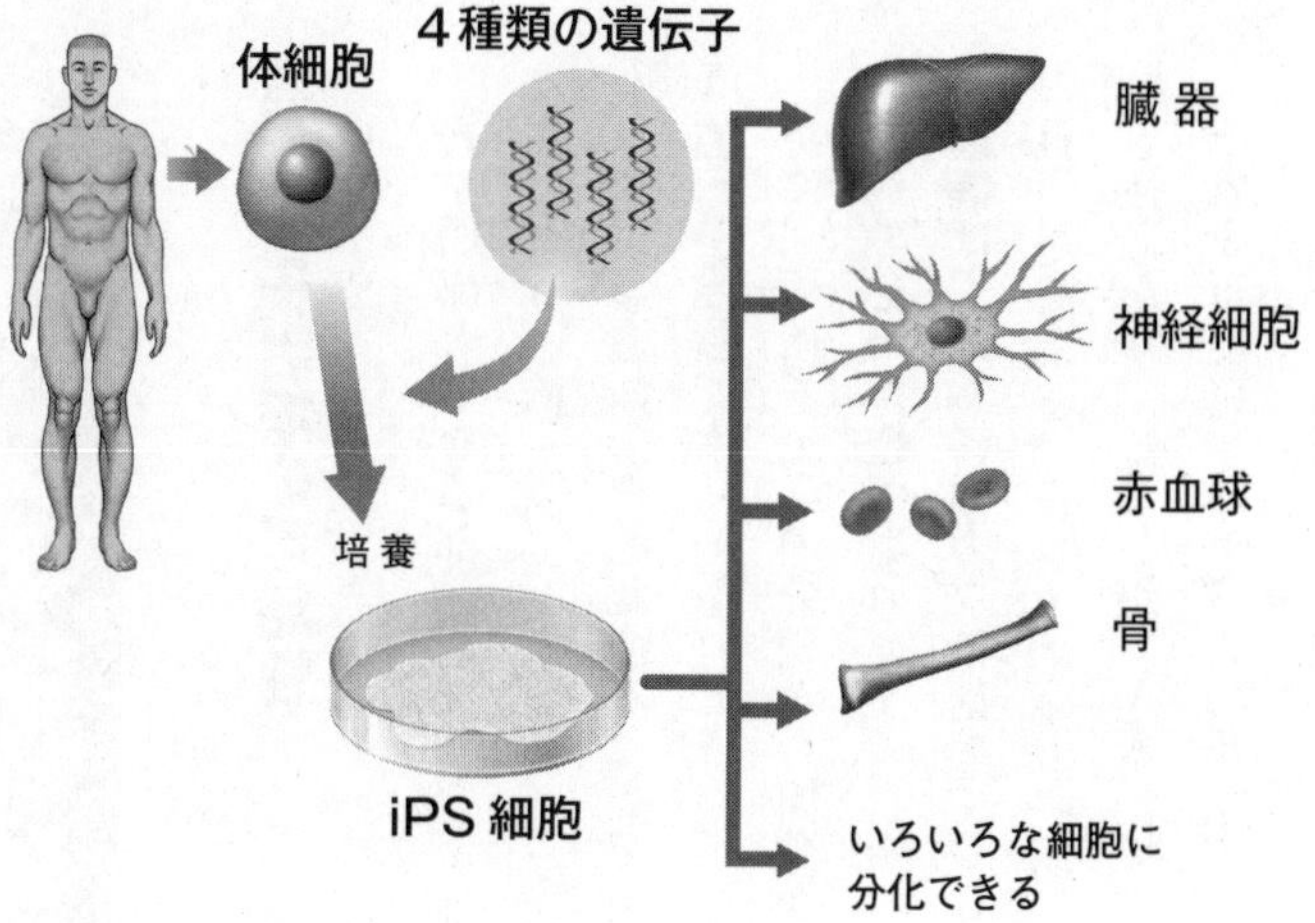

▲「iPS 細胞」は、すでに分化した「体細胞」を「初期化」して作られる、「さまざまな細胞に分化できる細胞」である。

希望のｉＰＳ細胞

２００６年、日本の医学者**山中伸弥**《やまなかしんや》（１９６２年〜）らが、画期的な**ｉＰＳ細胞（人工**《じんこう》**多能性幹細胞**《たのうせいかんさいぼう》**）**を開発しました。

これは胚からではなく、すでに分化した**体細胞**から作られます。たとえば皮膚の細胞を取ってきて、そこにわずか4種類の遺伝子を入れます。すると、分化する前の状態に**初期化**され、ＥＳ細胞のように、さまざまな細胞へと分化できる細胞になるのです。

胚を取り出すわけではないので、ＥＳ細胞が抱える倫理的な問題を回避できます。山中はｉＰＳ細胞開発の功績により、２０１２年度のノーベル生理学・医学賞を受賞しました。

12

新時代のテクノロジーの可能性と課題は？

ゲノム編集の技術

Keywords
遺伝子治療
DNA
クリスパー・キャス9

遺伝子治療の可能性

再生医療と重なる部分もありながら、大いに注目されているのが、病気などの原因となっている遺伝子を改変することで治療を行う**遺伝子《いでんし》治療《ちりょう》**です。

特に、遺伝子工学の分野から開発が始まり、医療への応用が模索されるようになった**ゲノム編集**は、非常に強力な技術です。**DNA**上の狙った箇所を、ピンポイントで切ったり、書き換えたりすることができるのです。

それを可能にするゲノム編集ツールは、分子レベルで設計された化学物質です。DNA上の編集したい箇所を探し出す**❶検索機能**と、DNAを切り取る**❷ハサミの機能**が備わっています。

クリスパー・キャス9

2012年、アメリカの生化学者**ジェニファー・ダウドナ**（1964年～）とフランスの生物学者**エマニュエル・シャルパンティエ**（1968年～）が、**クリスパー・キャス9**という画期的なゲノム編集ツールを発表し、

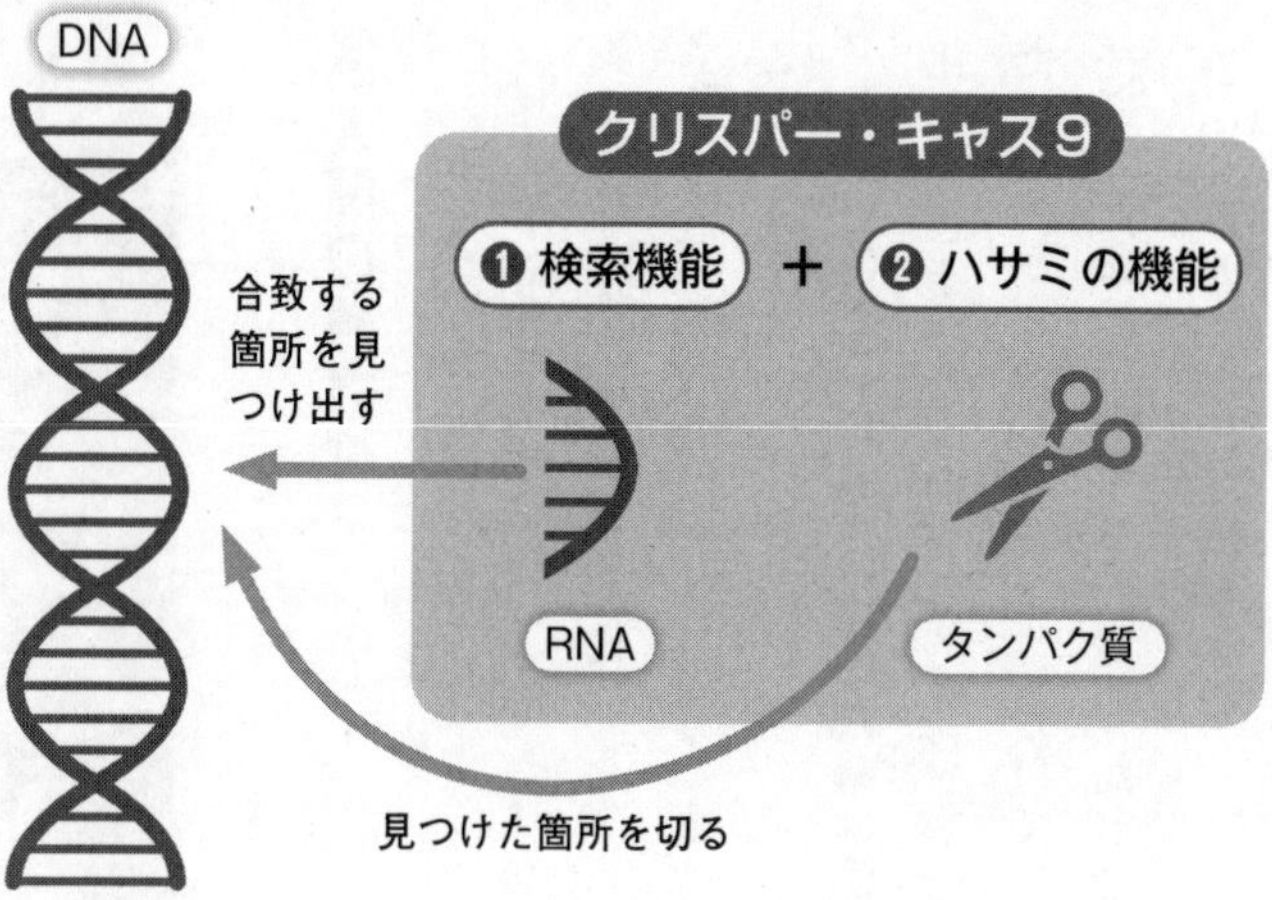

▲ゲノム編集ツール「クリスパー・キャス9」は、人工的に設計したRNAによって編集したい箇所を検索し、タンパク質によって切り取る。

大きな話題になりました。

クリスパー・キャス9では、❶検索機能はDNAに似た**RNA**が、❷ハサミの機能はある種の**タンパク質**が担います。DNAの編集したい箇所と一致するようなRNAを人工的に設計して、「これと同じ箇所を探し出せ」と送り込み、編集するべき箇所を見つけたら、それをタンパク質がカットしてくれるのです。

扱いが簡単で成功率が高く、コストも抑えられるこのツールを開発したダウドナとシャルパンティエは、2020年度のノーベル化学賞を受賞しています。

ただし、ゲノム編集の安全性は、まだ完全に確認されたわけではありません。また、遺伝子の改変が人間と社会にもたらす影響については、慎重に考える必要があります。

13

生物として必ず直面する宿命

人体にとって死とは何か

Keywords
寿命
老化
多様性

人間の寿命は?

どんな治療を行おうと、いずれ人体は**死**を迎えます。ある研究結果によると、人間が生きられる最長の年齢は115年ほどだということです。

人類史の中で、人間の平均寿命は徐々に変化してきました。旧石器時代は約20歳以下だったのが、古代から中世にかけては30歳前後、近世には40歳くらいになったといわれます。

平均寿命よりもずっと長く生きる人もいたでしょう。しかし、乳幼児の死亡率が今よりもずっと高かったので、平均寿命は低く抑えられていたのです。

近代に入ってから、栄養状態や衛生環境が改善され、医療も発達したため、平均寿命は大きく伸びました。第2次世界大戦後の先進国では60歳から70歳になり、現在の日本の平均寿命は男女ともに80歳を超えています。

長く生きるようになったため、現代人は**老化**の問題に直面しています。老化して病気で死ぬのは、現代の人類や、人間に飼われる家畜に特徴的なことだと、生物学者の**小林武彦**《こばやしたけひこ》(1963年~)は指摘しています。

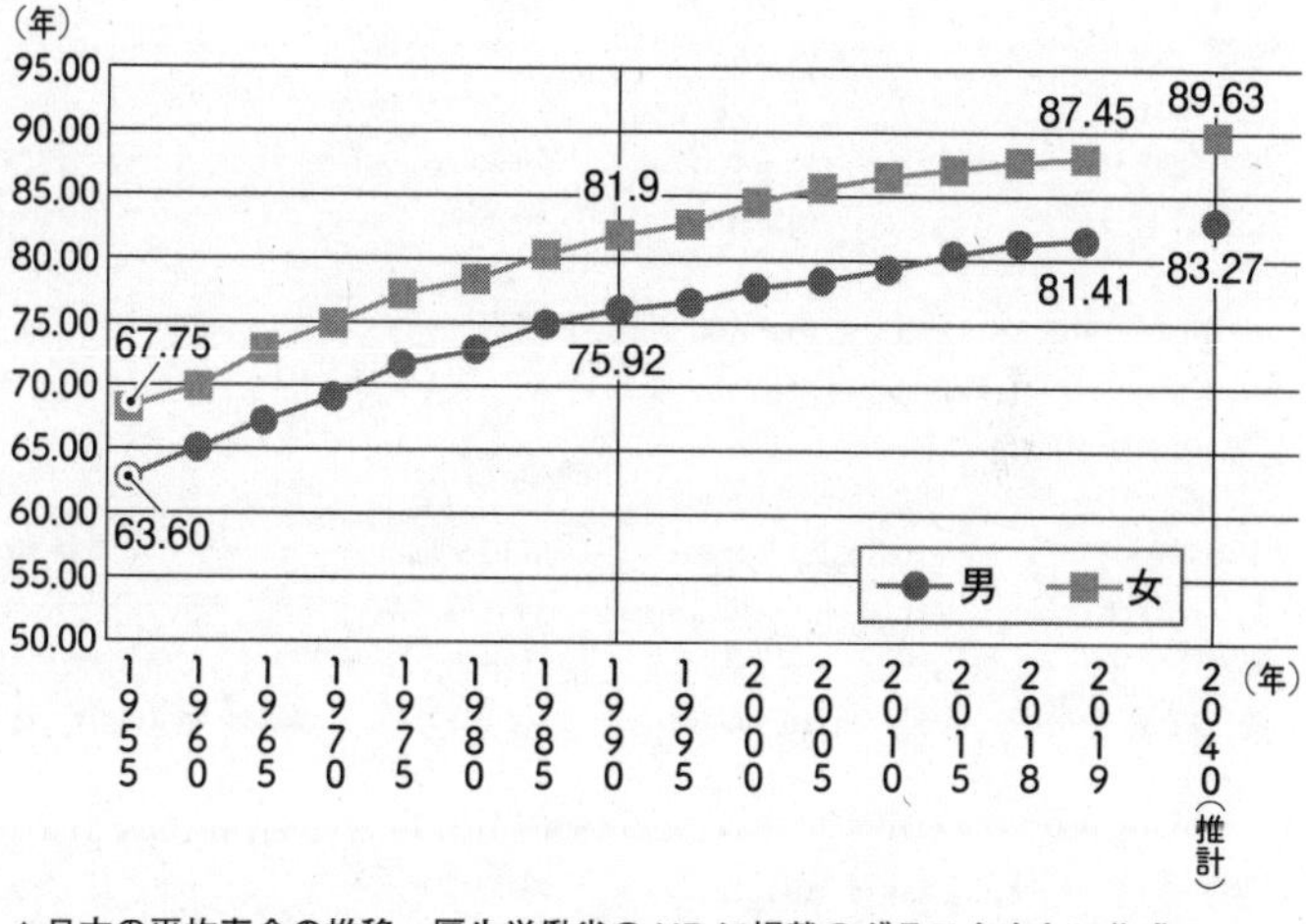

▲日本の平均寿命の推移。厚生労働省のHPに掲載のグラフをもとに作成。

生物としての死の意味

私たちはなぜ死ななければならないのでしょうか。小林は、生物の死の理由をふたつ挙げています。ひとつは、食料や生活空間などの不足です。そしてもうひとつは、**多様性**のためだといいます。

特に**有性生殖**（192ページ参照）を行う生物は、親よりも子どもの世代のほうが、多様性が高くなります。多様なぶんだけ可能性をもっている未来の世代を生かすため、古い世代は死によって分解され、自分の体を資源として提供してきました。そのような仕組みが生物には備わっているのです。こう考えると、死も案外、怖くなくなるかもしれません。

▼な行

▼は行

▼ま行

▼や行

▼ら行

▼わ行

▼さ行

▼た行

索引

＊初出、または特に参照するべきページは、太字にしてあります。
＊図のみに載っているページも含みます。
＊見出しや「Keywords」のみに載っているページは含みません。

❖ 主要参考文献 ❖

安保徹『これならわかる！　免疫学』（ナツメ社）
NHK スペシャル『人体』取材班（編）『山中伸弥　人体を語る』（小学館）
太田邦史『エピゲノムと生命』（講談社）
大橋順、桜井亮太（日本語版監修）、千葉喜久枝（訳）『ひと目でわかる体のしくみとはたらき図鑑』（創元社）
帯刀益夫『遺伝子と文化選択』（新曜社）
科学雑学研究倶楽部（編）『最新科学の常識がわかる本』（ワン・パブリッシング）
加藤俊徳『ビジュアル図解　脳のしくみがわかる本』（メイツ出版）
工藤孝文（監修）『今さら聞けない　人体の超基本』（朝日新聞出版）
後藤和弘『図解入門　よくわかる　最新「脳」の基本としくみ』（秀和システム）
小林武彦『生物はなぜ死ぬのか』（講談社）
小林弘幸『図解　眠れなくなるほど面白い　自律神経の話』（日本文芸社）
齋藤道雄（監修）、福士斉『人体解剖図で知る病気事典』（誠文堂新光社）
坂井建雄『世界一美しい人体の教科書』（筑摩書房）
坂井建雄（監修）、沢田麻間、サイドランチ（マンガ）『マンガでわかる人体のしくみ』（池田書店）
更科功『絶滅の人類史』（NHK 出版）
更科功『若い読者に贈る美しい生物学講義』
篠田謙一『人類の起源』（中央公論新社）
田中文彦（監修）『運動・からだ図解　からだと病気のしくみ』（マイナビ出版）
旦部幸博、北川善紀『病原体の世界』（講談社）
地球科学研究倶楽部（編）『最新版　地球 46 億年の秘密がわかる本』（ワン・パブリッシング）
中西貴之（著）、宮坂昌之（監修）『今だから知りたい　ワクチンの科学』（技術評論社）
仲野徹『みんなに話したくなる感染症のはなし』（河出書房新社）
中屋敷均『遺伝子とは何か？』（講談社）
畠山昌則（監修）『イラスト図解　ウイルス・細菌・カビ』（日東書院）
福岡伸一『生物と無生物のあいだ』（講談社）
山科正平『カラー図解　新しい人体の教科書（上・下）』（講談社）
山本健人『すばらしい人体』（ダイヤモンド社）
ジェニファー・ダウドナ、サミュエル・スターンバーグ（櫻井祐子訳）『CRISPR　究極の遺伝子編集技術の発見』（文藝春秋）
ダニエル・E・リーバーマン（塩原通緒訳）『人体 600 万年史（上・下）』（早川書房）
スヴァンテ・ペーボ『ネアンデルタール人は私たちと交配した』（文藝春秋）
アダム・ラザフォード（垂水雄二訳）『ゲノムが語る人類全史』（文藝春秋）
デビッド・A・シンクレア、マシュー・D・ラプラント（梶山あゆみ訳）『LIFESPAN　老いなき世界』（東洋経済新報社）
バーナード・ウッド（馬場悠男訳）『人類の進化』（丸善出版）
『Newton 大図鑑シリーズ　人体大図鑑』（ニュートンプレス）
『Newton 大図鑑シリーズ　人類学大図鑑』（ニュートンプレス）
『Newton 別冊　脳のしくみ』（ニュートンプレス）
ほか

❖ 写真協力 ❖
イラストAC
シルエットAC
シルエットデザイン
Public Domain Pictures.net
Pixabay
Freepik
Wikimedia Commons

人体のすべてがわかる本

2023年6月24日　第1刷発行

編集製作 ◉ ユニバーサル・パブリシング株式会社
デザイン ◉ ユニバーサル・パブリシング株式会社
イラスト ◉ 岩崎こたろう／山中こうじ
編集協力 ◉ 平林慶尚

編　　者 ◉ 科学雑学研究倶楽部
発 行 人 ◉ 松井謙介
編 集 人 ◉ 長崎　有
企画編集 ◉ 宍戸宏隆
発 行 所 ◉ 株式会社 ワン・パブリッシング
〒110-0005 東京都台東区上野3-24-6

印 刷 所 ◉ 岩岡印刷株式会社

この本に関する各種のお問い合わせ先
●本の内容については、下記サイトのお問い合わせフォームよりお願いします。
https://one-publishing.co.jp/contact/
●在庫・注文については　書店専用受注センター　Tel 0570-000346
●不良品（落丁、乱丁）については　Tel 0570-092555
業務センター　〒354-0045 埼玉県入間郡三芳町上富279-1